ESSAI SUR LA SANTÉ DES FEMMES

ESSAI SUR LA SANTÉ DES FEMMES

Maria DeKoninck
Francine Saillant
Lise Dunnigan

Québec

Publication réalisée à la
Direction générale des publications gouvernementales du
ministère des Communications

Dépôt légal — 2e trimestre 1983
Bibliothèque nationale du Québec
ISBN 2-551-05248-3

Liste des collaboratrices et collaborateurs

Collaboratrices

Gisèle Audette, Consult-Action
Marie-Andrée Comtois, Information
Anne Gauthier, Recherche
Francine Laplante, Recherche
Marie Lavigne, Recherche
Louise Nadeau, Recherche
Suzanne Messier, Recherche
Louise Vandelac, Recherche

Membres du comité santé du Conseil du statut de la femme

Claire Bonenfant, présidente du C.S.F.
Madeleine Valois, secrétaire du C.S.F.
Denise Piché, membre du C.S.F.
Pauline Lapointe, membre du C.S.F.
France Sirois, membre du C.S.F.
Anne Usher, organisatrice communautaire, personne ressource
Donna Cherniak, médecin, personne ressource

Personnes consultées au cours de la recherche

Claire Sylvestre Arsenault, comité de condition féminine
Corporation des travailleurs sociaux
Lucie Buticofer, Comité de condition féminine, S.P.I.I.Q.
Bill Brender, recherche en sexualité, contraception et ménopause,
Université Concordia, Montréal
Claire Chamberland, professeur de psychologie, UQUAM
Nicole Coquatrix, étudiante en maîtrise en anthropologie,
Université Laval
Francine Cousineau, professeur en psychologie, cégep Lionel Groulx
Dominique Damant, psychologue, Québec
Monique Dragon, Associatin des personnes obèses du Québec
Allannah Furlong, psychologue, hôpital Douglas, Montréal
Lucie Gagnon, comité de condition féminine, S.P.I.I.Q.
Louise Guyon, coordonnatrice, condition féminine, MAS
Pierrette Hamel, recherche sur la santé, télé-université, Québec
Pierrette Letarte, comité de condition féminine
Corporation des travailleurs sociaux
Louise Mercure, Association des personnes obèses du Québec

Louise Nadeau, psychologue, Éducation permanente, Université de Montréal
Yolande Paquette, Associatin des personnes obèses du Québec
Marc Renaud, professeur, sociologie, Université de Montréal
Louise Rondeau, travailleuse sociale, hôpital Douglas, Montréal
Lisa Serbin, psychologue, Université Concordia
Jack Siematycki, recherche en épidémiologie, Institut Armand Frappier, Montréal
Roxane Simard, psychologue, hôpital Louis-Hyppolite Lafontaine, Montréal
Marjolaine Théberge, comité de condition féminine, S.P.I.I.Q.
Thérèse Yaccarini, professeur en psychologie, cégep Lévis-Lauzon, Lévis.

Militantes du Centre de santé des femmes du quartier, Montréal
Militantes du Centre de santé des femmes de Québec
Militantes autour de la question de l'accouchement et la naissance

Plusieurs enseignantes et chercheuses de l'Université Concordia nous ont fourni des textes de références.

Boston

Judy Norsigian et Norma Swenson, du Boston Women Health Book Collective
Nancy Lessin et Nancy Fox, MASS, COSH (santé ou travail)
Travailleuses de la santé (médecins et infirmières)
Médecins membres du groupe "Physicians for social responsibility"

Belgique

Groupe de réflexion médecine et femme, de l'Université des femmes, (cahiers du GRIF)
GERM - groupe d'étude et de la réforme de la médecine
GERBE - groupe de réflexions sur la psychiatrie
Maison des femmes de Bruxelles.

Table des matières

Liste des tableaux

Chapitre premier

Chapitre 3

Chapitre 4

Chapitre 5

Liste des figures

Chapitre 3

Chapitre 4

Avant-propos

En 1978, lorsque le Conseil du statut de la femme publia *Égalité et Indépendance,* il formulait officiellement pour la première fois toute une série de recommandations relatives à la situation des femmes québécoises dans le domaine de la santé. Il s'agissait principalement d'une approche descriptive de la situation plutôt que d'une analyse. Celle-ci visait d'une part à apporter un soutien aux femmes qui militaient dans ce domaine, mais aussi à souligner auprès des intervenants l'existence de relations entre leur condition et ce qu'elles vivaient au chapitre de leur santé.

Cette recherche tout en permettant d'entrevoir les multiples dimensions de la situation des femmes dans ce domaine avait laissé beaucoup de questions en suspens. Ce qui avait alors été dit était que les femmes vivent une situation de dépendance contraire à l'autonomie identifiée comme l'objectif fondamental des changements à apporter à leur condition.

Dès ce moment, il s'avérait important de pousser la réflexion pour tenter de saisir comment cette dépendance est entretenue, donc de dépasser les constatations, pour s'attarder aux mécanismes qui la créent et la maintiennent.

Ce besoin de recherche est devenu plus évident devant l'intérêt grandissant des femmes pour leur santé. En effet, non seulement retrouvet-on un nombre de plus en plus important de militantes dans ce domaine, mais des intervenantes du réseau institutionnel essaient d'agir sur celui-ci et de plus en plus d'associations féminines en font un objet de réflexion et de travail.

À cet intérêt pour la santé des femmes comme thème global viennent se greffer des préoccupations sur des questions particulières telles la santé mentale, la maternité et la ménopause. Celles-ci font fréquemment l'objet de réflexions et d'analyse et suscitent des regroupements spéciaux. C'est donc pour répondre à cet intérêt et pour poursuivre la réflexion amorcée dans *Égalité et Indépendance* que la présente recherche a été effectuée.

Son objectif est de fournir à la fois des informations et une analyse aux personnes qui militent et à celles qui se préoccupent de la santé des femmes. Il s'agit, non pas d'une recherche fondamentale, mais bien d'un instrument de travail.

Le choix de produire d'abord et avant tout un instrument de travail est la raison pour laquelle tant de sujets ont été traités. Analysés dans une perspective féministe, les éléments soulevés ne prétendent pas apporter des réponses, bien au contraire, ils sont là pour ouvrir des pistes de réflexions, de recherches et d'interventions.

Dans la présente étude, on trouvera d'abord un dossier sur la santé des femmes intitulé « Pouvoir, dépendance et santé des femmes » et réalisé par Maria DeKoninck et Francine Saillant. Ce dossier est suivi de « Réflexions sur la sexualité » produit par Lise Dunnigan. Il avait été prévu à l'origine que la dimension de la sexualité serait intégrée à l'ensemble de l'étude sur la santé plutôt que de constituer un texte autonome. Cet objectif n'ayant pu être réalisé, il nous a quand même paru important de présenter la démarche amorcée au cours de cette recherche afin de susciter éventuellement d'autres réflexions et débats sur le sujet.

Enfin, soulignons que de nombreuses personnes dont on trouvera les noms en annexe, ont collaboré à différentes phases de cette recherche, notamment les membres du service de Recherche du C.S.F. ainsi que des services de l'Information et de Consult-Action. Nous remercions également pour leur contribution les membres du comité santé du C.S.F. et les militantes et intervenantes qui ont été consultées. Ces divers apports furent très précieux dans la réalisation de cet essai sur la santé des femmes.

Marie Lavigne
Directrice
Service de la recherche

Introduction

Depuis quelques années, de nombreux auteurs dont le plus célèbre est sans doute Ivan Illich, ont remis en question l'approche médicale traditionnelle. Ces critiques, s'inspirant pour la plupart des sciences sociales ont fait ressortir d'une part comment cette approche était unidimensionnelle se limitant à l'individu et à sa physiologie et, d'autre part, comment l'organisation de la pratique médicale jouait un rôle économique et social important.

Tout en s'inscrivant dans ce mouvement de remise en question, des femmes ont développé depuis quelques années une analyse proprement féministe de la médecine et de la santé. Cette analyse part du postulat que dans le domaine de la santé comme dans les autres domaines de la vie sociale, les rapports entre les hommes et les femmes sont des rapports de domination, la santé, selon l'analyse de certaines, étant même le lieu premier de l'oppression des femmes par le contrôle qui est exercé sur leur sexualité et sur leur capacité reproductrice (Dreifus, 1977).

La présente recherche s'inscrit dans le même type d'orientation, puisque son objectif est d'analyser la situation des Québécoises dans le domaine de la santé mais également d'intégrer à cette analyse une dimension sociale plus large. L'hypothèse de la recherche s'articule autour de la notion de dépendance et de pouvoir qu'ont à vivre les femmes dans leurs rapports avec les services de santé. Cette dépendance est toutefois présentée et analysée comme le reflet d'une situation globale. De la même façon, le pouvoir y est traité sous l'angle du pouvoir médical lequel est perçu comme jouant un rôle fondamental dans le processus de dépossession des femmes et du contrôle sur leur propre corps. Mais ce pouvoir se rapporte aussi à un pouvoir plus large.

En effet, il est considéré comme la manifestation du patriarcat dans une des sphères de l'organisation sociale. Par patriarcat [1] on entend une organisation sociale dans laquelle l'autorité et le pouvoir sont exercés par les hommes. Le système patriarcal repose sur des relations sociales hiérarchiques et la division sexuelle du travail que l'on retrouve dans ce système implique une définition des rôles ayant pour effet de maintenir les femmes dans un état de subordination.

---

1 On retrouve de nombreuses définitions pour le mot « patriarcat ». Voir entre autres écrits : Hartman, Heidi, « Capitalisme, patriarcat et ségrégation professionnelle des sexes », *Questions féministes,* no 4, nov. 1978 et Sokiloff, Natalie, J., *Between Money and Love,* Praegar, New York, 1980.

L'hypothèse de la recherche est donc élaborée autour de cette notion de dépendance et de pouvoir. Elle comporte trois éléments principaux :

Les conditions sociales actuelles favorisent un état de dépendance chez les femmes et les rendent plus susceptibles d'utiliser les services de santé.

Les services de santé croissent et se développent en offrant des services de plus en plus spécialisés. Ils répondent à la demande des femmes de manière médicale et individuelle.

La réponse offerte par les services de santé exclut l'aspect social de la demande des femmes et par là reproduit un état de dépendance. Ceci se traduit par la perpétuation des rapports de domination entre les sexes et sert des intérêts économiques et politiques sous-jacents à l'organisation actuelle des services de santé.

Cette hypothèse est développée dans les cinq premiers chapitres. Le premier chapitre, dans le but d'étayer le premier élément de l'hypothèse, présente des conditions sociales identiques chez les femmes et qui peuvent être mises en cause dans le comportement de demande que plusieurs adoptent quant aux services de santé. Seules certaines conditions sont présentées en tant qu'indices d'une situation globale et partagée par les femmes malgré les inégalités sociales qui sont liées à leur appartenance à des milieux distincts.

Le deuxième chapitre explore la conception de la santé et du corps des femmes que l'on retrouve dans le monde médical ainsi que certains aspects de l'exercice du pouvoir médical. Cette partie de la recherche présente donc le discours médical permettant ainsi de mieux comprendre l'interprétation qui est donnée des besoins des femmes et l'orientation du développement de la pratique médicale et des services médicaux.

Le troisième chapitre, en analysant à la fois l'aspect consommation et l'aspect distribution des services médicaux, veut démontrer comment, par l'exclusion de la dimension sociale de la demande des femmes, on les maintient dans un état de dépendance. L'analyse du type de recours qu'elles ont quant aux services de santé ainsi que ceux dont elles font l'objet établit une relation entre leur situation et celle qu'elles vivent dans le domaine de la santé. Par ses informations d'ordre organisationnel et financier, ce chapitre souligne que des intérêts politiques et économiques sont en jeu dans ce rapport des femmes avec les services de santé.

Le quatrième chapitre se concentre sur la santé mentale. Cette étude vient confirmer ce qui a été présenté dans le chapitre précédent concernant les autres services de santé. Dans le domaine de la santé mentale, l'évacuation de l'aspect collectif de la situation des femmes est particulièrement évidente. Notons toutefois qu'il ne s'agit pas d'une étude exhaustive ; par exemple, le phénomène de l'alcoolisme, pourtant en croissance chez les femmes, n'y est pas abordé.

Le cinquième chapitre présente un aspect particulier de la santé des femmes, celui de la santé au travail. La présentation qui y est faite vient enrichir l'argumentation axée sur l'écart existant entre les besoins des femmes et la préoccupation que les intervenants en ont.

Des femmes ont réagi devant les situations décrites au cours de ces chapitres. Leurs actions s'inscrivent dans ce que l'on qualifie de mouvement de santé des femmes. Le sixième chapitre présente ce mouvement, et certaines pratiques alternatives qui ont été développées et qui se développent actuellement au Québec et ailleurs. Ces informations prolongent l'analyse effectuée dans les chapitres précédents puisqu'elles se réfèrent aux orientations que les femmes ont données aux changements qu'elles jugeaient nécessaires.

Le texte qui suit, *Réflexions sur la sexualité,* crée une ouverture vers d'autres remises en question en reliant le problème de la contraception et de l'avortement à une définition particulière de la sexualité et à la négation du sexe des femmes.

Quelques notes méthodologiques

La présente recherche est une analyse effectuée à partir de sources secondaires. L'objectif était, entre autres, de rassembler des données éparses et difficilement accessibles. Cet objectif a été atteint sauf dans des cas où les informations se sont révélées impossibles à obtenir.

La recherche contient donc beaucoup d'informations, présente la pensée de plusieurs féministes et en ce sens devrait s'avérer utile. Toutefois, il faut souligner l'importance d'une enquête qui permettrait la cueillette de données originales, notamment concernant les motifs pour lesquels les femmes consultent les médecins.

Pour compenser cette absence de données, de très nombreuses personnes dont la liste apparaît en annexe ont été consultées dans le cadre de la présente recherche. Ces consultations ont permis d'étoffer l'analyse des réflexions et connaissances de personnes qui se préoccupent de la santé des femmes, ou qui sont militantes dans ce domaine.

Compte tenu des difficultés précitées ainsi que d'autres contraintes impondérables, certains des aspects prévus ont dû être mis de côté. Ainsi, tout le dossier de l'hygiène et des habitudes de vie n'a pas été approfondi, laissant de côté des questions aussi importantes que les soins du corps, l'obésité, etc.

Le dossier de la sexualité, pourtant étroitement lié à l'analyse globale n'a pu être intégré á la recherche de la santé et a été présenté dans la seconde partie de cet essai. Celui de l'organisation économique des services de santé a plus la nature d'un dossier d'information que d'un dossier analytique qui entre autres aurait dû traiter tout le champ de l'administration des services de santé.

À ces aspects viennent s'en ajouter d'autres que nous n'avons pas abordés dans notre analyse ainsi que de nombreux courants de pensée que nous n'avons pas présentés. Notre dossier n'est donc nullement exhaustif. Il reste beaucoup à dire sur la santé des femmes, mais il reste surtout beaucoup à faire. C'est pour cette raison que le développement de la recherche et de l'information en vue d'apporter un support aux pratiques alternatives devient, croyons-nous, de plus en plus impérieux.

Première partie

Pouvoir, dépendance et santé des femmes

Maria DeKoninck
Francine Saillant

Chapitre premier

Certains aspects de la situation des femmes

Il est maintenant admis en général que l'environnement a un effet sur la santé (Lalonde, 1974). Par environnement, on entend le milieu physique dans lequel sont placés les individus (habitation, etc.) mais aussi les conditions sociales dans un sens plus large : conditions dont on peut mesurer l'effet de façon concrète, par exemple le revenu et les possibilités qu'il offre, jusqu'à des conditions moins tangibles, par exemple le rôle social et les stéréotypes (Seiden, 1976 ; Marecek, Kravis 1977).

Nous avons cru bon avant de procéder à l'analyse de la situation des femmes dans le domaine de la santé, de rappeler leurs conditions environnantes. Ces dernières varient, il va sans dire, selon les milieux d'appartenance des femmes considérées individuellement. Toutefois, prises collectivement, elles partagent un apprentissage, des fonctions et un statut sur lesquels nous nous attarderons dans les pages qui suivent.

Des études, telle *Égalité et Indépendance* (C.S.F., 1978) ont cherché à camper un portrait des conditions de vie des Québécoises. Sans présenter d'étude aussi globale, nous voulons soulever à nouveau certaines questions dans le contexte de la présente recherche. Ces questions, en donnant des indices sur la situation collective des femmes, devraient permettre de concrétiser les références que nous faisons tout au long de notre analyse à leurs conditions de vie.

Les éléments que nous avons retenus sont regroupés en trois parties. La première fournit des indications sur les possibilités qui sont offertes aux femmes dans le domaine de l'éducation par le réseau institutionnel, sur leur statut, leur occupation ainsi que sur leur situation économique. La deuxième partie présente une réflexion sur la socialisation des filles. Ce choix indique bien l'importance que nous attachons cette période, au cours de laquelle se développent des habiletés et se définissent des rôles. La troisième partie soulève la question de l'activité physique qui, bien sûr, affecte l'état de santé (Lalonde, 1974) mais aussi influence la perception du corps et de ses possibilités.

De certaines conditions sociales des femmes

Les informations qui suivent tracent une esquisse de la place que les femmes occupent dans notre société. La formation qu'elles reçoivent, le statut qu'on leur confère et les revenus dont elles disposent sont des éléments qui, comme nous le verrons, portent les caractéristiques de l'absence de pouvoir et de l'absence de contrôle sur l'environnement.

Les possibilités offertes : l'éducation

Depuis plusieurs années, les femmes soulèvent la discrimination dont elles sont victimes en éducation. Cette discrimination, qui fut pendant longtemps criante, (l'accès à certaines études étant réservé aux hommes) est devenue beaucoup plus subtile. Les fondements restent toutefois les mêmes. Les grandes caractéristiques de leur situation en ce domaine sont : leur concentration dans certaines disciplines, le fait qu'elles soient plus nombreuses que les hommes à recevoir une préparation hâtive au marché du travail et, finalement, la diminution de leur présence au fur et à mesure que le niveau s'élève. Elles ont donc accès à l'éducation mais le profil de leur participation révèle qu'elles y occupent une place de second plan.

Les répercussions de cette situation sont multiples. Celle qui est la plus importante demeure la limite qui est ainsi tracée au développement d'habiletés. Ces dernières sont déterminantes par rapport aux possibilités sur le marché du travail et la participation à la vie collective.

Le fait que les femmes soient concentrées dans certains secteurs a comme conséquence qu'elles pourront difficilement se retrouver en dehors de ceux-ci, donc que leur champ d'action est limité. Il faut souligner que les secteurs de concentration constituent, dans la plupart des cas, des prolongements du rôle traditionnel féminin.

Que les femmes accumulent moins de scolarité a également des conséquences sur le niveau d'emploi qu'elles occupent et sur le pouvoir qu'elles pourront exercer comme membres d'une société, pouvoir économique et pouvoir politique. L'instruction des femmes est un facteur parmi d'autres pouvant expliquer leur absence dans les lieux de pouvoir de notre collectivité. Les informations suivantes sur la proportion de femmes aux différents niveaux académiques confirment ces limites.

Ainsi, au niveau secondaire, la proportion de femmes qui se préparent à entrer directement sur le marché du travail est plus forte que celle des hommes puisque les finissantes sont proportionnellement plus nombreuses dans le secteur professionnel (63%) que parmi l'ensemble des finissants (56%) (Frenette, 1979 A).

Si au CEGEP on rencontre autant d'étudiants des deux sexes, on doit cependant constater que les filles sont concentrés en sciences humaines pour ce qui est du secteur général et en techniques administratives et biologiques pour ce qui est du secteur professionnel (voir annexe 1, p. 261).

À l'université, où une sélection importante s'effectue, on voit diminuer graduellement la présence des femmes. En 1977, alors qu'elles représentaient 43,2% des diplômés du premier cycle, elles ne représentaient plus que 33,8% de ceux du deuxième cycle et 20,4% de ceux du troisième cycle (Frenette, 1979 B).

Bien que cette présence reflète un progrès sur les annés passées, d'autres informations confirment que la tendance à la concentration, soulignée au niveau collégial, se maintient toujours. En effet, en 1977, les femmes constituaient 90,2% des diplômés du premier cycle universitaire en sciences de la santé groupe paramédical, mais seulement 34,1% du groupe médical (annexe 2, p. 261). Elles étaient surreprésentées en éducation (62,7%) et sous-représentées en administration (20,2%) et en sciences appliquées (10,5%). De façon générale, les études universitaires, tout en offrant des possibilités pour un meilleur statut sur le marché du travail, continuent de maintenir une division sexuelle selon les champs de compétence.

On constate également qu'au total, plus de 50% des diplômées du premier cycle universitaire se retrouvent en éducation et en sciences humaines. On sait que les personnes qui bénéficient d'études universitaires représentent une partie importante des titulaires d'emplois qui permettent de jouer un rôle influent quant à la prise des décisions dans plusieurs secteurs de l'activité sociale. Or, la présence des femmes étant concentrée dans certaines formations implique qu'elles sont sous-représentées dans d'importants secteurs de la vie sociale et, par conséquent, de lieux décisionnels.

La situation du côté de l'éducation des adultes présente les mêmes caractéristiques (voir annexe 3, p. 262), les femmes étant nettement concentrées dans le secteur de la formation socio-culturelle plutôt que professionnelle. Cette concentration est une question largement analysée dans le mémoire présenté par le C.S.F. à la Commission d'enquête sur l'éducation des adultes en 1981.

Les ressources éducatives auxquelles les femmes ont le plus facilement accès sont celles qui les confirment dans leurs fonctions familiales et domestiques ou dans des secteurs d'emploi extrêmement restreints.

C'est en situant ces faits dans le contexte général des possibilités offertes aux femmes que l'on sent le besoin de changements plus profonds que ceux qui ont pu se réaliser jusqu'à maintenant puisque, malgré une accessibilité plus grande, la division sexuelle semble être maintenue à tous les niveaux.

Statut et occupation

Le profil des femmes a beaucoup changé depuis quelques années. Elles ont moins d'enfants, elles se retrouvent plus souvent seules responsables d'une famille, elles sont plus nombreuses sur le marché du travail.

Ainsi, en 1976, on retrouvait 1 383 870 femmes âgées de 15 ans et plus avec un conjoint ; 69% d'entre elles avaient au moins 1 enfant. Parmi ces dernières, le tiers environ avaient un seul enfant, un second tiers en avaient deux et un dernier tiers avaient trois enfants et plus. Pour la même année, on comptait 132 805 femmes « chefs » de famille monoparentale, dont la moitié (50,2%) avaient plus d'un enfant (Recensement du Canada, 1976).

Selon les données démographiques québécoises, il semble qu'un plus grand nombre de femmes aient des enfants mais que le taux de natalité diminue parce qu'au lieu d'avoir des familles nombreuses, les femmes se limitent en moyenne à un ou deux enfants chacune (Duchesne, 1974, 1975).

En 1980, le pourcentage de femmes qu'on retrouve sur le marché du travail, soit leur taux global « d'activité », se situait en moyenne à 46%. C'est donc dire que près de la moitié des femmes âgées de 15 ans et plus avaient un emploi rémunéré ou étaient à la recherche d'un tel emploi (Statistique Canada, 1981). Le taux de chômage des femmes se situait alors à 10,7% (Statistique Canada, 1981). Les données sur le statut familial des femmes dans la population dite « active » remontent à 1976 et indiquent que 35% des femmes avec conjoint et enfant ainsi que 35% des « chefs » de familles monoparentale en faisaient partie (Recensement du Canada, 1976).

Ces données nous indiquent que le fait d'avoir des enfants et d'en prendre soin ne peut pas être considéré comme l'occupation principale des femmes. Or, la représentation sociale des femmes continue de s'articuler prioritairement autour de la maternité ; ceci est particulièrement évident dans le domaine de la santé mentale comme nous le soulignerons au chapitre 4 ainsi qu'au chapître 6. C'est ce qui nous amènera à soulever la possibilité d'un écart entre la perception que les femmes ont des attentes sociales à leur endroit et les exigences de leur quotidien.

Femmes au foyer

Puisque 46% des femmes de 15 ans et plus font partie de la population dite « active », les autres font donc partie des « inactives ». On y retrouve des étudiantes, des femmes âgées, etc., mais également en majorité, des femmes au foyer. Les problèmes de ces dernières sont peu connus, n'ayant pas, sauf quelques exceptions, fait l'objet de réflexions et d'analyses avant ces toutes dernières années.

Ainsi, au Canada, le nombre d'heures de travail par semaine des ménagères s'établit en moyenne à 50 (Proulx, 1978), alors qu'aux États-Unis on a évalué à 46 heures la moyenne d'heures travaillées par les mères (2 enfants) au foyer (Michel, 1978). Une étude multinationale réalisée par Alexander Szalar (Proulx, 1978) a permis de démontrer que l'éuipement ménager mécanisé ne réduit pas sensiblement le nombre d'heures de travail. Il est donc fictif de croire que la modernisation des domiciles ait permis de libérer les femmes du foyer. L'explication qui est donnée de cette situation est que les exigences auraient parallèlement augmenté.

La nature de ce travail se répartirait entre plusieurs fonctions (Proulx, 1978) dont la plus importante serait la préparation des repas, suivie du nettoyage, des achats et de l'administration du foyer, de l'entretien des vêtements, des soins physiques aux enfants, des réparations et de l'entretien, de l'éducation des enfants et du temps passé avec eux. Il exige une disponibilité continue et lorsqu'il y a présence d'enfants, il devient impossible de se concentrer dans une activité ou une autre. Cette caractéristique du travail ménager ainsi que l'absence d'horaire défini nous apparaissent comme des difficultés réelles et influencent la satisfaction que les ménagères peuvent tirer de leur travail (Oakley, 1974 ; Vandelac, 1978).

Ce qui mérite d'être souligné dans ces données, c'est que pour ce faire, les femmes au foyer ne reçoivent aucune rémunération et que le lien légal qui unit la femme au foyer à son conjoint lui enlève toute possibilité d'être rémunérée pour un travail qui, sans ce lien, est rémunéré.

La compensation que les femmes retirent pour leur travail varie d'une femme à l'autre et dépend du revenu du conjoint et du partage de ce revenu. Mais, quelle que soit cette compensation, la femme n'y a aucun droit et on ne reconnaît nulle part qu'elle a un apport économique tant au niveau de la famille que de la société en général.

Par rapport à ceci, il est intéressant de noter qu'une étude effectuée en Colombie-Britannique en 1977 (Proulx, 1978) a permis de vérifier où, en termes de statut, se situait l'occupation de ménagère par rapport à d'autres professions. Les conclusions de l'étude démontrent que le prestige des ménagères en soi se situe à un niveau très bas, mais qu'associé à une occupation du mari plus prestigieuse, il s'élève (et vice versa). Être ménagère n'accorde donc pas un statut reluisant, mais peut être bien considéré si le mari a une occupation qui jouit d'un statut intéressant.

Cette absence de reconnaissance pour des heures de travail importantes, tout en ayant plusieurs conséquences non seulement pour les femmes au foyer mais également pour toutes les femmes en général, doit être considérée comme un des aspects les plus importants de la condition des femmes au foyer. Toutefois, il ne faut pas non plus oublier d'autres facteurs déterminants comme leur isolement, leurs responsabilités très lourdes sur le plan affectif (leur travail = aimer). C'est cet ensemble de caractères qui peut amener de nombreuses femmes à vivre des difficultés qui les poussent à chercher de l'aide auprès de ressources sociales ou médicales : heures longues, interruptions fréquentes, pas de vacances, travail routinier en bonne partie, aucune reconnaissance sociale, disponibilité continue et isolement.

Il ne faut pas non plus négliger toute la dimension attachée à la présence d'enfants. Comme nous l'avons déjà remarqué, le fait d'avoir des enfants ne peut pas être considéré comme l'occupation principale des femmes. Leur présence toutefois a un impact certain sur leur rôle et leurs fonctions. Ainsi, pendant les années où les enfants sont à la maison, le nombre d'heures de travail sera plus élevé (Proulx, 1978) et les préoccupations pourront être fort différentes. Toutefois, avec la diminution du nombre d'enfants, les années qui leur sont consacrées diminuent également et ceci peut avoir des conséquences sur le bien-être des femmes.

Il est en effet important de noter l'écart qui s'agrandit constamment entre le rôle maternel qui constitue encore selon les représentations sociales leur première raison de vivre, et leur vie réelle dans laquelle la présence à temps plein de jeunes enfants n'occupe plus que quelques années (Guyon, 1980).

Comme on continue de les préparer pour la fonction de mère, l'écart entre cette formation et la réalité s'agrandit (Guyon, 1980). Il faut noter que la présence à temps plein auprès d'enfants se limite maintenant à quelques années alors que la représentation sociale des femmes fait croire que c'est leur activité principale.

Ceci ne doit pas par ailleurs faire oublier les responsabilités importantes qu'elles assument toujours durant ces années et même après l'âge scolaire, ni le désavantage que ces responsabilités non partagées leur créent sur le marché du travail ou dans d'autres formes d'implication sociale.

Femmes sur le marché du travail

De leur côté, les femmes sur le marché du travail, malgré leur nombre de plus en plus important, n'ont pas gagné tellement de terrain. En effet, elles demeurent concentrées dans certains secteurs d'activités et dans certaines occupations et le niveau de leur emploi (qui est évidemment lié à leur rémunération) demeure bien souvent au bas de l'échelle.

Leur répartition selon le secteur d'activité pour 1979 (Statistique Canada, 1980) nous informe que 14,1% des travailleuses se retrouvent dans le commerce de détail, 14,9% dans les services médicaux et sociaux et 10,5% dans l'enseignement et les activités connexes. Cette concentration (39,5% des femmes dans trois secteurs d'activités) ne trouve pas d'équivalence du côté des travailleurs masculins.

D'après la classification des travailleuses selon le type d'occupation (Statistique Canada, 1980), 50,3% d'entre elles occupent des emplois de type administratif ou de service. Du côté des hommes, on observe une répartition beaucoup plus égale entre les différentes occupations.

Le dernier élément que nous voulons soulever sur cette question est le faible taux de syndicalisation des travailleuses. En 1976, le taux de syndicalisation des travailleuses québécoises était nul dans le secteur primaire pour 19 000 travailleuses, 34% dans le secteur secondaire pour 173 000 travailleuses et 30% dans le secteur tertiaire pour 681 000 travailleuses. Cette donnée nous indique donc qu'en moyenne, en 1976, moins du tiers des travailleuses étaient syndiquées (Lepage et Gauthier, 1981).

Ceci nous amène à la question de leur rémunération. On sait que 61% des travailleurs qui gagnaient moins que le salaire minimum en 1979, soit 3,47 $, étaient des femmes [1]. Les mêmes données nous indiquent qu'au cours de la même année, 52% des femmes gagnaient moins de 6,01 $/heure contre 25% des hommes. Cet écart nous prouve, et nous confirmerons plus loin cette situation chez les travaileurs(euses) de la santé, que les femmes continuent de valoir moins cher que les hommes sur le marché du travail.

Enfin, la réalité de la double tâche, souvent décriée par les femmes, est trop souvent ignorée et doit être soulignée dans le présent contexte. Lorsque les femmes ont un travail à l'extérieur du foyer, elles continuent, la plupart du temps, d'assumer seules les responsabilités familiales et domestiques. C'est ainsi que l'analyse faite de cette situation dans divers pays permet de constater que le partage égal des tâches domestiques entre les deux conjoints, quand la femme est sur le marché du travail, n'existe pas (Michel, 1978).

Les femmes sur le marché du travail consacrent un peu moins de temps à la production domestique (Michel, 1978) que les femmes au foyer, mais leur semaine de travail représente au total un nombre d'heures plus élevé. C'est ainsi que des études, aux États-Unis et en France, ont établi respectivement que les mères travailleuses consacraient 3,5 et 2,7 heures aux tâches domestiques en sus de leur journée au travail alors qu'au Québec, une enquête du M.T.M.O. évaluait ces tâches (Tran Van, 1980) en moyenne à 33,2 heures/semaine. Cette double tâche ne doit pas être considérée sous le seul angle de la quantité d'heures passées à travailler mais également sous l'angle du cumul des responsabi-

1 Données fournies par le Centre de recherches et de statistiques du ministère du Travail et de la Main-d'oeuvre du Québec, octobre 1980.

lités. Dans cette optique, on ne doit pas négliger la préoccupation de la garde des enfants. On sait très bien que cette préoccupation incombe d'abord à la mère, ceci étant même consacré dans les déductions permises pour frais de garde à l'impôt fédéral ; seule la mère, sauf pour des cas spécifiques, peut y recourir. Le terme double tâche dit bien ce qu'il veut dire et représente pour un nombre important de femmes une réalité difficile. Les femmes sur le marché du travail n'obtiennent pas plus de reconnaissance sociale pour leurs tâches domestiques et éducatives, que celles qui y consacrent toutes leurs énergies.

Cette non-reconnaissance, combinée à un statut peu enviable sur le marché du travail, leur trace des conditions de vie passablement harassantes et l'on peut avancer l'hypothèse d'une relation entre ces conditions et le stress, comme nous le verrons au chapitre 5.

Situation économique

« Les femmes sont pauvres, la plupart du temps parce que c'est la conséquence logique du rôle qu'on leur demande encore de jouer dans notre société » (Conseil national du bien-être social, 1979).

Cette affirmation, tirée d'une étude sur la pauvreté, établit un lien direct entre le rôle des femmes et le fait qu'elles ont statistiquement beaucoup plus de chances de devenir pauvres que les hommes. Ainsi, trois adultes pauvres sur cinq au Canada sont des femmes et une femme sur six est pauvre.

Si cette pauvreté, situation extrême, atteint de nombreuses femmes, un très grand nombre vivent une situation également difficile, juste au-dessus du seuil de pauvreté. Nous avons déjà vu combien celles qui sont sur le marché du travail ont une rémunération peu intéressante. Les données sur le revenu personnel des femmes au Québec, quel que soit leur état civil et leur âge, complètent cette information. Ainsi, en 1978, la répartition des femmes et des hommes selon les tranches de revenu était la suivante: (Statistique Canada, 1979).

Revenu personnel	Femmes	Hommes[1]
0 - 2 999 $	28,8	10,8
3 000 - 6 999	33,6	19,6
7 000 - 9 999	19,6	16,3
10 000 et plus	18,0	53,4

1 Les pourcentages fournis une fois cumulés ne totalisent pas nécessairement 100,0%.

Ce genre de données est souvent mis en cause parce que les femmes au foyer disposent d'une partie du revenu de leur conjoint. Certains conjoints partagent avec leur conjointe mais il demeure qu'il ne s'agit pas de leur revenu à elles, donc qu'elles dépendent de leur relation conjugale pour le retirer, ceci devenant très évident au moment d'une rupture ou d'un décès.

Lorsque l'on parle de revenu, on ne peut passer sous silence la situation des familles monoparentales. On a, en 1975, évalué à 36% [1] la proportion de familles monoparentales soutenues par une femme ayant un revenu inférieur au seuil de pauvreté. Le cas de ces femmes et de leur famille n'est-il pas un exemple éloquent de ce qui était affirmé plus haut, à savoir, le lien entre la condition féminine et la pauvreté?

En conclusion, on peut dire que cette situation globale de dépendance et de difficultés économiques qu'ont à vivre les femmes reflète une plus grande vulnérabilité des femmes et peut constituer une hypothèse d'explication à leur consommation de services médicaux et de médicaments.

Ces informations sur les femmes, aussi succintes soient-elles, sont une indication de leur situation environnementale. Les limites qui leur sont imposées par rapport aux exigences que l'on a envers elles, les conditions de travail, les difficultés économiques peuvent toutes être, selon nous, des sources de malaises. Ce sont ces éléments qui font qu'elles ont peu de pouvoir pour modifier cet environnement. Tout au long de notre recherche, nous insisterons sur les relations entre ce manque de pouvoir et la façon dont les femmes sont perçues, dont on les traite et dont elles se comportent dans le domaine de la santé.

Réflexion sur la socialisation

Les informations précédentes sur la situation des femmes demeurent très incomplètes si l'on ne s'attarde pas sur leur socialisation. Une réflexion sur ce sujet permet en effet de mieux saisir comment se réalise l'intégration des rôles sociaux et leurs limites.

La position du problème : spécialisation des rôles

La période de socialisation chez l'enfant est celle qui déterminera l'identification sexuelle et l'apprentissage des rôles et fonctions reliés au sexe ; à ce moment, l'enfant développe des capacités physiques et intellectuelles alors que ses éducateurs (parents et enseignants) seront en partie responsables de son développement. Cette période de la vie est celle où se structure l'intériorisation des modèles de comportement, des normes culturelles, des valeurs spécifiques d'une communauté. Chaque culture entraîne ses membres à des modèles différenciés en fonc-

---

1 Compilations spéciales à partir des données de l'enquête sur les finances des consommateurs, 1975.

tion du sexe. La culture nord-américaine a privilégié et privilégie encore des qualités d'agressivité, d'indépendance et d'esprit d'aventure pour le garçon tout en incitant les filles à être douces, passives et coquettes. La spécialisation des rôles, encouragée dès le plus jeune âge a pour effet dans notre société, de déterminer l'apprentissage d'habilités spécifiques ; les habilités développées par les filles leur permettent moins facilement que celles que développent les garçons, d'atteindre une indépendance personnelle et d'actualiser certains potentiels au plan cognitif et social. L'entraînement à des habiletés différenciées selon le sexe a pour but, en principe, de préparer les enfants aux rôles spécifiques qu'ils joueront à l'âge adulte. Cette spécialisation rend cependant l'adulte moins flexible en terme de comportement, de développement intellectuel et de capacité à résoudre des problèmes surtout lorsqu'il est placé en situation sociale l'opposant aux activités assignées à son propre sexe. Cette situation serait ainsi particulièrement discriminante pour les filles lorsqu'on tient compte du type de société dans laquelle nous sommes, où, de manière générale, les valeurs masculines sont dominantes et significatives de réussite sociale.

Les agents de socialisation

Certains chercheurs ont postulé que la spécialisation des rôles débutait dès la naissance de l'enfant ; en effet, la mère, le père ou toute personne ayant la garde de l'enfant ou qui participe à son développement se comporte différemment envers le bébé, selon qu'il s'agisse d'une fille ou d'un garçon.

Une étude menée par Rubin, Provenzano et Luria (1974) fut conduite sur 30 couples, tous parents d'un premier enfant, dont le poids, la grandeur ainsi que l'APGAR[1] étaient les mêmes. De ces enfants, 15 étaient des filles et 15 des garçons. Les parents furent interviewés 24 heures après la naissance. Les filles, malgré des caractéristiques physiques identiques à celles des garçons, furent plus facilement perçues et décrites comme ressemblant à leur mère, plus petites, plus fragiles. Ces résultats suggèrent que la détermination de valeurs liées au sexe débutent même avant la naissance. Par ailleurs, Hildebrandt et Fitzgerald (1979), dans une autre recherche menée sur de jeunes adultes et des bébés d'âges différents ont prouvé que plus les enfants étaient perçus comme beaux, plus on avait tendance à identifier le sexe de l'enfant au féminin.

Des études ont ainsi démontré que la mère accourait plus rapidement aux pleurs du bébé fille et lui offrait davantage de stimulations physiques et alimentaires qu'au bébé garçon. Chez les parents comme

1 Test que l'on fait aux enfants à la naissance qui permet de mesurer l'état du nouveau-né selon cinq critères : la fréquence cardiaque, la ventilation respiratoire, le tonus musculaire, la réactivité et la coloration.

chez les éducateurs, la proximité de l'adulte sera toujours plus encouragée chez les filles.

À l'école (Zimet et Zimet, 1977, Serbin, O'Leary, Kent et Tonnick-Illene, 1973), les garçons au comportement perturbateur provoqueraient une réaction plus marquée de la part des éducateurs qui les perçoivent comme plus menaçants pour leurs compagnons et ayant une plus mauvaise influence que les filles ayant un même comportement. La réaction des professeurs prend ainsi le sens d'un renforcement des stéréotypes déjà présents dans la société.

Nous savons également qu'avant la puberté, les garçons reçoivent plus de soins psychiatriques que les filles alors que les proportions vont s'inverser après la puberté.

Tableau 1

Nombre d'examens[1] pour certains diagnostics selon le sexe et selon certains groupes d'âge des bénéficiaires, Québec, 1978.

	Groupes d'âge					
	0-14 ans			15-24 ans		
Diagnostics	**Sexe**	**N**	**%**	**Sexe**	**N**	**%**
	F	21 374	42	F	72 167	61
Troubles mentaux	H	29 211	58	H	46 898	39
	Total	**50 585**	**100**	**Total**	**119 065**	**100**
Accidents,	F	174 274	39	F	145 526	34
empoisonnements,	H	267 795	61	H	278 761	66
et traumatismes	**Total**	**442 069**	**100**	**Total**	**424 287**	**100**

1 Il s'agit des examens à domicile, chez les malades inscrits et dans les centres d'accueil.

Source : R.A.M.Q., *Statistiques annuelles 1978,* Québec, 1979, p. 62-63.

Le tableau 1 montre ainsi qu'avant l'âge de 14 ans, les garçons seront davantage traités que les filles pour troubles mentaux, dans une proportion de 58%. Cette proportion s'inverse brusquement après la puberté : les filles représentent alors 61% des bénéficiaires (72 167 cas traités chez les femmes et 46 898 chez les hommes). On peut certainement croire que l'influence des stéréotypes de rôle est prépondérante dans la situation que nous décrivons ; l'identification et l'adoption des qualités et attentes des attitudes associées au sexe féminin s'accordent parfaitement au profil statistique constaté : cette fillette douce, calme, gentille deviendra l'adolescente, puis la femme insécure, dépendante et dépressive.

Par ailleurs, des recherches ont permis de constater que très peu d'enfants dépendants, c'est-à-dire qui prennent peu de décisions et qui sont enclins à la passivité, sont amenés dans les cliniques (Serbin, 1980).

Ceci s'expliquerait par le fait que ce comportement ne semble pas créer le type de dérangement qu'occasionnent l'instabilité, l'excitabilité et l'agressivité. Par ailleurs, le garçon dépendant sera plus vite amené en psychothérapie parce que pour les enfants de sexe masculin, ce comportement est considéré comme anormal. Les filles seront au contraire maternées, encouragées à la dépendance ; il est convenable pour elles de chercher de l'aide à la moindre difficulté, puisqu'on les désire et les perçoit comme plus fragiles.

Nous devons constater l'importance de cette forme de socialisation dans l'analyse de la situation de la santé des femmes et ce, tout au long de notre dossier. On se rend compte à l'examen du tableau 1 que parmi les patients traités à la suite d'un diagnostic d'accident, d'empoisonnement et de traumatisme, la majorité sont de sexe masculin ; soit 61 % des patients de moins de 14 ans sont des garçons et 66% des patients de 15 à 24 ans sont des hommes. Ce constat semble inévitable quand on considère que les qualités d'indépendance et d'aventure (Etaugh et Collins, 1975) sont gratifiées chez les garçons, ce qui augmente logiquement les risques de traumatisme physique par comparaison avec ceux auxquels les filles s'exposeront.

Les différences dans les habiletés selon le sexe

Les différences biologiques entre les sexes et leurs conséquences sur les habiletés font l'objet de recherches depuis longtemps, que ce soit par des généticiens, des endocrinologues ou des biologistes. Aux résultats de ces recherches viennent s'ajouter ceux des spécialistes en sciences humaines et sociales. Les conclusions différentes auxquelles parviennent toutes ces recherches cristallisent le débat nature-culture. Les courants de pensée autour de cette question ont plus tendance à se multiplier qu'à se rejoindre. Certaines études affirment que le biologique comporte des différences sexuelles déterminantes sur le potentiel d'apprentissage des individus, les autres dans une démarche plus proche de celle des féministes, affirment le contraire, accordant à l'environnement un rôle plus déterminant qu'au biologique.

On ne peut ici passer sous silence le courant de sociobiologie qui étudie la base biologique des comportements en utilisant les principes d'évolution. Les partisans de la sociobiologie prétendent pouvoir démontrer l'origine génétique ou environnementale des comportements humains, ce qui est très fortement contesté (Lowe, 1978).

D'autres analyses s'attachent à contester la validité de certaines études à partir d'une remise en question des méthodes utilisées ou des valeurs sous-jacentes. Ainsi, Kajan (1972) et Bolck (1976) accusent certaines études d'être teintées de sexisme. À partir d'une préoccupation similaire, des neuro-physiologistes (Newcombe et Ratcliff, 1978) ont fait ressortir les réserves qui doivent s'imposer dans l'utilisation des tests de mesures cognitives, ainsi que dans l'interprétation de leurs résultats lorsqu'on tente de mesurer ces différentes possibilités attribuables à un sexe ou à l'autre.

C'est donc dire que de s'engager dans ce débat risque de nous entraîner au-delà de celui-ci sur le terrain des méthodes. Les partisans de la « nature » et ceux de la « culture » risquent fort de s'opposer longtemps. Les résultats resteront toujours liés aux conditions de recherche. De plus, même des résultats très clairs devront toujours être relativisés par l'ampleur des différences individuelles à l'intérieur de chacun des deux groupes étudiés et par l'importance des regroupements observables entre ces deux groupes. Un écart entre des moyennes ne permet pas de généraliser à l'ensemble des individus en invoquant l'appartenance à un sexe ou l'autre. Enfin, les différences, qu'elles soient démontrées ou non, ne devraient pas être utilisées pour justifier une organisation sociale fondée sur l'existence d'inégalités. On peut très bien admettre qu'il y ait des différences entre les sexes sans pour autant conclure qu'un sexe doive être dominant. L'équation différence = inégalité mérite en ce sens d'être vigoureusement mise en cause.

La biologiste Karen Al-Aidroos, professeur à l'UQAM, affirme à ce sujet :

> « *Les questions scientifiques ne sont jamais inutiles. Elles servent l'idéologie de ceux qui les posent. Et dans ce débat, elles servent le plus souvent à justifier une structure sociale basée sur le sexisme* » *(Sormany, 1980, p. 40).*

Les premiers instruments de socialisation : la famille et les jouets

Les faits mis en lumière par les recherches sur l'influence du social sur le développement des individus ont malgré leur relativité amorcé des remises en question utiles au sujet des inégalités entre les sexes. Un de leurs apports importants est justement d'avoir éveillé la conscience aux instruments de socialisation.

Ainsi, une étude effectuée sur 27 filles et 28 garçons dans des garderies montréalaises (Serbin et Connor, 1977, 1979) a permis d'évaluer l'influence du type de jouet utilisé par l'enfant sur le développement d'habiletés très spécifiques. Elle a mis en évidence le fait suivant : jouer avec les objets ordinairement réservés aux garçons favorise le développement spatio-visuel, alors que les objets réservés aux filles favorisent un degré de verbalisation plus élevé. Les enfants se verraient ainsi orientés très tôt dans leur vie vers des formes d'apprentissage différentes selon leur sexe, de par les instruments mis à leur disposition (Fagot, B.I., 1974). Cette étude montre que, tout comme les manuels scolaires (Dunnigan, 1978), les jouets sont culturellement signés.

Renforcement des représentations féminines et masculines dans les manuels scolaires et les émissions pour enfants

Une étude du Conseil du statut de la femme a déjà rappelé la présence des stéréotypes sexistes dans les manuels scolaires. Plusieurs autres études québécoises, américaines et européennes aboutissent aux mêmes conclusions. Par ailleurs, on a aussi relevé ces mêmes stéréotypes dans les émissions de télévision pour enfants (Sternglanz et Serbin, McGhee, 1975). Les garçons y étaient plus souvent réprimandés, étant perçus comme capables d'influencer négativement leur entourage, donc munis d'un certain pouvoir. Les filles, en nombre inférieur (33% des personnages), étaient peu valorisées et leurs réussites étaient attribuées à la magie. Ces études nous font prendre conscience que la famille et l'école ne sont certes plus, dans la société actuelle, les lieux uniques d'intériorisation des normes.

De plus, l'absence de femmes et de modèles féminins positifs dans les livres et les émissions de télévision dénote un modèle de *rapport homme-femme* dans l'ensemble de la société et amène les filles à intérioriser des modèles féminins négatifs, limitatifs et non adaptés aux conditions de vie actuelles de la population féminine. Ceci a pour effet de freiner l'évolution des femmes et d'accroître les tensions reliées à cet écart entre les normes, le modèle proposé et les exigences réelles de leur vie.

De quelques effets de cette situation : un cas, la santé mentale

Des auteurs ont récemment rapporté que certains aspects des rôles féminins et masculins traditionnels, lorsqu'intériorisés et encouragés de manière rigide, peuvent mener à des problèmes d'adaptation et d'ajustement psycho-social.

Ainsi, on a constaté chez nombre de femmes un sentiment d'impuissance alors qu'elles se plaignaient d'une grande difficulté à intervenir dans la société, à agir sur leur environnement. On a ainsi pu faire un lien entre les instruments pédagogiques, les jeux et lectures mis à la disposition des filles et les difficultés auxquelles elles pourront faire face suite à ce type d'éducation (Cristall et Dean, 1976 ; Burchardt et Serbin, 1979).

Une étude menée à Montréal par Kipnis et Kidder (1978) suggère que la peur du succès, souvent observée chez les femmes peut être assimilée à la peur de violer les stéréotypes. Crandall (1978) a de même signalé que l'environnement semble de manière générale entretenir moins d'attentes de réussite quant aux performances des femmes[1]. Le feedback négatif renvoyé aux filles pendant la socialisation serait le promoteur principal de certaines difficultés d'affirmation de soi, dans un monde ou s'affirmer, c'est être homme.

Lisa Serbin et Carol Burchardt (1979) ont fait ressortir le fait suivant : plus une femme correspond à une échelle de personnalité équivalente à un haut standard de féminité, plus elle est encline à éprouver des troubles tels que la dépression et l'anxiété. On a ainsi comparé un échantillon de population étudiante dans une université à un échantillon de population traitée en psychiatrie : dans les deux groupes, les résultats furent identiques : les femmes se décrivant comme androgynes[2] étaient moins portées aux syndromes de dépression et d'anxiété. De la même façon, une intériorisation rigide des modèles traditionnels de masculinité semble liée à une anxiété plus grande et à un pourcentage plus fort de troubles névrotiques chez les hommes. Cependant, il faut souligner que les hommes très androgynes ou très masculins semblaient malgré tout plus à l'aise et mieux adaptés que les femmes très androgynes ou très féminines. Plusieurs auteurs ont déjà signalé l'existence d'une corrélation entre des résultats élevés sur une échelle de féminité, et une adaptation sociale difficile en termes d'aspiration à la carrière et d'actualisation de soi. Il semblerait ainsi qu'une plus grande flexibilité face à l'intériorisation du rôle féminin permette une meilleure adaptation psycho-sociale, ainsi qu'une satisfaction plus grande en terme de réalisation et d'estime de soi.

En résumé, l'encouragement à la proximité de l'adulte, l'usage de moyens éducatifs limitant l'expérimentation de l'environnement, la différence qualitative d'attention donnée aux enfants en fonction du sexe par tous les agents de socialisation (parents, professeurs), le renforcement idéologique promu dans les livres scolaires et les émissions de télévisions pour enfants semblent, selon l'état actuel des recherches, entraîner les petites filles à une position sociale inférieure et au type d'habiletés qui y correspondent.

D'une identification aux seuls caractères féminins, découlent des

---

1 En dehors des fonctions et activités reliées au rôle maternel.

2 Androgynie : ce concept a été récemment élaboré par la psychologue américaine Sandra Bem (1974). La personne androgyne est celle qui a intériorisé des caractères identifiés traditionnellement comme féminins autant que des caractères identifiés comme masculins, élargissant par conséquent l'éventail des réponses possibles à l'environnement. Selon elle, une conception du comportement axée sur deux pôles mutuellement exclusifs (masculinité et féminité) détermine des réponses limitées face à l'environnement puisque à la fois le pôle qualifié de masculin et le pôle qualifié de féminin sont deux versions très rigides du comportement qui ne permettent pas de rencontrer la diversité des exigences réelles de la vie.

comportements qui ne sont pas adaptés aux réalités sociales que doivent vivre les Québécoises contemporaines. L'environnement semble ainsi contribuer à une vulnérabilité plus grande des femmes et les prédisposer à des troubles affectifs.

La féminité et l'activité physique

Parler de la santé de façon globale implique que l'on parle de l'activité physique. Celle-ci est en effet considérée comme une condition indispensable au maintien d'un certain équilibre. Toutefois, ce n'est pas tellement en ce sens que nous voulons nous y attarder. Notre réflexion s'inscrit plutôt comme un complément à celle qui a précédé en y ajoutant la dimension du corps. Ce texte ne prétend pas combler les lacunes dues à l'absence d'analyse sur les questions de l'hygiène et des habitudes de vie mais veut soulever des questions et susciter d'autres réflexions. Les capacités physiques des femmes et les possibilités qui leur sont offertes pour exploiter ce potentiel et les limites que leur impose une certaine conception de leur corps font partie du vaste champ de recherche que représente la santé physique et mentale des femmes.

La féminité et le corps

Comme nous l'avons déjà souligné, la socialisation qui découle des valeurs véhiculées dans notre société favorise le développement de certaines habiletés plutôt que d'autres et fixe les limites des filles comme celles des garçons. Ces habiletés et ces limites se traduisent dans le corps et les activités physiques et déterminent les rapports de la fille ou du garçon avec son corps. Indépendamment des différences physiologiques, le rapport avec le corps est foncièrement différent selon le sexe. Ainsi, l'apprentissage du corps comme instrument de force et de travail est différent de l'apprentissage du corps comme instrument de séduction et de reproduction. Ces rapports avec le corps, c'est-à-dire notre conception de ce à quoi le corps doit servir, influent sur les soins qu'on lui donne, sur les qualités que l'on cherche à développer, mais également sur la confiance que l'on a par rapport à ce corps, selon les situations où l'on se trouve.

C'est pourquoi on peut dire que les représentations élaborées autour de l'activité physique, que ce soit par rapport à ses exigences, à différents sports, à la compétition ou à tout autre aspect, font référence d'abord à la perception que l'on a du corps et de ses possibilités. Cette perception apparaît dès l'enfance mais c'est au moment de la puberté et de l'adolescence qu'elle s'affermit chez les filles comme chez les garçons. Or, les activités physiques encouragées pour un sexe comme pour l'autre sont fonction d'un double standard relié à des rôles sociaux correspondant à la division sexuelle du travail de production, reproduction.

La remise en question des femmes dans tout le domaine de l'activité physique a donc pris naissance en rapport avec ce double standard et ses conséquences, s'attaquant ainsi à la spécialisation des rôles par le biais de ses corollaires physiques. La démarche a porté d'abord sur l'identification des différences physiologiques selon le sexe, l'objectif étant de démontrer que ces différences étaient inexistantes ou négligeables. Des efforts visant à obtenir la possibilité pour les femmes de participer aux mêmes activités que les hommes ont également été déployés. L'exemple le plus célèbre des résultats obtenus suite à ce type de revendication, est le « Title IX », un amendement apporté en 1972 à une loi fédérale américaine, par lequel le gouvernement obligeait entre autres, les maisons d'enseignement à allouer autant d'argent aux activités physiques et sportives des filles qu'à celles des garçons comme condition d'admissibilité aux programmes de subvention fédéraux.

Plus récemment, les préoccupations de certaines féministes ont jusqu'à un certain point ramené les questions à une préoccupation centrale : le double standard. Leurs écrits (Goaverts, 1978, Oglesby, 1978) interrogent à nouveau l'activité physique et les sports en mettant en cause non pas la discrimination envers les femmes et leur exclusion de la pratique de certaines activités physiques et sportives, mais la nature même de ces activités et les valeurs masculines sous-jacentes à toute l'organisation sociale et économique à laquelle elles se rattachent.

Ce cheminement ouvre de nouvelles perspectives, l'objectif n'étant plus d'adapter les femmes aux activités physiques et sportives, mais plutôt de modifier ces dernières selon d'autres valeurs qui peuvent être apportées par la perspective féministe. Cette approche bénéficie des luttes menées jusque là pour affirmer l'égalité des chances dans ce domaine, dans la mesure où ces efforts ont permis de détruire certains mythes, mais rejette toutefois l'élitisme omniprésent dans le sport actuel. Une réflexion sur les différences physiologiques mérite d'être amorcée ici puisqu'elle fait ressortir l'orientation actuelle donnée aux activités physiques et sportives.

Les différences physiologiques

Le corps des femmes et celui des hommes comportent des différences qui se manifestent au moment d'activités physiques. Ce qu'ont démontré les études et expériences menées le plus souvent avec des athlètes c'est que ces différences sont nettement moins importantes qu'on ne le croyait.

Ainsi les différences entre les performances des hommes et des femmes dans les records mondiaux, diminuent dans toutes les compétitions (Dyer, 1979). Le fait que ces différences diminuent démontre donc que les écarts existants étaient probablement dus en grande partie à l'absence d'entraînement chez les femmes, à un entraînement dans de moins bonnes conditions, à partir d'un réservoir moins large de sélection de départ.

D'après les connaissances actuelles, les différences physiques entre les femmes et les hommes ont comme conséquence que l'excellence dans un type d'activité physique plutôt qu'un autre est en relation avec le sexe et que les hommes dominent dans la très grande majorité des sports. Les différences peuvent, en gros, se résumer ainsi (Klafs, Lyon, 1973 ; Kaplan, 1979) :

Il semble que la croissance plus lente chez le mâle a comme conséquence le développement d'une structure plus large, plus lourde et plus solide surtout pour ce qui est de la partie supérieure ; les os sont plus larges et plus lourds.

Les hommes seraient plus forts que les femmes. Cette différence est, au départ, dans la population moyenne de deux pour un. Des expériences d'entraînement ont démontré que cet écart peut être réduit à 10 % chez les athlètes et pourrait même selon le docteur Jack Wilmore, reconnu pour ses recherches sur l'endurance et la force physique chez les femmes, se réduire à 5 %.

Les femmes seraient plus flexibles. Leur centre de gravité est situé plus bas que celui des hommes, ce qui leur donnerait un meilleur équilibre.

La température du corps de la femme doit augmenter de 2 à 3 degrés de plus que celle de l'homme avant qu'elle ne commence à transpirer, ce qui peut être un désavantage au moment d'un gros effort.

La proportion de gras chez la femme est plus élevée que chez l'homme, ce qui pourrait représenter dans certains cas un avantage. L'écart qui existe ici est encore une fois plus faible chez les athlètes que celui que l'on observe entre des hommes et des femmes non entraînés.

C'est donc dire que les femmes sont désavantagées au départ face au type de performance actuellement valorisé. Entre autres, elles ont beaucoup de rattrapage à faire au niveau de l'entraînement. Une expérience intéressante a été réalisée par Jack Wilmore avec des enfants des deux sexes qui n'avaient pas encore atteint l'âge de la puberté. Ceux-ci semblaient avoir les mêmes habiletés athlétiques sauf dans le lancer de la balle. L'expérience a permis de démontrer que si les filles, au départ, lançaient moins bien que les garçons, c'était dû au manque d'apprentissage antérieur et qu'après une période d'entraînement, elles atteignaient les mêmes performances que les garçons (Kaplan, 1979).

La représentation des femmes

L'orientation actuellement donnée par la valorisation sociale de certaines activités organisées et de certains types de performances (prenons l'exemple du hockey) est un des facteurs qui peut expliquer la sous-représentation des femmes. En effet, si l'on se fie aux données utilisées par le Haut-Commissariat à la jeunesse, aux loisirs et aux sports, on constate qu'au Québec, les femmes participent beaucoup moins aux activités physiques et sportives organisées que ne le font les hommes. Ainsi, pour 25 activités physiques et sportives étudiées, la participation féminine est égale ou supérieure à la participation masculine dans 4 cas seulement. Parmi celles-ci, 2 sont nettement plus populaires auprès des femmes, soit la marche et le yoga.

Ce rapport du Haut-Commissariat fait ressortir que ces activités, préférées par les femmes, se distinguent par leur caractère non violent et non compétitif (H.C.J.L.S., 1979). De la même façon dans les clubs sportifs qui bénéficient du programme d'assistance gouvernementale, on peut constater qu'un nombre important de clubs sont ouverts exclusivement aux hommes et un petit nombre sont ouverts exclusivement aux femmes.

Les données du Haut-Commissariat à la jeunesse, aux loisirs et aux sports nous informent également qu'au niveau de l'élite sportive, sur 33 disciplines énumérées, 9 sont réservées aux hommes alors qu'une seule est réservée aux femmes. Il faut également reprendre ce que signale le H.C.J.L.S. dans son analyse, à savoir, qu'en ce qui a trait au cyclisme et au water-polo, l'intérêt des femmes est manifeste puisqu'on les retrouve dans les clubs sportifs mais qu'elles ne peuvent s'inscrire dans les compétitions officielles de ces disciplines.

Cette sous-représentation des femmes dans les activités physiques et sportives organisées à laquelle on peut opposer leur surreprésentation au niveau des activités de loisir sociales et culturelles (H.C.J.L.S., 1979), nous apparaît comme une situation devant être dénoncée parce qu'elle reflète une limitation des possibilités de développement pour les femmes. On peut également prétendre que les hommes sont eux aussi désavantagés en un sens par cette situation puisque les sports valorisent clairement certaines habiletés plutôt que d'autres.

Mais il y a également une autre conséquence à considérer en rapport avec l'exclusion des femmes dans les activités sportives organisées, soit leur privation d'expérience d'équipe. On ne peut ignorer l'influence de ce type d'expérience entre autres sur le vécu des adolescent(es).

Objectifs à poursuivre et possibilités

Les objectifs à poursuivre dans ce domaine nous paraissent, comme dans le cas de la socialisation en son sens large, centrés autour d'une notion, celle des possibilités. Possibilités de se développer physiquement, possibilités de pratiquer des activités physiques et sportives.

C'est pourquoi il ne faut pas ignorer le débat des comparaisons hommes/femmes dans la mesure où ce débat permet de faire ressortir combien les activités favorisent un sexe plutôt que l'autre, en ce qu'elles sont orientées vers des valeurs qui correspondent à une socialisation du rôle masculin.

Pour contrer ce phénomène, il s'agit de permettre aux femmes de développer des activités physiques et sportives qui conviennent à leurs préoccupations et qui soient imprégnées de leur façon d'être, plutôt que de chercher à tout prix à les caser dans un monde qui a été défini par d'autres et pour d'autres.

C'est par rapport à cette réflexion qu'on peut réintroduire ici la notion d'androgynie, déjà présentée dans la section précédente sur la socialisation. Cette notion jette un éclairage nouveau sur la dimension physique et sportive de la condition des femmes. Cette nouvelle perspective vient contester les activités physiques et les sports dans leur définition actuelle. Il s'agirait de déplacer l'accent mis sur la valeur d'instrumentalité vers la valeur d'expression, laquelle est davantage développée chez les femmes. C'est donc mettre en cause la force et la puissance comme critères d'évaluation de la « performance » physique et permettre le développement de la capacité expressive du corps (Duquin, 1978).

Cette approche nous paraît intéressante en ce qu'elle donne une dimension très large à la remise en question dans le domaine de l'activité physique. En effet, que ce soit le développement physique, l'activité ou la pratique des sports, il est reconnu que ceux-ci ont un rôle sur l'état de santé. Toutefois, à ceci s'ajoute toute l'importance de la perception que l'on a et que l'on concrétise au niveau des possibilités du corps, cette dernière dimension influant sur la santé dans son sens large.

Les conditions faites aux femmes telles que soulignées au cours de ce chapitre se retrouveront tout au long de notre recherche dans une relation de cause à effet avec les différentes situations que nous décrivons.

Malgré la brièveté de notre présentation nous avons voulu identifier certaines limites imposées aux femmes afin d'étayer de façon plus concrète le concept de dépendance sous-jacent à l'ensemble de notre analyse. Cette dépendance dont nous parlerons de façon continue est en effet la résultante des limites que nous avons indiquées que ce soit dans la socialisation, l'éducation, l'occupation, le revenu et même l'activité physique des femmes.

Résumé

Certains éléments relatifs aux conditions sociales des femmes sont relevés dans ce chapître.

Des limites subsistent dans le réseau institutionnel d'éducation tant du côté des secteurs de formation qu'en ce qui a trait au niveau des études. Les femmes ont moins d'enfants qu'autrefois et même si elles se partagent entre le foyer et le marché du travail, dans les deux cas elles consacrent un bon nombre d'heures important au travail domestique. De plus, elles ne disposent que d'un revenu peu élevé. Les informations sont présentées de façon à faire ressortir que les femmes ont peu de pouvoir sur leur environnement et sur l'orientation de leur vie, ce qui pourra expliquer les situations décrites dans les chapitres à venir.

Une réflexion sur la socialisation fait ressortir comment l'apprentissage des rôles et le développement des habiletés diffèrent selon le sexe. Pour terminer quelques réflexions sur l'activité physique insistent sur les remises en question qu'ont formulées les femmes à propos des activités physiques et sportives dans leur organisation actuelle.

Cet ensemble de considérations permet de souligner certaines des conditions sociales des femmes qui peuvent être mises en relation avec ce qu'elles vivent dans le domaine de la santé.

Chapitre 2

Le pouvoir médical

Le chapitre qui suit est consacré au pouvoir médical plus précisément à une analyse de l'idéologie médicale et de certains mécanismes d'exercice de ce pouvoir.

Cette analyse tente de dégager des éléments qui indiquent comment la médecine constitue un des instruments sociaux qui jouent un rôle dans la situation de dépendance qu'ont à vivre les femmes. Son pouvoir reposant sur la dépendance des patients, la médecine s'est développée et continue de se développer en fonction de cette dépendance, particulièrement manifeste dans le cas des femmes. Cette approche détermine la réponse que reçoivent celles qui lui font appel.

Cette analyse de l'idéologie médicale nous permettra de faire ressortir ce qui constitue la toile de fond de la situation que vivent les femmes dans le domaine de la santé.

Le chapitre se divise en deux parties ; la première portant sur les rapports entre la médecine et la santé et la seconde, sur les différentes définitions du corps des femmes que l'on retrouve dans le monde médical.

La médecine et la santé

La première partie de notre analyse de l'idéologie médicale se veut plus globale alors qu'au long de la seconde partie, nous nous centrerons sur les femmes de façon spécifique.

Ainsi, nous examinerons ici les différentes définitions de la santé qui disent éloquemment ce que peut recouvrir cette notion. Nous analyserons par la suite certaines manifestations du pouvoir médical qui sont issues des conceptions de la santé présentées dans les définitions précitées. Au cours de cette démarche, une discussion des aspects économiques de la pratique médicale actuelle au Québec permettra de souligner la dimension économique des rapports entre la médecine et les femmes.

La définition de la santé : l'absence de maladie

De nombreuses critiques ont été produites par différents groupes et personnes soucieuses de la qualité des services de santé offerts aux individus. Depuis une dizaine d'années, maintes fois on a reproché à la médecine son approche curative axée sur les soins et non sur la prévention ; cette approche a mis l'accent sur une définition de la santé basée sur « l'absence de maladie ». Mary Howell, une féministe américaine, médecin et membre du National Women's Health Network américain, dans une conférence prononcée à Atlanta[1] en 1978, a décrit le système de santé actuel (nord-américain) comme auto-défini par un ensemble organisé de diagnostics et de traitements de la maladie. Le médecin, dit-elle, recherche les maladies en fonction de catégories pré-établies, en accord avec une conception du corps divisé en parties et systèmes. Cette définition de la santé, basée sur l'absence de maladie, présume que l'identification et le diagnostic de problèmes de santé nécessitent presque automatiquement l'intervention médicale. Le traitement qui est imposé repose le plus souvent sur une conception mécaniste du corps (Howard et Waitzkin, 1978). Les dérangements de l'équilibre biologique sont vus comme l'équivalent d'un bris de machine, cette machine étant « réparable » par un ajustement de la biochimie à l'aide de produits allopathiques[2]. Mary Howell fit cette remarque judicieuse : s'il existe des mots pour définir la maladie, il en existe bien peu pour définir l'état de santé.

L'exemple du sigle « Régie de l'assurance-maladie » illustre bien cette manière de voir l'intervention humaine sur le corps : pourquoi n'aurions-nous pas pu dire assurance-santé? S'agit-il là d'un choix conscient?

Il est intéressant de noter également que « la norme de santé » peut également varier non seulement d'une société à l'autre, mais aussi d'un individu à l'autre. L'aspect subjectif n'est pas à rejeter : pourquoi n'y aurait-il pas « plusieurs santés » au-delà de certains standards? L'accouchement, par exemple est une expérience vécue de manières très diverses selon les femmes et ne saurait être contrôlé de telle manière qu'on vise à ce que les femmes le vivent de manière uniforme. Approcher le corps et la santé c'est aussi admettre l'extrême variété des réactions du corps humain, ce qui n'exclut pas, au contraire, de conjuguer les efforts pour abattre les inégalités devant l'accessibilité à la meilleure santé possible.

L'évaluation d'un individu se fait techniquement en confrontation avec des normes précises établies par les scientifiques. La maladie, selon cette technique, est découverte en fonction de l'écart présenté entre l'individu et la moyenne acceptée généralement comme « état de santé ». Ceci, bien sûr, amène à une définition de la santé non seulement comme absence de maladie, mais à un degré plus abstrait, comme absence de déviation par rapport à la moyenne. Ceci évacue et nie les variations individuelles et le contexte social de leur émergence. Il y a déjà des

---

1 Devant l'American Medical Student Association.

2 Produits qui agissent sur les manifestations biologiques de la maladie, c'est-à-dire sur les symptômes.

recherches qui prouvent l'existence d'un certain degré d'individualité biochimique, contrairement au mythe selon lequel chaque individu serait la réplique d'un modèle unique. Ceci signifie que, malgré ce que l'on pourrait croire, la chimie du corps peut varier assez fortement d'un individu à l'autre, sans pour autant impliquer la présence de maladies. Ce seul constat peut mettre en doute la conception scientifique de la maladie comme écart existant entre l'individu et un modèle idéal.

La définition de l'O.M.S. et la variabilité du nom de maladie : la place de l'environnement

L'Organisation mondiale de la santé qui définit la santé comme non seulement une absence de maladie mais un *état complet de bien-être physique, mental et social* donne une large extension au strict modèle médical. Cependant, cette définition est si globale qu'elle ne comprend pas d'indications précises quant aux variations qui sont impliquées en fonction du contexte social et politique. Il a été en effet reconnu que certaines maladies apparaîtront davantage en milieu défavorisé, ce sera le cas de la tuberculose ; d'autres auront pour cible certains travailleurs, comme les maladies industrielles ; certaines atteindront plus les nations défavorisées économiquement, comme l'avitaminose ; le contexte écologique, la manière de s'alimenter déterminent aussi l'apparition (ou la non-apparition!) de pathologies digestives. Enfin, certains troubles semblent affecter plus particulièrement les femmes que les hommes et c'est le cas qui nous intéresse dans la présente discussion. Or, toutes ces variations ainsi que celles de la médecine ne se retrouvent pas dans la définition de l'O.M.S.

Ainsi, il se peut que la spécificité biologique des femmes les tienne plus près du monde médical ; mais cette seule spécificité justifie-t-elle en dehors de tout autre contexte l'imposition d'un grand nombre d'interventions médicales et chirurgicales? On doit rappeler ici que la variabilité des maladies est aussi influencée par le type de médecine qui est pratiquée dans le milieu qu'on étudie.

De nombreux auteurs ont décrit comment le diagnostic et l'intervention du médecin pouvaient varier selon le contexte social ; ils varient aussi selon la période historique (Zola, 1975) : par exemple, une période de guerre implique une médecine hautement curative, sélective et basée sur l'urgence et la nécessité. Il est reconnu aux États-Unis (et ailleurs dans le monde) qu'on pratiquera plus facilement une stérilisation chez une femme de couleur que chez une femme blanche (Morgan, 1978), la race du sujet devenant ici un des éléments de la décision du médecin. Le statut économique en psychiatrie peut influencer, sinon le diagnostic, certainement le traitement : la psychothérapie est certainement plus aisément pratiquée avec des personnes « ayant les moyens » verbaux (dont l'instruction) alors que la chimiothérapie et les électrochocs sont le lot des moins nantis.

On connaît maintenant assez bien comment le diagnostic varie en fonction du sexe du malade et comment on donne plus facilement aux femmes un diagnostic de psychonévrose (Gross H.S., Herbert M.R., Genell L.K. and L. Donner, 1969 - Lennane and Lennane, 1973). Il semble en effet qu'on attribue plus facilement l'étiologie des troubles féminins à des facteurs psychologiques ou émotionnels.

Ces quelques exemples nous donnent des indices sur l'influence de l'environnement que subit la médecine, qu'elle le veuille ou non.

L'intérêt de la définition de l'O.M.S. est de s'écarter de la définition strictement médicale de l'absence de maladie mais son défaut est de situer santé et maladie comme des réalités totalement séparées ; les considérer comme des degrés d'un même continuum, en tenant compte que la maladie peut varier selon les contextes sociaux et subjectifs serait certainement plus près d'une vision globale de la réalité.

Médecine et économie

La médecine moderne s'est toutefois dégagée de l'interprétation des causes de la maladie comme ayant une source unique. Elle a mis au point un modèle d'interprétation « à multiples causes » incluant certains aspects sociaux. Malheureusement, comme l'ont mentionné critiques et sociologues (Renaud, 1977, Cochrane, 1977, Illich, 1975) la pratique actuelle, même si elle admet une définition plus souple et plus complète de la santé, semble soumise à d'autres impératifs notamment le contexte économique dans lequel elle évolue, ce qui amène certains d'entre eux à la qualifier d'inflationnaire.

Nous sommes passés, au Québec, d'une médecine humaniste à une médecine « de service » à la suite des recommandations du rapport Castonguay, rapport dont la philosophie était basée sur l'accessibilité des soins pour l'ensemble des citoyens. Or, malgré l'existence de deux régimes universels en matière de santé, soit l'assurance-hospitalisation instaurée en 1960 et l'assurance-maladie depuis 1970, on peut se questionner sur ces objectifs d'accessibilité et de disponibilité.

À la gratuité des soins correspond une utilisation accrue des services (Enterline, Corbett, McDonald, Darvingnon, Salter, 1973). Malgré cette « utilisation accrue des services », un grand nombre d'inégalités sont encore à combler. Pensons aux inégalités régionales (Comité sur la rémunération des professionnels de la santé, 1980 ; Renaud, 1977), les régions éloignées distribuant moins de services ; aux inégalités de l'information, les couches sociales moins favorisées ayant souvent moins accès à l'information relative aux services ou aux solutions possibles des questions touchant la santé ; et enfin, aux inégalités de certains services visant l'obtention comme l'avortement, par exemple.

Les questions soulevées devant ce constat d'inégalités sont d'autant plus pertinentes que l'on retrouve simultanément dans ce contexte social, la conception de la médecine comme un service essentiel que l'État doit donner obligatoirement donc un objectif d'accessibilité pour tous et une désappropriation du pouvoir des individus sur leur corps.

Des auteurs ont souvent associé le concept de désappropriation à l'intervention de plus en plus marquée de l'État dans la vie des citoyens, phénomène qui s'observe dans les pays hautement industrialisés, quel que soit le régime en place. Au moment de l'implantation du régime d'assurance-maladie au Québec, on ne s'attendait pas à ce que la demande des usagers augmente si rapidement. Les femmes ont particulièrement répondu à l'offre de ces services gratuits. La critique de l'intervention de l'État sur la santé des femmes ne signifie pas qu'il ne faille aucune intervention, bien au contraire. La question est ici de voir dans quel sens se situe l'intervention et d'identifier qui bénéficie de cette intervention. Par exemple, certains pays mettent de l'avant des mesures pour la santé des femmes sans abandonner le lien historique qu'elles ont toujours entretenu entre elles en ce qui concerne l'accouchement. Le succès des sages-femmes en Scandinavie (en Finlande notamment) peut être cité ; ce pays a su utiliser les connaissances scientifiques modernes sans toutefois enlever complètement aux femmes le savoir et le pouvoir qu'elles ont sur leur corps.

Il n'est pas nécessaire d'utiliser la technologie comme une panacée si on a sous la main des ressources humaines originales et efficaces ; tout en reconnaissant son apport, on peut critiquer son utilisation massive et sans discernement. La haute technologie devrait pouvoir être utilisée dans les cas particuliers que dicte une nécessité réelle.

Pourtant l'introduction de plus en plus marquée de la technologie médicale (ex. : l'échographie pendant la grossesse et le monitoring foetal en cas d'accouchement) est encouragée et cautionnée par l'État qui devient, dans notre système, une sorte de bailleur de fonds servant à développer des marchés pour l'industrie médicale et pharmaceutique, au détriment de l'autonomie des femmes.

Les sciences de l'administration prennent une place de plus en plus grande dans la pratique médicale mais aussi dans la philosophie d'intervention que l'État propose (McKnight, 1977). L'usage des termes « service » et « bénéficiaire » en est un reflet.

Cette influence s'est faite sentir par une rationalisation de plus en plus grande de la pratique par ce qu'on a communément appelé « engineering », terme anglais qui signifie « technique de l'ingénieur » dans son sens propre et « machination » dans son sens figuré. J.-Y. Roy (1975), psychiatre québécois, s'est élevé contre cette approche qu'il a qualifiée de froide, déshumanisante et réductrice en présence de la réalité de la maladie. Elle correspond toutefois à la façon dont notre système socio-économique favorise une approche quantitative plutôt que globale et qualitative, découpe la vie en morceaux, divise les corps et les biens, puis les sexes, ce à quoi la médecine n'échappe pas.

Cette façon de voir sous-tend dans l'institution médicale une organisation des services où domine le quantitatif et dont les fondements théoriques sont reliés entre eux. Ces fondements correspondent à des approches qu'on peut qualifier de scientistes, professionnalistes et sexistes.

Professionnalisme

Le professionnalisme qui s'est développé avec la division croissante du travail est analysé par deux américains reconnus dans le domaine de la sociologie médicale : John McKnight (1977) et Elliot Friedson (1973).

Dans son article publié dans le numéro spécial de *Sociologie et sociétés* sur « La gestion de la santé », John McKnight (1977) signale que l'usage du mot « service » sert de symbole à nombre de professionnels soucieux de distribuer leur compétence dans la population. On sait que, dans toutes ses composantes, les effectifs du système de santé ont augmenté au Québec, qu'il s'agisse de l'équipement, du nombre total de professionnels, du nombre de catégories de professionnels, des points de service favorisant l'entrée dans le système de santé, des types de soins offerts, des diagnostics ou des agents techniques (médicaments, etc.). Comme nous l'avons mentionné, l'accroissement de cette machine, l'augmentation du nombre de services offerts par une kyrielle de professionnels a favorisé une demande accrue de ces services de la part de la population. Un tel système est soutenu par une vaste infrastructure économique dont les intérêts ne vont pas nécessairement dans le sens du bien collectif. Ainsi, McKnight soulignera que « le mot « soins » est un puissant symbole politique qui masque les intérêts de ceux qui fournissent les services ». Ce qui permet un tel développement de services professionnels c'est la croyance que l'individu ne peut résoudre ses problèmes sans recourir aux spécialistes.

Toutes les professions n'ont cependant pas le même pouvoir : la médecine est certainement la profession qui, au-dessus de toutes les autres, contrôle des connaissances et des pratiques.

Elliot Friedson (1973) a souligné que c'est seulement dans la première décennie de ce siècle que les médecins ont obtenu le pouvoir légal et généralisé de définir santé et maladie, de diagnostiquer, de traiter la maladie. À partir de ce moment-là, une personne sur deux se déclarant malade se retrouva dans les cabinets médicaux de l'époque. L'apparition de nombreux autres professionnels ayant expertise sur la santé des individus provoqua, lentement mais sûrement, l'abandon graduel des individus du contrôle qu'ils exercent sur leurs corps.

Cet abandon signifie que de plus en plus le profane n'a plus la capacité de savoir ce qui ne fonctionne pas dans son corps. Quelqu'un d'autre, le professionnel, s'est acquis le terrible pouvoir de définir les problèmes, de décider des services et d'en évaluer l'efficacité. Cette approche limite les possibilités d'intervention de la personne soignée, laquelle devient alors le résidu du processus, son importance étant parfois accessoire (accoucher ou se « faire accoucher »).

Malgré cela la formation médicale est auréolée d'humanisme et de bienveillance et le professionnel est souvent convaincu de l'utilité et de la nécessité de son action.

Ce professionnalisme a des fondements économiques puisque le développement des services a joué un rôle essentiel dans le développement de l'économique québécoise. Depuis une vingtaine d'années, dans le monde occidental, l'économie n'a pas cherché son extension uniquement dans la production de biens, mais aussi dans l'offre de nouveaux services à la population. Il en fut ainsi de l'éducation, des loisirs et bien sûr, de la santé. Ces nouveaux « marchés » ont entraîné la production de nouveaux biens et de nouveaux spécialistes.

Dans la santé, l'infirmière qui s'occupait d'un ensemble de soins a vu naître en peu de temps l'inhalothérapeute, le physiothérapeute, l'ergothérapeute, etc. et a perdu différents champs d'intervention. L'évolution de l'économie a donc entraîné le professionnalisme que nous constatons aujourd'hui. La spécialisation de plus en plus grande a bien sûr eu certains effets bénéfiques quand on pense par exemple à la médecine de pointe qui a su triompher de cas d'affections rénales graves, de cardiopathies, de pathologies spécifiques du cerveau, à l'aide des techniques d'intervention extraordinaires réunissant autant la science, l'art que la technique. Cependant, la spécialisation des tâches dont les professionnels se réclament amène à utiliser la science comme un instrument de contrôle sur les connaissances, se réservant l'accès à celles-ci. De plus, l'hyperspécialisation qui apparaît extrêmement utile dans le cas d'affections aigües, semble moins efficace lorsqu'il s'agit de troubles plus légers qui pourraient nécessiter une intervention moins élaborée et moins coûteuse.

McKnight (1977) dans l'article mentionné précédemment a souligné trois caractéristiques du professionnalisme dans le système médical que nous connaissons. La première est la justification du besoin de l'autre, justification qui découle du pouvoir de définir ce même besoin. On en vient ainsi à avoir besoin de déficients et de malades. La deuxième est de localiser le besoin individuellement et non collectivement : ceci a pour conséquence, toujours selon l'auteur, d'institutionnaliser des problèmes qui sont conçus comme individuels. La troisième est la spécialisation qui a pour effet de compartimenter les problèmes. L'usage des termes de « malade » et « patient » remplacés par ceux de « client » et « bénéficiaire » dénote bien le passage de la médecine « humaniste » à la médecine « de service ».

Les gens sont alors découpés en besoins, en parties à administrer dans une dynamique de simplification de la personne. Cette vision implique effectivement un échange unilatéral et la dépendance de l'usager.

Le cas des sages-femmes : un exemple du pouvoir médical

L'emprise de la profession médicale sur la santé ainsi que cette façon de développer la dépendance à son égard trouve son exemple le plus éloquent dans l'exclusion des sages-femmes du champ de l'obstétrique (exclusion totale au Québec, partielle ailleurs). Celle-ci se situe en effet dans un contexte où l'on a défini à la fois l'accouchement et la pratique médicale de façon à donner un monopole aux médecins.

Les sages-femmes sont traditionnellement des femmes qui, ayant développé des connaissances, assument la responsabilité de l'assistance à une femme en cours de grossesse et au moment de son accouchement. Il s'agit donc d'une « spécialiste » dans le domaine de la santé. Aujourd'hui, dans des pays tels que la France, la Hollande, les Pays Scandinaves, etc., on forme des femmes à devenir sages-femmes, on les considère comme des professionnelles. Aux États-Unis, la pratique des sages-femmes est maintenant de nouveau admise dans plusieurs états. Au Québec, toutefois, même les infirmières qui ont reçu une formation récente (un cours a été donné à l'Université Laval de 1962 à 1972) ne peuvent pratiquer.

Dans notre société comme dans les sociétés occidentales modernes, la grossesse et l'accouchement ne sont plus, comme autrefois, considérés comme une fonction normale et naturelle, mais bien plutôt comme un problème médical (Oakley, 1977).

Dans les sociétés qui n'abordent pas la naissance avec l'approche de l'obstétrique moderne, on considère quand même l'événement de la naissance comme nécessitant des précautions.

Anne Oakley cite une étude ayant porté sur la reproduction dans 65 cultures différentes. Cette étude a révélé que dans 35 cas, on faisait des recommandations sur des actes à poser ou à ne pas poser pendant la grossesse. Dans 38 cultures, on a relevé des restrictions dans la diète des femmes enceintes, etc. (Oakley, 1977). Ceci témoigne donc que traditionnellement la naissance était considérée comme une question de santé. Ce que semble avoir fait l'obstétrique moderne, c'est de faire le passage entre cette conception et la conception actuelle de danger, de risque et de maladie.

Le développement de l'obstétrique moderne a donc assuré le passage de la responsabilité de l'accouchement des mains des sages-femmes à celles des médecins. Dans certains pays, les médecins interviennent lorsqu'il y a complications et risques ; dans d'autres, ils ont totalement évincé les sages-femmes.

Barbara Ehrenreich et Deirdre English soulignent comment aux États-Unis, on a retiré la responsabilité de l'accouchement aux sages-femmes en leur refusant l'accès à l'éducation médicale, ce qui n'est pas le cas dans d'autres pays où on a reconnu la profession de sages-femmes et fourni une certaine formation (Ehrenreich, English, 1979).

Il est donc assez facile de conclure que l'on a voulu éliminer les sages-femmes, puisque l'on aurait pu les intégrer dans une pratique obstétricale plus moderne en ajoutant à leur savoir-faire des connaissances nouvellement acquises dans le domaine.

Au Québec, on sait « officiellement » peu de choses sur les sages-femmes. On sait qu'elles ne peuvent pas pratiquer, on sait qu'on n'en forme plus. Pourtant, elles ont longtemps pratiqué [1].

En Nouvelle-France, les sages-femmes étaient responsables de l'assistance aux mères au moment des naissances. Certaines étaient certifiées et transmettaient leur savoir de mère en fille. D'autres étaient « jurées » donc accomplissaient également des fonctions légales. Alors qu'on retrouve une lignée de sages-femmes au Québec, on en voit arriver de France. Ces dernières étaient en général plus éduquées et plus jeunes que les premières. Des documents révèlent même qu'une demande aurait été faite pour la création d'une école de sages-femmes au Québec, en 1754.

À partir de la conquête jusqu'au vingtième siècle, on assiste en Europe et aux États-Unis au développement de la science médicale dont on exclut les femmes. Au cours du développement de la science médicale, on commence à s'intéresser à l'accouchement. Au Québec, cette

---

1 Les informations sur l'histoire des sages-femmes nous ont été communiquées par Hélène Laforce, qui prépare actuellement une thèse en histoire sur ce sujet. Cette thèse devrait être déposée à l'Université Laval au cours de l'année 1981.

influence se fera particulièrement sentir vers 1840 au moment où des médecins commenceront à se rendre aux États-Unis et à revenir avec des certificats leur permettant d'exercer en obstétrique.

À la fin du siècle dernier, alors que l'enseignement de l'obstétrique se développe, les médecins/hommes gagnent du terrain. Non seulement, ils commencent de plus en plus à intervenir au moment des accouchements, mais ils délogent les sages-femmes en interdisant aux femmes l'accès aux études médicales. Il semble qu'un comité de sages-femmes ait existé jusqu'en 1920. Celui-ci siégeait pour certifier de nouvelles sages-femmes. Certaines ont pratiqué jusqu'à l'apparition du régime d'assurance-hospitalisation en 1960 qui a complété le mouvement de la maison vers l'hôpital comme lieu d'accouchement. C'est en ce sens que l'on peut dire que les femmes ont été dépossédées de leur tradition d'entraide au moment de la reproduction. D'une part, les accouchées étaient déplacées de leur propre environnement pour se retrouver dans celui du médecin. D'autre part, elles n'ont pu maintenir cette tradition car on les a exclues de l'acquisition des connaissances qui se développaient. Seules, certaines ont pu suivre la formation donnée entre 1962 et 1972 mais ce cours ne leur donnait la possibilité de pratiquer qu'à la condition de s'exiler. Cette façon de faire se poursuit aujourd'hui. C'est toujours en rendant la formation non accessible que la Corporation professionnelle des médecins s'assure le monopole de la pratique obstétricale.

La lutte des femmes pour la reconnaissance du droit à la pratique des sages-femmes est donc une lutte pour retrouver un pouvoir perdu, pouvoir d'intervention au moment de la reproduction. La naissance était autrefois une affaire de femmes et l'est encore dans de nombreux pays. Cette science qu'elles possèdent encore dans de nombreuses cultures et qui leur permet de s'entraider lors de cet événement leur a été retirée chez nous. Le développement de l'obstétrique s'est fait selon des valeurs d'hommes (Jaubert, 1979) dans le moule de la « science » et comme d'autres secteurs de la médecine au détriment du savoir des femmes. Les sages-femmes ont connu le sort du ridicule et en Amérique ont été totalement supprimées. Leur travail a subi le même dénigrement que les autres travaux propres aux femmes. Il fut exclu à la fois de la science et de l'art (Feldman, 1975).

Rémunération des médecins et type de pratique

Avant de poursuivre notre analyse de l'idéologie médicale, il importe d'introduire des considérations sur le mode de rémunération utilisé pour les médecins, c'est-à-dire la rémunération à l'acte. Celle-ci par le type de pratique qu'elle encourage favorise le morcellement, l'individualisation des problèmes et la dépendance des patients, renforçant par le fait même le pouvoir médical. Ce mode de rémunération constitue un des éléments clés dans la pratique médicale au Québec comme le soulignent la plupart des observateurs québécois en matière de santé depuis déjà quelques années (Bozzini et Contandriopoulos, 1977 ; Villedieu, 1976). Les nombreuses critiques ont suscité la mise sur pied par le ministère des Affaires sociales d'un comité en janvier 1979. Celui-ci avait pour mandat d'analyser la rémunération des professionnels de la santé au Québec en relation avec les soins qui sont offerts dans les services et de faire des recommandations à ce sujet au ministre. Le rapport remis en mars 1980 se divise en deux parties. La première analyse la situation actuelle et la seconde recommande une formule de rémunération portant le nom d'honoraires modulés. C'est la première partie de ce rapport qui sera relevée dans le présent contexte, pour élargir notre réflexion sur le pouvoir médical en y intégrant un aspect de sa dimension économique.

La rémunération à l'acte est le mode le plus répandu de rémunération des médecins au Québec. Certains médecins, notamment ceux qui pratiquent en santé communautaire, sont des salariés. D'autres sont rémunérés à vacation, c'est-à-dire à partir de « périodes », cette forme de rémunération se retrouvant surtout en psychiatrie. Ces derniers ne représentent toutefois qu'une minorité.

La rémunération à l'acte correspond à ce que l'on nomme dans l'industrie le paiement à la pièce (Bozzini, Contandriopoulos, 1977). Les représentants des médecins négocient avec le MAS les tarifs à appliquer et ce depuis l'entrée en vigueur du régime d'assurance-maladie en 1970.

La remise en question régulière de ce mode de rémunération (le C.S.F. a fait l'objet d'une de ses recommandations dans *Égalité et Indépendance*) tient à sa nature même. En effet, la rémunération à l'acte étant fonction des actes accomplis est associée à la quantité produite et ne tient pas compte d'activités plus qualitatives non quantifiables, tels un échange ou une discussion avec un(e) patient(e) permettant de l'informer plus que de façon strictement thérapeutique, ou encore une participation à une équipe multidisciplinaire.

Le Comité sur la rémunération des professionnels de la santé a fait une analyse de la rémunération à l'acte à partir du degré d'atteinte des objectifs du système de soins. Cette critique est très vive. On y affirme entre autres qu'elle « met à l'épreuve l'objectivité et la neutralité du médecin dans son choix des moyens diagnostiques et thérapeutiques ». Le médecin pouvant selon le Comité « poser et réclamer certains actes diagnostiques ou thérapeutiques non seulement en fonction des besoins des patients mais aussi en fonction de leur caractère plus ou moins lucratif » (CRPS, 1980).

Le Comité constate toutefois que cette affirmation ne s'applique pas en ce qui concerne les actes majeurs qui comportent des risques importants. Il s'agirait plutôt de l'addition d'actes mineurs ou de l'élargissement des indications pour certains actes. Certains faits confirment ces affirmations, tel le glissement vers des actes plus coûteux entre 1971 et 1976, glissement qui a permis aux médecins d'augmenter leurs revenus sans que les tarifs de la RAMQ ne soient eux-mêmes augmentés.

L'argumentation du Comité sur la question de la rémunération à l'acte est intéressante car elle permet d'établir une relation entre le type de rémunération et certaines approches de la pratique médicale que plusieurs remettent en cause.

Ainsi, la critique que nous pouvons formuler du type de rémunération actuellement en vigueur s'articule autour de trois des éléments qui ont été soulevés dans les pages précédentes.

Le premier est l'orientation curative qu'un tel mode favorise au détriment du préventif. En rémunérant le professionnel pour un acte accompli, donc pour une intervention, on élimine les efforts que celui-ci peut porter à informer, à investiguer et à agir de façon à prévenir et à favoriser la santé plutôt qu'à traiter la maladie.

Le second élément qui se rattache de façon particulière à notre analyse est le fait que la rémunération à l'acte comme le souligne le Comité n'est pas adaptée à la médecine préventive collective. En effet, un paiement découpé favorise une relation individuelle expert/client plutôt « qu'une relation médecin-groupe ou population-cible » (CRPS, 80). Ceci implique que la rémunération à l'acte peut être considérée comme un obstacle à des efforts allant dans le sens de la santé communautaire.

Notre démonstration, à savoir que des situations collectives vécues par les femmes les amènent à avoir recours aux services médicaux, implique donc une remise en question de la rémunération à l'acte.

Enfin, le Comité remarque que cette forme de paiement qui nous intéresse favorise l'autonomie des professionels (CRSP, 80) mais pas celle des patients(es). La liberté thérapeutique des médecins a comme corrollaire la dépendance des patients(es), puisque le médecin est incité à intervenir lui-même par un grand nombre d'actes professionnels, plutôt qu'en aidant le patient à utiliser les moyens préventifs ou curatifs qui lui permettraient de prendre en charge sa santé de façon plus autonome. L'équilibre entre l'autonomie professionnelle et celle des patients(es) devient donc fort précaire dans un tel système.

À partir de cette préoccupation, on peut affirmer que le mode actuel de rémunération constitue un des mécanismes économiques qui soutient une approche qui est défavorable aux femmes.

Le débat est difficile parce que plusieurs intérêts sont en jeu. D'une part les médecins se disent satisfaits, leur liberté thérapeutique étant garantie et leurs revenus très intéressants (CRPS, 80). D'autre part, il devient clair qu'un changement s'impose. On ne pourra jamais arriver à une médecine plus globale avec une rémunération de ses intervenants basée sur la quantité.

Ces réflexions sur les relations entre le type de rémunération et la pratique médicale viennent compléter notre critique globale des rapports actuels entre la médecine et la santé, rapports qui se traduisent dans les différentes définitions de la santé ainsi que dans ce que nous avons qualifié de scientisme et de professionnalisme.

Les différentes définitions du corps des femmes

Sexisme et patriarcat

Une analyse de l'idéologie médicale centrée sur les femmes doit nécessairement se référer au concept de sexisme. Ce concept nous permettra de démontrer comment les femmes font l'objet d'un discours médical qui cherche à les enfermer dans la dépendance, tout en précisant les liens qui s'établissent entre l'idéologie médicale et la situation des femmes.

L'intervention médicale est dominée par l'image que se sont fait les médecins (hommes) au sujet des femmes depuis les débuts de la médecine. Cette image est celle de la femme associée à sa fonction de reproduction ; l'association des femmes à leur utérus a justifié l'orientation diagnostique et pratique sur leurs corps. On ne peut éviter de signaler que ce pouvoir est d'abord et avant tout un pouvoir d'homme sur des femmes et ne s'écarte en cela aucunement du modèle patriarcal dont notre société est doté. Les femmes ont été privées du pouvoir sur leur propre corps et c'est l'une des sources de leur dépendance face à la médecine. Autant le professionnalisme que le sexisme et le scientisme sont des manifestations idéologiques d'une même forme de pouvoir spécifique : il s'agit du patriarcat.

Dans un article sur l'idéologie médicale, L.R. Davidson (1978) a fait le lien entre le professionnalisme et le sexisme, mentionnant que le professionnalisme est basé sur l'universalisme (la tendance à généraliser à partir de cas spécifiques) et la neutralité affective. L'auteur montre comment le pas est vite fait entre le modèle masculin et le modèle médical professionnel. En effet, les caractères traditionnellement attribués aux femmes, tels la subjectivité, la capacité de s'exprimer affectivement, le particularisme sont vus comme antagonistes au modèle médical professionnel.

De fait, nous savons déjà que les institutions ne sont pas éternelles et qu'elles sont socialement modifiables. Le pouvoir de traiter, de soigner, de décider à partir de la réalité concrète, de discriminer entre le normal et le pathologique, qui est aux mains d'hommes-médecins est aussi le reflet d'une culture qui, usant du prétexte de la différence biologique, a divisé symboliquement et réellement le monde en deux univers, l'un masculin et l'autre féminin, le premier dominant le second. L'univers médical est encore un univers d'hommes à 85% dans lequel les femmes qui s'y insèrent rencontrent énormément d'obstacles et de stress (Kutner N.G. et D.R. Brogan, 1980, Howell, Mary, 1977). Kutner et Brogan (1980) rappellent l'incroyable division sexuelle du travail dans les hôpitaux ; les femmes en majorité sont au second plan, infirmières, femmes de ménage, techniciennes, alors qu'en majorité les hommes se retrouvent soit dans la haute administration, soit médecins et spécialistes. La femme qui devient médecin doit se confronter à l'absence du modèle féminin, aux généralisations abusives qui font que le médecin serait « naturellement » un homme, à l'image déifiée du médecin-mâle et omniscient sans oublier le poids du double rôle si elle est mère.

Suzan Sherwin (1979) a dénoncé le paternalisme qui est sous-jacent au modèle médical et qui en définit d'une certaine façon la morale. Le paternalisme est cette manière de prendre des décisions sur des sujets qui concernent la vie d'un autre individu en s'accordant le droit de savoir quels sont les réels intérêts et besoins de l'autre et cela, sans son consentement. Nous pouvons tout de suite relier professionnalisme et paternalisme en se doutant des implications qu'un tel modèle, prôné et réalisé par des hommes, peut avoir sur les manières de concevoir la maladie, l'environnement, mais aussi les besoins et les intérêts réels des femmes.

Sherwin souligne aussi la croyance médicale selon laquelle la personne malade est généralement irrationnelle, incapable de prendre des décisions et dans un besoin certain de trouver quelqu'un pour prendre des décisions à sa place. De plus, le patient peut facilement être perçu comme dépendant et infantile. Il n'est pas besoin de rechercher longuement les liens entre les termes maladie, dépendance et féminité... Il existe une continuité entre les valeurs proposées pour chaque sexe dans la culture et ces mêmes valeurs à l'intérieur de l'institution médicale. La science, malgré le souci d'objectivité et de neutralité intrinsèque à son projet, a une orientation idéologique et est influencée par le contexte social d'où elle émerge. Il est aussi depuis longtemps reconnu que dans le domaine des sciences humaines, il est encore plus difficile d'être totalement objectif puisque l'observateur est de même nature que l'observé, et n'est pas immunisé contre les normes de son environnement.

Nous allons maintenant poursuivre notre analyse en identifiant les « normes » que le corps médical a produit au sujet des femmes. On ne doit pas perdre de vue que toute norme, quel que soit le système de référence analysé (un mouvement social, un système politique, le monde médical), a pour effet, lorsqu'elle est généralement admise ou imposée dans un système quelconque, de contrôler, de régulariser, bref de maintenir en place ce même système.

Le système de valeurs et de normes qui prévaut dans le monde médical, dans ses conceptions de la santé, du corps, du style d'intervention et de la féminité, a entre autres pour effet de maintenir un certain ordre socio-politique caractérisé par la domination des hommes sur les femmes.

À partir de l'analyse des idées régnantes sur les femmes dans le système médical, on ne peut mieux cerner la perte de contrôle sur leur corps qui implique pour chaque femme une atteinte dans son intimité dans sa vie quotidienne, une dévalorisation de sa sexualité proposée par la société en général. Cette dévalorisation prend une forme plus subtile dans le monde scientifique et médical mais se propose cependant comme le contrôleur idéal du corps des femmes, ayant pouvoir sur sa valeur et se réservant bon gré, mal gré, la capacité d'intervenir sur son propre corps. L'exemple des sages-femmes est sur ce point probant. Les femmes ont été dans ce cas collectivement démunies de leur contrôle. Les manifestations de cette perte de contrôle se retrouvent toutefois surtout dans la vie privée.

La mère, la compagne : première définition

Marie Couillard (1979) mentionne que « c'est en termes d'irrationnel, d'individuel, de désordre et de jouissance que notre culture occidentale perçoit le féminin, alors qu'au masculin, on attribue le rationnel, le social, l'ordre et la sublimation » (Couillard, 1979). Elle fait ressortir différents mythes sur les femmes, notamment l'idée qui voudrait la femme comme « autre absolu », mère, épouse, mais toujours déduite du modèle masculin. Dans le modèle médical, le discours biologique semble être la pierre angulaire de toutes les conceptions qui prévalent sur les femmes surtout parmi les différentes spécialités, dont la gynécologie et la psychiatrie.

Le monde occidental (et le Québec) a imaginé la femme à travers la Bible, la philosophie, toute la culture y compris la médecine, comme mère, épouse et reproductrice. Notre mythologie a imaginé la femme non-mère comme mauvaise, monstrueuse et indésirable. Le Moyen-

Âge illustre (Ehrenreich, 1973) comment les femmes écartées au cours des siècles de leur pouvoir de soigner, arrivent aujourd'hui à être même privées du pouvoir de se soigner. Matalene (1978) dans une étude sur le phénomène de la sorcellerie explique comment toute femme qui s'écartait des normes souhaitées pour son sexe (mariage - maternité - famille) devenait une cible privilégiée pour être désignée au Moyen-Âge comme sorcière. Curieusement, l'examen des accusations de sorcellerie de l'époque démontre que ces femmes présentaient l'exacte inversion du modèle féminin traditionnel, comme si le fait de ne pas être vierge ou mère donnait un pouvoir si dangereux qu'il faille l'éliminer. C'est ainsi que des non-vierges et des non-mères, désignées comme sorcières furent brûlées massivement dans toute l'Europe pendant l'Inquisition.

Cette idéologie se véhicule aujourd'hui par d'autres moyens tout aussi efficaces. Ainsi, Rickel (1979) affirme que la télévision propose une annulation symbolique de la femme. L'homme y est présenté comme se réalisant à l'extérieur de la maison et la femme comme adjoint et objet sexuel. Présentée comme victime, diminuée, trivialisée, elle a un destin tout à fait différent de celui de l'homme. L'exercice du pouvoir par les femmes est de plus perçu comme contraire aux normes établies. Son pouvoir à elle doit être indirect, basé sur le contact personnel et limité quant aux initiatives.

La socialisation des femmes les pousse à apprendre les signes de la dépendance, la valorisation du don de soi, la générosité, la gratuité, la fragilité, l'émotivité, le sentimentalisme. Le plus grave semble être que la femme est conçue essentiellement en référence à l'homme. Sans existence propre, réalisée à partir de la réalisation de son partenaire (le mari, idéalement!), appauvrie et miniaturisée, elle ne pourra comme dans la Bible que (re)naître de l'homme pour le servir. C'est pourquoi les recherches féministes ne cessent de renouveler la pensée occidentale en tentant de réinsérer la réalité de la femme dans l'observation scientifique, qu'il s'agisse de l'observateur ou de l'observé. L'absence des femmes comme scientifiques et comme médecins, autant que leur mythification dans le discours occidental (médical et autre) a sûrement empêché qu'apparaisse une vision positive, autonome et plus objective de la féminité.

La différence biologique

La différence biologique comme contrainte naturelle est l'objet dans toutes les cultures de déformations imaginaires (ou symboliques) qui se déploient par les différentes formes du langage, dont le langage médical.

Le modèle médical, paternaliste, a son propre discours sur la femme, ses normalités, ses pathologies, ainsi que sur la différence biologique : le biologique étant la pierre angulaire du discours médical, il s'associe au mythe occidental pour rejeter la femme du côté de la maternité, associée au corps, à la vie, « naturellement » capable d'enfanter, de bercer, de nourrir, de soigner. L'usage de la biologie qui est « l'étude de la vie » semble être, techniquement, le moyen idéal d'appropriation des hommes sur les capacités tant naturelles qu'imaginées des femmes. L'exclusion historique des sages-femmes par la médecine n'est pas non plus un hasard dans un contexte où les possibilités de contrôle sont effectivement le pouvoir d'usage des hommes. Il est intéressant de noter que, situées du côté du corps, les femmes ne pourraient en situation de crise maîtriser ce même corps, devenant dans le système de référence médical, incapables, irrationnelles et ignorantes ; comme si dans la réalité, se départageaient naturellement production de la vie par les femmes, et contrôle de la vie par les hommes.

Mais la réalité n'est pas si simple! De fait, cette différence biologique, prétexte à la division sexuelle du travail et à l'infériorisation sociale des femmes, a trouvé écho dans la littérature scientifique par le biais de l'endocrinologie et de la biologie, puis dans l'ensemble des sciences du comportement, comme si « tout le patriarcat était déterminé par les hormones... » (Sayers, 1980), ce qui écarte, c'est bien clair, toute la dimension culturelle de la domination des femmes par les hommes. Afin de mieux comprendre les conséquences de l'argument biologique, nous procéderons maintenant à une explication de ce dernier, puis à la description des différentes utilisations qui en découlent.

Le destin des femmes et leurs hormones

Depuis quelques années, des recherches ont fait ressortir « l'importance » des hormones sexuelles dans le comportement des individus. Les hormones sexuelles, androgènes et oestrogènes, sont produites par les glandes endocrines pendant la vie foetale et après l'âge de 6 semaines. Si l'embryon est génétiquement mâle (portant les chromosomes XY) les testicules se formeront vers l'âge de 6 semaines; si l'embryon est génétiquement femelle (XX) les ovaires apparaîtront quelques semaines plus tard. Une fois la formation des testicules achevée chez les hommes, les hormones sexuelles dominantes sont appelées androgènes et l'une d'entre elles est la testostérone.

Chez la femme, les hormones sexuelles dominantes sont les oestrogènes et la progestérone. Chacun des deux sexes possède une dose plus ou moins importante de ces hormones. Les hommes produisent des oestrogènes dans leurs testicules et les femmes des androgènes dans leurs ovaires (Tavris et Offir, 1977).

Des études sur le comportement animal ont suggéré l'existence d'une période critique durant la vie foetale, période au cours de laquelle les testostérones influenceraient le développement du cerveau (Tavris et Offir, 1977 ; Ehrhardt et Baker, 1973 ; Reinisch, 1974). Cette hormone a aussi un effet sur la différenciation du système nerveux et le comportement au cours de la vie post-natale. Des expériences faites sur des singes rhésus, précisément des femelles enceintes à qui on avait injecté de la testostérone pendant la « période critique », ont montré que leur progéniture de sexe féminin adoptait un comportement plus agressif et plus indépendant que celle des autres femelles de leur espèce (Young, 1964). On ne peut évidemment généraliser de telles expériences aux humains, surtout que le fait de choisir des singes de ce type plutôt que d'autres peut en soit être contesté (Karen Al-Aidroos citée dans Sormany, 1980). Cependant, l'étude de jeunes filles qu'on sait avoir été exposées à un fort pourcentage d'hormones androgènes pendant leur vie foetale (Ehrhardt et Baker, 1973), entre la 14ᵉ et la 25ᵉ semaine avant la naissance, montre qu'elles adoptent un comportement plus « masculin » et très clairement identifié comme différent de celui des autres filles. Les auteurs mentionnent que le renforcement des parents peut aussi jouer un rôle dans l'apparition de ces traits. Les différentes études sur l'endocrinologie et la différence sexuelle montrent ainsi qu'hommes et femmes ne sont pas tout à fait semblables et qu'il peut de fait exister un lien réel entre les différences biologiques et les différences sociales. Ces travaux rappellent que certains changements d'humeur chez les femmes sont dus à des fluctuations hormonales comme certains degrés d'agression et d'hostilité chez les hommes sont reliés aussi à une concentration plus élevée des testostérones ; il est aussi clair que tant les gènes que les fluctuations hormonales ne conduisent pas directement à des comportements spécifiques.

On sait déjà comment l'apprentissage, la socialisation, les normes culturelles peuvent outrepasser ces facteurs à un degré remarquable. On sait aussi que bien qu'un fort taux de testostérone a été relié à un comportement agressif, combatif et compétitif, tous les hommes n'en sont pas pour autant violents et agressifs. De la même manière, un faible taux d'oestrogènes et de progestérones ne conduit pas toutes les femmes à être aussi maussades ou dépressives.

Des expériences cliniques ont donné lieu à des interprétations selon lesquelles une relation existerait entre les changements d'humeur et les taux d'oestrogènes au cours du cycle menstruel. Toutefois d'autres études (Paige, 1973, cité dans Tavris et Offir, 1977) témoignent de différences notables entre les femmes en fonction du contexte religieux et culturel. De toutes façons, les liens entre deux phénomènes ne constituent pas en soi une relation de cause à effet.

Peu d'études ont été menées sur les fluctuations hormonales chez l'homme et leurs conséquences sur le comportement. On sait cependant que les éthologues (spécialistes du comportement animal), parmi les plus connus (Wilson, Tiger, Morris) ont observé sur des collectivités d'animaux mâles adultes que la testostérone serait en partie responsable de leur dominance sur les femelles et sur les plus vieux. Or, il ne s'agit pas là de tous les animaux et, cette généralisation est hâtive, et pour le moins, sert des fins politico-idéologiques bien précises. Les interactions entre les variations hormonales et le comportement sont plus complexes chez l'humain que chez l'animal. De plus, les résultats d'une recherche (Doering, 1974) à l'université de Standford aux États-Unis ont relevé que les variations hormonales chez l'homme fluctuaient énormément d'un homme à l'autre, selon les jours et les semaines : les femmes ne sont donc pas seules à fluctuer !

Curieusement, la médecine fait très peu référence à « l'argument hormone comme cause de la différence sexuelle et du comportement masculin » alors qu'elle en fait grassement usage pour la femme. Est-ce le vieux (et très vieux) conflit entre la nature et la culture qui édicterait que les femmes sont « plus près de la nature » (donc plus soumises à elle) alors que les hommes, plus près de la culture, subissent moins les aléas et les inconvénients de leurs fluctuations hormonales? Curieuse coïncidence entre la recherche biomédicale et les idées très courantes sur la supposée nature des femmes. Sayers (1980) dénonce le fait qu'un raisonnement à partir duquel tout comportement social (et toute différence sociale) découle de l'anatomie et de la biologie a le danger d'être circulaire, c'est-à-dire d'induire socialement des stéréotypes rigides qui sont nuisibles aux femmes mais aussi aux hommes. Ainsi, toujours selon Sayers, affirmer que la biologie déterminerait la différence sexuelle puis utiliser cet argument pour justifier (en identifiant les différences biologiques aux différences sociales) la division socio-sexuelle du travail est erronée et fixe (tout en contrôlant) la fonction féminine dans le primat biologique. Cette argumentation a d'ailleurs servi à démontrer l'infériorité des Noirs et justifié ainsi la domination qu'ont exercé (et qu'exercent !) sur eux les Blancs (Jacquard, 1978).

Être féminine c'est naturel : la gynécologie

L'argumentation biologique largement reprise par la médecine maintient nombre de stéréotypes sur le « destin féminin » et la féminité. Les recherches dans le domaine médical sont dominées par un monde d'hommes qui ne peuvent être exempts des stéréotypes de leur époque et permettent les glissements idéologiques et la circulation de graves erreurs au sujet des femmes.

La plus grave d'entre elles a sûrement été l'identification presque exclusive de la femme à sa fonction de reproduction. On sait que les idées promues socialement sur les femmes, qui en Occident prennent racine en grande partie dans la Bible, se retrouvent dans le discours qu'ont tenu et tiennent encore les médecins en ce qui a trait à cette identification de la femme à la maternité. Dans une étude sur les idéologies concernant la grossesse au Canada au XIXe siècle, Mitchinson (1979) relate que les physiologistes de l'époque avaient discerné que le cerveau « femelle » pesait moins que le cerveau « mâle ». "Too much brain work, too little house work" avait décrié un gynécologue canadien du XIXe siècle en parlant des femmes.

Les médecins refusaient à cette époque de donner de l'information sur la contraception sauf aux couples mieux nantis économiquement (!) prétextant que distribuer de l'information sur la contraception équivalait à encourager une forme de prostitution à l'intérieur du mariage ; ils refusaient que les femmes puissent limiter leur maternité pour des raisons « égoïstes » (qu'ils jugeaient telles). Le rôle maternel était la dernière chose à remettre en question. En tant que professionnels, les médecins ont désiré protéger leur exclusivité d'intervention tout en limitant l'accès à l'information ; parce qu'ils étaient les seuls à détenir leur information, ils se sont aussi crus les seuls à « savoir mieux » sur le corps de leur patiente. Un des résultats fut l'intervention croissante des médecins sur les processus de la grossesse et de l'accouchement. Produit social de son époque, le corps médical a propagé l'idée que les femmes étaient contrôlées par leur fonction de reproduction : c'est cette fonction qui, tout en les marquant de leur spécificité, les fabriquait aussi comme inférieures. Ceci a contribué à une miniaturisation de la femme comme si, identifiée à son destin biologique, elle ne saurait que remplir ce destin.

Or, il n'est pas de raison logique qui puisse, dans un contexte où les femmes peuvent davantage contrôler leur fécondité, les empêcher d'échapper à l'unique destin biologique. Barker-Benfield, (1977), dans un article publié dans *Seizing our Bodies* (Dreifus, 1977) dénonce les gynécologues qui ont mis tant d'emphase sur les origines physiologiques des troubles mentaux chez les femmes. Vers la fin du XIXe siècle les transgressions sexuelles, la masturbation, la contraception, l'avortement et l'orgasme étaient pratiquement retenus comme symptômes de maladie mentale. Le traitement physiologique des troubles mentaux consistait alors en des chirurgies telles que l'hystérectomie, la clitoridectomie, l'ovariectomie. L'auteur mentionne que vers 1860, la clitoridectomie fut la première opération pour « guérir » les troubles mentaux féminins (mise au point par un gynécologue anglais du nom de Isaac Baker, en 1858). Les indications dans les dossiers médicaux étaient souvent l'hostilité envers les hommes, le rôle demandé par les femmes aux hommes ; l'indépendance sexuelle des femmes était à leurs yeux une maladie.

Aux États-Unis, la clitoridectomie et la circoncision comme traitement à des troubles dit « mentaux » furent pratiquées au moins jusqu'en 1937. C'était le règne de la peur face à l'appétit sexuel insatiable des femmes qui disperse l'énergie sexuelle des hommes. L'ovariectomie, inventée par Robert Battey en 1872 fut pratiquée comme traitement pour troubles mentaux jusqu'en 1946 dans certains hôpitaux américains. Les médecins-gynécologues s'accordaient sur l'efficacité de la castration pour guérir les désirs sexuels « incontrôlables » des femmes.

La gynécologie utilise grandement l'argument biologique surtout dans son discours sur la ménopause, particulièrement lorsqu'elle ne retient que l'hypothèse de la baisse des oestrogènes comme unique cause des symptômes vécus pendant cette période. Or, des hypothèses qui dépassent largement le cadre de l'endocrinologie sont avancées pour expliquer ce que vivent les femmes à cette étape de leur vie. Les obstétriciens, encouragés par les croyances religieuses, ont largement retenu l'association femme-mère et femme-souffrante (Rich, 1977). Le contrôle de plus en plus marqué de la médecine sur les processus de grossesse et d'accouchement semble relié à une conception infantiliste de la femme qui, toujours soumise au destin biologique (les gènes, les hormones, la maternité...) est déclarée incapable d'être responsable de son corps.

Cette idéologie qui est une forme de miniaturisation et d'infériorisation des femmes, cherche à nier toute femme différente (qui refuserait la maternité) tout en extirpant aux mères leur capacité de contrôler et de connaître leur propre corps. Dans un contexte où le professionnalisme et le sexisme dominent dans le monde médical, on ne s'étonne pas de voir tant de femmes malheureuses dans les salles d'accouchement, hautement spécialisées, impersonnelles et froides. Comme si acculées à la production privée et domestique puis à la reproduction biologique les femmes devraient en accouchant à l'hôpital perdre leur pouvoir, puis remettre la « signature » de la naissance à un spécialiste.

Une étude menée auprès des gynécologues américains (Gross, 1977) afin de connaître leurs perceptions des femmes en rapport avec l'évolution de leur rôle a mis en évidence comment leur socialisation était discriminatoire à l'égard des femmes. La moitié d'entre eux voyaient la carrière des femmes comme néfaste pour leurs enfants donc comme un obstacle au rôle maternel. L'auteur mentionne que ces gynécologues semblaient, compte tenu de leur socialisation, plus rigides que les hommes en général. Cette attitude des gynécologues, si elle est générale peut expliquer la réticence qu'ont les femmes par rapport à ces derniers. En effet, la majorité des femmes trouvent difficile le contact avec le gynécologue et ressentent l'examen gynécologique comme particulièrement anxiogène, humiliant, déshumanisant et inconfortable (Weiss et Meadow, 1979).

La femme-enfant

De nombreux travaux ont été réalisés depuis que Broverman et al. (1970) ont étudié les stéréotypes chez les soignants de la santé mentale et qu'ils ont retenu qu'existait un double standard de santé mentale, être un adulte sain étant équivalent à être un homme sain, alors que la femme saine ne pouvait être un adulte sain. Cette étude a surtout mis en lumière le type de réponse que peuvent recevoir des femmes en consultation si les critères utilisés font qu'elles ne peuvent pas à la fois correspondre aux normes de féminité et de santé mentale.

Armitage, Schneiderman et Bass (1980) ont aussi étudié la réponse des médecins aux plaintes des hommes et des femmes ; ils ont utilisé une méthode comparative pour étudier des plaintes communes, telles que le mal de dos, le mal de tête, le vertige, la douleur à la poitrine et la fatigue. Les résultats démontrèrent que les médecins avaient tendance à prendre davantage au sérieux les troubles rapportés par les hommes et ils les investiguèrent mieux et ce, pour toutes les plaintes.

Wallen, Waitzkin et Stoeckle (1979) ont par ailleurs analysé l'interaction entre le sexe du client et le processus d'information qui se déroule pendant l'investigation clinique des médecins. Se basant sur l'hypothèse que l'une des causes d'insatisfaction des femmes est la difficulté de recevoir de leur médecin une information complète, ils ont enregistré les entrevues de médecins faites avec des hommes puis avec des femmes. D'autres entrevues furent menées auprès des individus sortant de leur visite médicale. On a ainsi constaté qu'elles demandaient et recevaient effectivement plus d'informations de leur médecin. Cependant, ceux-ci leur fournissaient plus souvent des réponses ne correspondant pas au degré de technicalité de la question posée ; d'ailleurs, ils ne semblaient pas interpréter les questions des femmes comme la manifestation d'un besoin d'information, mais les attribuaient plutôt à d'autres motifs.

On sait que le contrôle de l'information est une source de pouvoir ; il est donc possible que les difficultés d'ajustement dont font preuve les médecins devant le besoin d'information des femmes puissent avoir pour effet une insatisfaction de ces dernières envers les services médicaux de même qu'un blocage de la communication entre les femmes et les médecins. Le passage de l'information ainsi retenue est-il le reflet d'une position de pouvoir de l'ordre médical vis-à-vis des femmes? De toute manière, cette situation empêche certainement les femmes d'augmenter leur autonomie et de répondre en fonction des diverses possibilités qui pourraient s'offrir à elles si on leur en donnait la chance. Il est important de saisir ici que la relation entre médecin et patiente n'est pas détachée des relations hiérarchiques qui prévalent dans l'ensemble de la société, entre hommes et femmes.

Femme et douleur

Une autre manifestation des stéréotypes qui dominent chez les soignants est, selon Lennane et Lennane (1973) la propension qu'ont les soignants à percevoir les troubles ressentis par les femmes comme « psychologiques ». Selon les auteurs, ces troubles, pourtant physiques dans leurs manifestations, sont regardés comme mineurs parce qu'ils sont perçus comme psychosomatiques. Ces auteurs mentionnent des problèmes comme la dysménorrhée (douleurs menstruelles), les nausées de grossesse, la douleur pendant le travail de l'accouchement et la fatigue causée par les jeunes enfants.

D'un point de vue statistique, la dysménorrhée serait normale chez 50% des femmes (Lennane et Lennane, 1973) pour les quatre premières années où il y a menstruation et ce jusqu'à 25 ans et avant le premier enfant. La douleur, objectivement, serait dépendante de l'ovulation et disparaîtrait avec elle. Ceci ne veut pas dire qu'elle soit naturelle et inévitable : il faut voir aussi comment les médecins considèrent la dysménorrhée en posant l'expérience subjective des femmes comme irréelle ou simplement imaginaire. Le préjugé médical est souvent cette croyance selon laquelle les femmes exagèrent pendant cette période, la douleur étant secondaire à des troubles psychologiques. Il s'agit là de pièges faciles : les douleurs menstruelles, les nausées de grossesse, etc. ne découlent pas strictement de facteurs biologiques (ovulation, tension musculaire, hormones), ni strictement de facteurs psychologiques ou sociaux (peur, insécurité, dépendance).

Les nausées de grossesse qui sont dues à un excès de sécrétions hormonales (les oestrogènes) sont classifiées dans les livres médicaux avec les troubles névrotiques. Pourtant, 88% des femmes américaines ont souffert ou souffrent de cet inconvénient pendant leurs grossesses et il semble que l'hypothèse du rejet de l'enfant soit plutôt dogmatique compte tenu de l'objectivité que présentent les faits.

La douleur du travail durant l'accouchement augmente selon la théorie courante, lorsqu'une tension musculaire est provoquée par la peur. Cependant, Lennane et Lennane soulignent le peu de choix qu'ont les femmes entre les méthodes « naturelles », souvent peu efficaces à ce niveau, et les méthodes traditionnelles qui, parfois appliquées irrationnellement, ne laissent pas aux femmes la possibilité de vivre et de choisir l'accouchement qu'elles désirent.

La douleur est, par définition, une sensation déplaisante qui s'accompagne de manifestations affectives envers celle-ci ; c'est une autre chose de dire que la peur et les conditions affectives sont la cause de la douleur, par exemple celle du travail pendant la grossesse sans tenir compte des deux dimensions peur-douleur et de leur interaction. La théorie « psychosomatique » est née vers 1940 : 40 ans plus tard, nous sommes aux prises avec la même théorie, même s'il y a des évidences différentes.

La maxime de la Bible « Tu enfanteras dans la douleur » semble être une croyance qui se perpétue dans le sens où, pour une femme, il est normal et « inscrit » qu'elle doive souffrir. Les livres médicaux qui sont d'ailleurs majoritairement écrits par les hommes, semblent donc traversés par les idées dominantes qui circulent au sujet des femmes. La proposition selon laquelle les troubles vécus par les femmes sont causés par la peur, la vulnérabilité et sont d'ordre psychogénique semblent le fruit d'une projection et d'une inversion quand on sait que la douleur (réelle!) s'accompagne toujours de malaise psychologique et de désagrément, voire, lorsque persistante, d'insécurité et de peur.

Il semble ainsi que les femmes soient associées à la souffrance, inscrite culturellement, mais que simultanément leur douleur réelle soit minimisée, miniaturisée, voire niée quand elle est attribuée à une origine psychosomatique. Or, on sait que malgré tout l'intérêt et le raffinement que peuvent présenter les développements de la médecine psychosomatique, les conceptions courantes sont de dire qu'un trouble perçu comme psychosomatique est un trouble mineur ; son importance s'efface. Cette capacité qu'ont les médecins à croire que les troubles féminins sont très souvent psychologiques semble reliée à ces idées courantes comme quoi les femmes sont fragiles, incapables d'objectivité, de neutralité, plaignardes, etc.

Hystérie veut dire utérus... : la psychiatrie

La psychiatrie autant que la gynécologie ont répandu des idées incompatibles avec le vécu et la réalité des femmes. Freud, comme on le sait, a influencé fortement la pratique psychiatrique et avait décrété comme une vérité scientifique que les femmes étaient passives, dépendantes, narcissiques et parfois hystériques. Leur sexualité, basée sur celle de l'homme, est énoncée comme si la « féminité » ne saurait être digne d'une humanité complète, puisque se développant à l'ombre du petit garçon dont le pénis doit être, lui, digne de désir, pour que la fille accède à sa « féminité ». Pourtant, la vue du sexe de la fille par le petit garçon est horrifiante (elle provoquerait la peur de la castration). Un peu comme dans la Bible où la femme naît de la côte de l'homme, dans la psychanalyse de Freud, la femme naît du désir d'être homme, d'être complétée puisqu'elle est imparfaite. Aujourd'hui, la psychiatrie est encore aux États-Unis et au Québec grandement influencée par ce type de conception et s'avère une source de sexisme qui est injustifiable (Levine, Kamin et Levine, 1974).

Les conceptions infériorisantes sur la femme dans un contexte où dominent les valeurs de neutralité, semblent particulièrement répandues et préjudiciables. Le professionnel de la médecine qui, selon son statut, a la crédibilité face au corps des femmes, utilise un modèle dominé par la biologie et le sexisme. Le modèle biologique qui exclut les causes sociales des troubles semble toutefois prendre une forme particulière quant il s'agit de clients de sexe féminin. En effet, pourquoi dans leur cas a-t-on autant de facilité à voir des problèmes réels ayant des manifestations biologiques se transformer magiquement, dans le cas de femmes, en problèmes pschologiques? Est-ce que le projet de la médecine, aussi louable soit-il, serait moins objectif qu'il ne le laisse croire?

Le pouvoir

Mary Howell (1977) médecin spécialisée en pédiatrie, dénonce comment les femmes, dans l'analyse de leur situation comme professionnelles de la médecine, sont victimes de deux idéologies. Les femmes, de par « nature », seraient plus proches de la vie mais ne sauraient l'être dans la pratique médicale, car elles confrontent les valeurs élitistes et les privilèges de leurs collègues masculins. Les femmes, elles, « savent donner » et n'ont pas besoin de lettres patentes, de titres pour le faire. En effet, le travail domestique, qui comprend les soins aux enfants et les soins aux malades, ne compte pas : c'est un travail non valorisé et la société ne calcule pas que prendre soin d'un autre est un travail d'importance. Or, les médecins comme scientifiques, ne sauraient accomplir cette tâche. La médecine, qui est élitiste et reflète des valeurs masculines consiste plutôt à exercer des contrôles, par opposition à une approche basée sur les soins aux autres.

Il est difficile d'être à la fois féministe et médecin..., malgré cela, Rowland et Schneiderman (1979) ont prouvé que dans la plupart des villes américaines dotées de groupes alternatifs promouvant une meilleure approche de la santé des femmes, les cliniques et hôpitaux traditionnels ont subi des influences positives et ont amélioré leurs soins envers leur clientèle féminine. Il est donc important de ne pas continuer à laisser se perpétuer un mythe qui a déjà trop duré, même si la médecine semble l'une des institutions les plus récalcitrantes aux valeurs que propose le féminisme.

Les profits de la dépendance

La relation entre homme et femme qui s'inscrit dans la relation thérapeutique comme relation entre médecin et patiente est aussi inscrite dans la société. Mais la médecine, dominée par les idées scientifiques du XIXe siècle, croit que l'un des signes de la neutralité et de l'objectivité est d'isoler le plus possible les problèmes qu'on lui présente afin de mieux diagnostiquer et de mieux soigner. Cette idée de la science est de plus en plus remise en question par l'ensemble du monde scientifique.

La médecine, qui jouit d'un statut de privilège, semble plus difficilement admettre les conditions sociales de son exercice. Elle doit bien sûr collaborer avec les travailleurs sociaux, les psychologues sociaux, voire les sociologues. Le pouvoir et l'immense crédibilité dont elle jouit dans le lieu de dispensation des soins qui est son terrain privilégié, l'hôpital, empêchent les autres professionnels de développer des pratiques et des vues indépendantes du modèle médical. Le type de rémunération qui leur est versée renforce cette situation par l'orientation curative et morcellée qu'il donne à leur pratique.

L'exclusion de la dimension sociale de la maladie empêche les médecins de voir comment ils peuvent être influencés par des conceptions irrationnelles sur les femmes, tout en les taxant eux-mêmes d'irrationnelles, ce qui est une contradiction à l'intérieur de leur pratique. Les conceptions qu'ils se font des femmes, amalgamées au pouvoir dont ils jouissent, déterminent une relation thérapeutique à sens unique, privée, laissant les femmes sans recours devant une pratique dont elles sont très souvent insatisfaites.

La dépossession qu'amène le professionnalisme, la neutralité dont se réclame la science, le sexisme sont sûrement des sources de profonde discrimination envers les femmes. Les conditions sociales dans lesquelles elles vivent, la socialisation qui les amènent à intérioriser des valeurs aberrantes quant à leur sexe peut les amener à être insatisfaites, malheureuses, et à chercher le recours médical qui actuellement est un lieu d'écoute privilégié puisqu'il assure discrétion et gratuité.

Les femmes, suivant leur éducation, qui est de savoir prendre en considération leur corps, d'être à son écoute, peuvent aussi être victimes, compte tenu des conditions sociales qui ne les favorisent pas, de cette socialisation.

L'isolement, la pauvreté, la non-estime de soi, la non-reconnaissance sociale qui sont identifiés comme des facteurs permettant l'éclosion de troubles mentaux et physiques, sont l'apanage de nombreuses femmes. Le recours médical est une source gratuite et c'est en masse, on le sait, qu'elles vont chercher le secours nécessaire. La médecine fait face à une tâche difficile qui, dans plusieurs cas, dépasse les conditions normales de son exercice. C'est pourquoi une information plus poussée face à la discrimination dont elles sont victimes dans la pratique médicale mais aussi dans la société peut aider les femmes à améliorer leur condition et à sortir de leur dépendance.

Les médecins ne peuvent plus ignorer l'importance des conditions sociales de leur client ni celle de leur pratique. Ignorer l'une et l'autre c'est nier d'une part les multiples lieux de production des maladies, toutes les différences sociales qui marquent leur clientèle et les spécificités qu'il faut aussi considérer dans l'art de traiter la personne humaine. D'autre part, c'est nier que, comme observateur de l'humain, le médecin fait aussi partie de l'espèce qu'il étudie et ne saurait être exempt des valeurs qu'il partage avec la société au sujet de son client ou de sa cliente. C'est aussi négliger l'importance de la relation entre homme et femme dans l'édifice social, et toutes les formes que cette relation de domination peut malheureusement prendre. Les médecins, parce qu'ils sont hommes et professionnels, ne peuvent nier l'extraordinaire pouvoir qu'ils utilisent auprès des femmes. Eux-mêmes produits de leur socialisation d'homme, les médecins, parce qu'ils sont en situation de privilège, oublient souvent qu'ils sont aussi l'un des véhicules importants des idéologies concernant les femmes. Parce qu'ils ont actuellement, et depuis très peu de temps, le monopole du savoir sur la vie et la mort, la sexualité, la normalité, ils détiennent aussi un contrôle sur les corps, dont ceux des femmes. Ce contrôle, qui se fait au détriment du contrôle que pourraient avoir les femmes sur leur propre corps, est facilement décelable dans le domaine de la reproduction.

Le contrôle de la fécondité repose sur l'aliénation du corps des femmes pour assurer la jouissance et la sécurité des autres. Payant de leur propre santé, ayant pourtant lutté pour se libérer des contraintes de leur biologie, elles virent en même temps leurs efforts limités par les conditions sociales dans lesquelles leurs luttes ont évolué : un monde d'hommes exécutant des recherches sur le contrôle de la fécondité, mais un monde d'hommes envahi par une mentalité passéiste. Les femmes assurant le soin des enfants, assurent la maternité et devraient par conséquent assurer *seules* les inconvénients (et les avantages!) de leur biologie.

Toujours le même programme : les hommes au contrôle et les femmes à l'exercice. La difficulté du partage des responsabilités rencontrée par les hommes et les femmes et projetée dans la relation thérapeutique est encouragée par l'économie de notre système qui tend à une division, à une fragmentation des rapports sociaux. Cette division qui encourage par le fait même un morcellement de l'expérience, enlève la possibilité d'exploiter les potentiels de réponse pourtant présents chez tous et favorise la dépendance. Ceci est particulièrement vrai pour les femmes, puisqu'il est extrêmement « fonctionnel » d'avoir des femmes dépendantes : elles peuvent ainsi être forcées à demeurer subalternes, domestiques, acculées à être socialement absentes pour un travail dont tout le monde se félicite mais qui ne trouve aucune reconnaissance. De même, une femme dépendante est utile au médecin puisqu'elle le maintient dans sa position de force et ne remet pas en question la forme de son savoir et de son pouvoir, elle fournit crédibilité et voire, permet son financement.

Cette femme dépendante est utile au médecin, mais pas seulement à lui : elle sert d'instrument à tous les niveaux du pouvoir socio-économique impliqués dans l'industrie de la santé qui a besoin d'elle pour continuer à exister comme nous le verrons dans le chapître qui suit. Il est nécessaire d'enlever à une partie de la population des moyens d'être autonome et de contrôler son environnement : l'une des façons possibles est d'utiliser la vulnérabilité qu'ont généralement les individus face à la maladie. Les femmes, selon leur condition sociale et biologique, sont des personnes-cibles parfaites face aux compagnies et face aux médecins.

Les médecins sont les courroies de transmission d'un pouvoir plus large, plus complexe, lié à tout ce qu'il est convenu de nommer l'industrie de la santé. Ils ne sont pas les réels détenteurs de l'énorme pouvoir économique dont jouissent ces grandes industries mais c'est par eux, principalement, que ces industries réussissent à écouler tous leurs produits (médicaments, équipement, etc.). Les médecins agissent en fait comme intermédiaires entre l'industrie et la personne malade et, bien souvent, à leur propre insu!

Colette Guillaumin, dans un excellent article intitulé « Question de différence » (1979) signale comment l'usage de la différence entre les sexes devient un moyen idéologique de contrôle sur le « dos » des femmes. La différence sociale dont est marquée la femme se reflète partout : habillement, comportement, négation socio-économique, etc. Pour les femmes, cette identification à leur sexe, donc l'affirmation de la différence entre elles et les hommes, importante dans le mouvement féministe, peut être très positive quand on pense qu'il faut revaloriser l'identité féminine et dépasser, dans les revendications, les strictes revendications juridiques, économiques. Mais on ne saurait oublier que dans notre contexte économique, toute différence peut être prétexte à l'exploitation et à la domination.

Cette exploitation prive les femmes de la propriété de leur corps. La différence biologique dans le domaine médical fut le prétexte d'idéologies extrêmes : mythification de la maternité, des qualités naturelles de la femme à enfanter, à prendre soin des enfants d'une part ; infériorité, infantilisme, subjectivité d'autre part. Différence, certes oui, mais négligence aussi d'une proposition fondamentale : identifier un sexe à sa pure fonction biologique c'est aussi nier toutes les fonctions extérieures à la stricte identité sexuelle. C'est permettre la fragmentation des rôles, le rétrécissement de l'expérience humaine et l'exploitation des possibilités, au profit du contrôle social.

Résumé

Différentes manifestations du pouvoir médical sont analysées dans ce chapitre. Une critique est développée des rapports entre la médecine et la santé, par une analyse de l'idéologie qui lui est sous-jacente et une argumentation voulant dénoncer le scientisme et le professionnalisme. Des réflexions sur le cas des sages-femmes et sur le type de rémunération qui est versée aux médecins cherchent à démontrer de façon plus concrète l'extension du pouvoir médical et l'organisation économique qui encourage la pratique actuelle.

La seconde partie présente les différentes définitions du corps des femmes sur lesquelles reposent le discours médical. Cette deuxième partie permet de préciser comment les manifestations idéologiques soulignées dans la première partie sont liées à la situation que vivent les femmes dans leurs rapports avec le monde médical, le sexisme étant une autre caractéristique du pouvoir médical.

Chapitre 3

Consommation et distribution des services

Les conditions sociales qui sont faites aux femmes et qui ont été soulignées dans le premier chapitre peuvent être source de malaises et les amener à demander de l'aide. On a analysé également le type de réponse que les femmes reçoivent dans les services de santé, notamment en chirurgie, cette réponse s'articulant, en fonction de l'idéologie du milieu médical que nous avons analysée dans le chapitre précédent.

Le présent chapitre se divise en trois parties. Dans la première, nous vérifions à l'aide de statistiques quels sont les services auxquels les femmes font appel. Cette étude permet de dégager des comportements qui confirment à la fois que toute une partie de « la demande » des femmes auprès des services de santé notamment la consultation en première ligne semble d'origine diffuse et que la pratique dont elles font l'objet repose sur une médicalisation de leur vie.

Nous abordons également la question de la consommation et de la distribution des médicaments qui malgré sa particularité constitue un prolongement de la situation observée dans les services. Face à une demande diffuse, sous les pressions des entreprises pharmaceutiques et toujours par le biais d'une représentation stéréotypée des femmes, le milieu médical encourage la consommation des médicaments, particulièrement des psychotropes.

La troisième partie traite des ressources humaines et financières allouées aux services de santé. Les thèmes qui y sont considérés sont l'orientation dans le développement de ces ressources, le rôle des entreprises pharmaceutiques ainsi que la place que les femmes occupent dans ce domaine comme travailleuses.

Cette analyse des différentes dimensions impliquées dans la consommation et la distribution des services de santé a pour objectif de faire ressortir le rôle des femmes dans l'organisation et le maintien du système actuel.

La consommation des services médicaux

Nous avons affirmé précédemment qu'il existait des inégalités face à l'accessibilité aux services de santé. Traditionnellement, il était convenu d'aborder cette question en terme de « manques de ressources » disponibles. À notre avis, les nouvelles données permettent d'affirmer qu'il existe des couches de population particulièrement visées par les services médicaux (on dit souvent « population-cible »). L'augmentation des ressources disponibles depuis l'implantation de la R.A.M.Q. a donc bénéficié à certaines couches de la population et ce, tout en maintenant certaines inégalités.

Ces populations-cibles sont par exemple, les femmes et les personnes âgées. Ceci veut dire qu'une femme ou une personne âgée a plus de chances qu'une autre personne de bénéficier des services médicaux. Ceci ne signifie pas qu'automatiquement, ces personnes recevront les services qu'elles désirent. De plus, il se peut que ces usagers « privilégiés » se tournent vers les ressources de type médical parce que simplement les autres ressources possibles ne sont pas offertes. Dans cette perspective, certaines couches de la population sont particulièrement exposées aux soins de nature médicale et les femmes forment globalement les 60% des consommateurs pour l'ensemble des services dispensés en 1978 (R.A.M.Q., 1979). Elles sont donc, par rapport aux hommes, surexposées aux services médicaux. Nous pensons qu'il existe à la fois une surdistribution et une surconsommation des services médicaux pour les femmes. L'analyse du mode d'usage des services chez les femmes nous fait voir qu'elles sont loin d'être les uniques responsables de cet état de fait et que le système actuel de distribution fait d'elles une clientèle privilégiée.

Plusieurs scientifiques ont tenté, depuis une dizaine d'années, d'expliquer ce phénomène. Un de ceux-là (Mechanic, 1975, 1976) et d'autres à sa suite (Verbrugge, 1976, Beresford et al., 1977) ont signalé que les femmes identifiaient plus rapidement leurs problèmes de santé que les hommes, les rapportaient plus fréquemment et savaient expliquer leurs symptômes avec plus de détails et d'emphase (Nathanson, 1977). Elles se rendaient ainsi beaucoup plus facilement chez le médecin dans des situations de malaises. Cette approche confirme la position occupée par les femmes pendant leur période de socialisation où elles ont été éduquées à se préoccuper de leur corps, mais dans un sens déterminé (apparence, fragilité, etc.). Cette préoccupation particulière est aussi due aux changements importants qu'elles ont à vivre pendant l'adolescence et au cours de leur vie reproductive. L'éducation des petites filles, qui les pousse à chercher facilement de l'aide devant les obstacles qu'elles rencontrent, peut aussi à l'âge adulte influer sur l'utilisation actuelle des services.

Malheureusement, cette approche ne fait ressortir qu'un aspect du phénomène qui nous intéresse. La socialisation des femmes a sûrement contribué à leur réponse massive devant l'offre intensifiée des services mais la relation entre les usagères et le système des services n'est pas une relation à sens unique, où seuls la position et le comportement des femmes contribueraient à leur utilisation imposante des services médicaux.

C'est à ce point que nous sommes en droit de nous demander si on peut parler de surconsommation des services ou de surdistribution. Posée autrement, la question se reformulerait ainsi : dans quelle mesure la structure actuelle des services contribue-t-elle à la « consommation des femmes » et jusqu'à quel point en est-elle responsable?

Il faut d'autre part s'interroger sur le bien-fondé d'une telle situation : l'exposition massive des femmes aux services médicaux est-elle souhaitable? Dans la mesure où elle ne permet pas une prise en charge, cette surexposition est condamnable et nécessite des mesures profondes dans le sens d'un changement des structures et des mentalités. En effet, cette « surexposition » implique un encouragement à la dépendance face au médecin, et s'avère coûteuse tant pour les usagères que pour l'État. Enfin, elle nécessite le maintien et le développement prioritaire d'une médecine hyperspécialisée au détriment d'une médecine douce, c'est-à-dire d'une médecine dont l'approche est axée sur le soutien des mécanismes de défense des individus, de préférence à l'intervention biochimique et chirurgicale.

Certaines personnes, dont des médecins et des démographes, ont déjà affirmé que si l'espérance de vie chez les femmes était plus élevée que chez les hommes [1] (Verbrugge, 1976) ceci était dû justement au fait que les femmes vont davantage chez le médecin, ont un comportement plus préventif pour leur santé et n'hésitent pas à réclamer l'aide des services médicaux dès les premiers symptômes. Cette approche associe deux termes : médecine et longévité. Il est reconnu que l'un des projets de la médecine est de reculer de plus en plus l'échéance de la mort et bien sûr, de vaincre la maladie. Le débat sur le bien-fondé de ces objectifs s'écarte de notre discussion mais nous croyons opportun de glisser quelques remarques à ce sujet.

Traditionnellement, l'un des indices de mesure pour évaluer le progrès sanitaire d'une nation est son espérance de vie à la naissance. On s'attendrait, selon une telle logique, à ce que plus un pays est considéré comme « avancé », c'est-à-dire industrialisé et « moderne », donc muni de personnel et d'équipements médicaux de pointe, plus l'espérance de vie de sa population est élevée. Il n'en est pourtant pas ainsi, comme le démontre le tableau 2.

---

1 Les femmes meurent, au Québec, en moyenne à 76,52 ans et les hommes à 69,06 ans (en 1977). Statistique Canada, *Table des mortalités, Canada et provinces, 1975-1977,* catalogue 84-532, hors-série, octobre 1979.

Tableau 2

Espérance de vie à la naissance dans huit pays occidentaux, 1958 et 1968

Pays	Espérance de vie à la naissance 1958	1968	% de changement
Suède	71,9	71,8	0,1
Pays Bas	72,0	71,1	1,3
Angleterre et pays de Galles	68,7	69,1	0,6
Canada	69,3	69,7	0,6
Australie	68,4	67,8	0,9
France	67,0	68,5	2,2
Italie	69,2	69,9	1,0
U.S.A.	67,8	67,3	0,7

Source: (Tableau tiré de *Critère,* n° 13, 1976, p. 124) tiré de Cochrane, A.L. "World Health problems". *Canadian Journal of public health,* vol. 66, juillet-août 1975, p. 280-282.

Les États-Unis, exemple d'un pays industrialisé et techniquement avancé, ne se classent pas au premier rang parmi les pays occidentaux et il semble qu'un large volume de dépenses publiques en équipement et en personel ne soit pas équivalent à une espérance de vie plus longue dans la population. Le tableau 3 (mis en relation avec le tableau précédent) le démontre assez bien.

Tableau 3

Dépenses publiques en santé pour huit pays occidentaux, 1968

Pays	Dépenses de santé (% du P.N.B.) 1971 (approximation)	Espérance de vie à la naissance en 1968
U.S.A.	7,4	67,3
Canada	7,1	69,7
Suède	7,0	71,8
Pays Bas	7,0	71,1
France	5,9	68,5
Italie	5,4	69,9
Australie	5,1	67,8
Angleterre et pays de Galles	4,9	69,1

Source: (Tableau tiré de *Critère* n° 13, 1976, p. 124) tiré de Cochrane, A.L. "World Health problems", *Canadian Journal of public health,* vol. 66, juillet-août 1975, pp. 280-282.

D'autres facteurs sont à considérer dans cette analyse et un fait probant ressort ici : l'espérance de vie d'une population n'est pas en relation directe avec son degré « d'avancement médical » ni avec le volume des dépenses affectées à la santé et c'est pourquoi, à un autre niveau, il est faux de dire que si les femmes meurent plus vieilles c'est uniquement parce qu'elles se réfèrent davantage aux ressources médicales.

À cet argument, on peut ajouter que l'environnement est sûrement un facteur déterminant de l'espérance de vie. Un document du ministère fédéral de la santé nationale et du bien-être social (Lalonde, 1974) énonce qu'actuellement « les principales causes de décès sont maintenant dues aux maladies chroniques et aux accidents » (Lalonde, 1974, p. 23).

L'environnement, le stress, les conditions de travail sont de plus en plus perçus comme des facteurs déterminants sur la distribution de la morbidité et des causes de mortalité dans la population. Les conditions de vie qui sont celles des hommes les exposent à des risques élevés d'accidents de la route et d'accidents coronariens. Les femmes n'y échappent pas mais elles sont frappées en nombre beaucoup moins important. L'environnement affecte ainsi différemment hommes et femmes en fonction des rôles qu'ils sont appelés à jouer. Pourtant, au changement actuel de la vie des femmes correspond une transformation de leur situation physique : l'alcoolisme est croissant, le tabagisme, les maladies cardiaques, toutes déficiences et habitudes anciennement réservées aux hommes et reliées à leur mode de vie. L'espérance de vie des femmes s'abaissera-t-elle dans les prochaines années? C'est une question que se posent les démographes.

En dernier lieu, peut-on véritablement affirmer que la longévité est le seul indice sûr pour mesurer la santé des femmes? Est-ce qu'à la longévité correspond la définition bien reconnue de l'O.M.S. sur la santé : vivre longtemps signifie-t-il être en harmonie avec son environnement, en terme de bien-être physique et mental? Quand on sait que la situation des femmes âgées fait d'elles au Québec une couche très pauvre de la population, il est permis de mettre en doute une telle équation (MAS, 1980A). De plus, qui retrouve-t-on dans les foyers et les hôpitaux pour malades chroniques?

Tableau 4
Nombre de services médicaux selon le sexe pour les bénéficiaires âgés de 65 ans et plus dans les centres hospitaliers de soins prolongés et les centres d'accueil, Québec, 1978*

Groupes d'âge	Services donnés aux femmes	Population féminine[1]	Services donnés aux hommes	Population masculine[1]
0 - 64	97 242	—	101 709	—
65 - 69	34 107	101 795	28 021	84 585
70 - 74	59 755	75 665	36 532	57 525
75 et plus	338 030	99 240	141 028	62 645
Total	**529 134**		**307 290**	

*Données recueillies pour les personnes de 65 ans et plus.

1 Recensement du Canada de 1976, compilations spéciales par sexe et par âge pour le Québec.

Source : R.A.M.Q., *Statistiques annuelles, 1978,* p. 53.

Ce tableau indique qu'un nombre important de femmes reçoivent des soins médicaux prolongés à partir de 65 ans. Un document du MAS (1980A) stipule d'aileurs que « la surmortalité masculine pose un des problèmes majeurs de la population âgée : celui de la femme âgée seule » (MAS, 1980, p. 8).

En réalité, nous devons interroger la place et la responsabilité de l'État vis-à-vis la consommation des services médicaux par les femmes et analyser dans quelle mesure cette « surexposition » peut nuire à la population féminine. Le mouvement de santé des femmes est une preuve que toutes les femmes ne sont pas satisfaites de la situation actuelle et n'acceptent plus une telle dépendance vis-à-vis le réseau de santé.

Nous défendons ici l'hypothèse selon laquelle la dépendance des femmes est encouragée parce qu'elle est nécessaire au maintien du système de santé dans sa forme actuelle et à l'état de sujétion générale des femmes dans la société. Il s'agira en plus de mettre en lumière comment les conditions sociales faites aux femmes dans la société en général font d'elles une clientèle privilégiée des services. Nous voulons montrer comment est utilisée la dépendance, l'infériorité socio-économique et la spécificité biologique des femmes. L'utilisation de la vulnérabilité des femmes n'est pas nécessairement (et rarement) consciente : elle est le fruit de rapports sociaux, dont rapports hommes/femmes, ainsi que d'une organisation économique.

Notons ici que le mot vulnérabilité n'est pas utilisé dans le sens de faiblesse naturelle, mais dans le sens de contrainte : nous pourrions dire que la situation sociale et la spécificité biologique des femmes dans le contexte politique actuel les contraignent à vivre des inégalités : c'est dans ce sens précis qu'est utilisé le concept de vulnérabilité.

L'usage des statistiques gouvernementales pose certaines limites à notre analyse : l'absence de données quant aux motifs de consultation des usagers nous obligera dans certains cas à proposer certaines conclusions et à rechercher parfois dans notre argumentation des éléments plus qualitatifs que quantitatifs. La R.A.M.Q. et le MAS n'ont pu nous fournir toutes les données attendues.

Une autre limite est l'absence de données existantes pour les C.L.S.C. et les C.S.S. : il aurait été intéressant de comparer le modèle de consommation dans les hôpitaux avec celui des C.L.S.C. et des services psychosociaux des C.S.S. Cette lacune nous empêche de dresser un tableau global de la manière dont les femmes utilisent les services offerts dans l'ensemble du Réseau des Affaires sociales. Les C.L.S.C. et les C.S.S. auraient pu nous fournir des données éclairantes sur les motifs de consultation des femmes.

Portrait général du modèle de consommation chez les femmes :

Participation globale

Il s'agira d'établir ici où se concentre la population féminine dans l'ensemble des services médicaux et d'en dégager certaines caractéristiques. Nous voudrions ici cerner la dimension sociale de la demande féminine.

En 1978, la R.A.M.Q. a noté, pour l'ensemble des services médicaux, l'existence d'un écart important entre la distribution des soins chez les hommes et chez les femmes [1] ; 77,2% des femmes avaient reçu au moins un service comparativement à 68,1% des hommes. Les femmes « participent » davantage mais c'est entre 15 et 54 ans que le taux est le plus élevé, se situant entre 74,8% et 82,7%.

La figure 1 nous fait voir que si on exclut les examens portant sur la spécificité biologique des femmes (notamment la gynécologie et l'obstétrique) un écart persiste entre la participation féminine et la participation masculine. Les examens exclus sont la grossesse normale, les complications de la grossesse, l'accouchement, les suites de couches et les maladies des organes génito-urinaires. Les données de la R.A.M.Q. n'attribuent pas exclusivement à la spécificité biologique des femmes leur participation massive aux services médicaux. L'âge est aussi une variable à considérer étant donné que l'on retrouve plus de femmes que d'hommes parmi les personnes âgées alors que cette dernière tranche de la population a recours à de nombreux services.

1 Ces données sont basées sur un échantillon de 22 389 personnes tiré d'un fichier d'inscriptions des bénéficiaires dont la consommation a été compilée entre le 1er janvier et le 31 décembre 1977.

Figure 1

Nombre d'examens de malades ambulatoires[1] par habitant selon le sexe et l'âge des bénéficiaires, régime d'assurance-maladie à l'acte, Québec, 1978

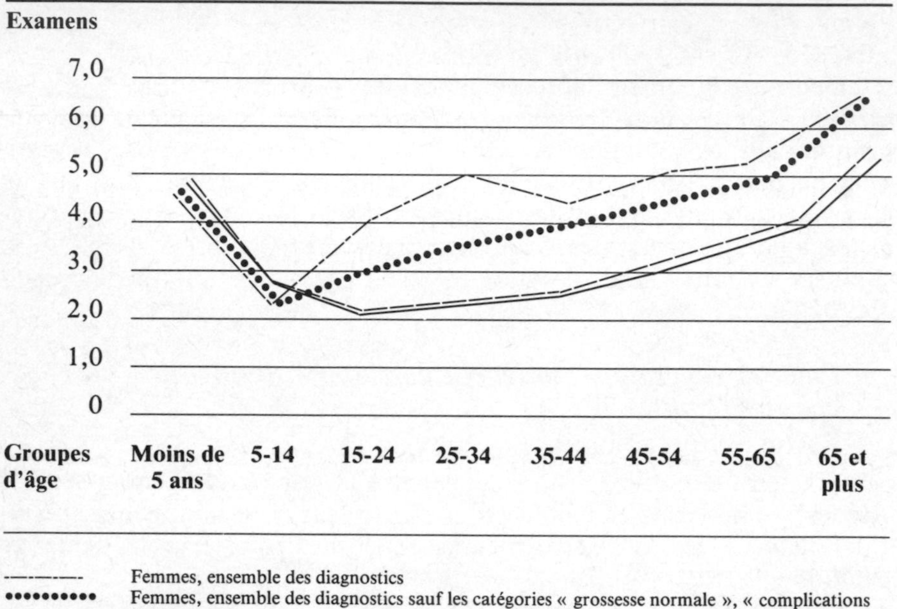

Femmes, ensemble des diagnostics

Femmes, ensemble des diagnostics sauf les catégories « grossesse normale », « complications de la grossesse, de l'accouchement et des suites de couches » et « maladies des organes génito-urinaires »

Hommes, ensemble des diagnostics

Hommes, ensemble des diagnostics sauf la catégorie « maladies des organes génito-urinaires »

1 Comprennent les examens en cabinet, à domicile, chez les malades inscrits et en centre d'accueil.

Source : Tableau tiré de R.A.M.Q., *Statistiques annuelles, 1978,* Québec, Éditeur officiel, 1979, p. 36.

L'utilisation des services de première ligne

Une autre voie d'analyse est de considérer vers quels points de services se concentrent les femmes ; l'usage privilégié des services de première ligne est pour nous un indice positif de l'incidence de la dimension sociale des problèmes présentés par les femmes. Ce que nous entendons par première ligne sont les services auxquels les femmes peuvent se rendre directement sans intermédiaire. C'est pourquoi nous incluons dans ceux-ci les consultations auprès des spécialistes en cabinet. Voici pourquoi nous donnons une telle interprétation à l'utilisation qu'en font les femmes.

Nous avons déjà mentionné que pour l'ensemble des examens et services médicaux, une fois exclus ceux qui réfèrent à la spécificité biologique des femmes, un écart persistait entre la consommation des femmes et celle des hommes.

Si l'on refait cette même opération pour les opérations chirurgicales seulement, moins de femmes que d'hommes subissent des interventions qui nécessitent le recours à la chirurgie.

Ainsi, selon les données du MAS pour l'année 1978, alors que les hommes subissaient 166 793 interventions chirurgicales, les femmes en subissaient 296 823. Toutefois, si l'on soustrait de celles-ci les 153 150 interventions en obstétrique et gynécologie, on constate que les hommes ont subi plus d'interventions que les femmes avec 143 773 interventions [1].

Par ailleurs, les femmes reçoivent autant de services d'urgence que les hommes, mais subissent des examens en cabinet beaucoup plus souvent qu'eux. Le tableau 5 le démontre clairement.

Tableau 5
Nombre de consultations et d'examens selon le sexe des bénéficiaires et le lieu d'exercice pour le régime d'assurance-maladie à l'acte, Québec, 1978

	Type de service					
	Consultation		**Examen**			
Sexe			**Cabinet**		**Domicile**	
	N	%	N	%	N	%
Hommes	706 545	42,9	6 099 051	37,0	276 048	34,7
Femmes	936 866	57,1	10 421 870	63,0	519 278	65,3
Total	**1 643 411**	**100,0**	**16 520 921**	**100,0**	**795 326**	**100,0**
Sexe	**Établissement**				**Centre hospitalier de soins prolongés et centre d'accueil**	
	Malade admis*		**Malade inscrit***			
	N	%	N	%	N	%
Hommes	1 737 490	49,1	2 835 443	49,1	307 290	36,9
Femmes	1 797 272	50,2	2 934 854	50,9	529 134	63,1
Total	**3 534 762**	**100,0**	**5 770 297**	**100,0**	**836 424**	**100,0**

*Malade admis renvoie à une personne hospitalisée, alors que malade inscrit renvoie à une personne qui a reçu un service à l'hôpital ou dans un C.L.S.C. mais qui n'est pas hospitalisée.

Source : R.A.M.Q., *Statistiques annuelles, 1978,* Québec, Éditeur officiel, 1979, p. 53.

La fréquentation des omnipraticiens peut constituer également un indice du recours des femmes aux services de première ligne, c'est-à-dire à des services plus généraux que les services spécialisés. Or, les données sur les montants versés par la R.A.M.Q. aux omnipraticiens et aux spécialistes indiquent dans les deux cas un recours plus important des

1 Données fournies par le service des statistiques du MAS, 1980.

femmes auprès des médecins en général, mais indiquent également qu'elles ont recours beaucoup plus souvent aux omnipraticiens. Ces données sont présentées dans le tableau 6.

Tableau 6

Coût par habitant des services médicaux selon la spécialité du médecin ainsi que selon le sexe, régime d'assurance-maladie à l'acte, Québec, 1978

Catégorie de médecins, groupe de spécialités et spécialité	Sexe	
	Hommes	**Femmes**
Médecins omnipraticiens	27,70 $	43,46 $
Médecins spécialistes	44,67	58,87
Spécialités médicales	21,69	24,60
Anesthésie-réanimation	3,86	4,95
Cardiologie	2,73	2,10
Médecine interne	1,93	2,24
Pédiatrie	3,57	3,05
Psychiatrie	2,02	3,46
Autres spécialités médicales	7,58	8,79
Spécialités chirurgicales	18,05	27,69
Chirurgie générale	5,31	6,47
Chirurgie orthopédique	2,85	2,77
Obstétrique-gynécologie	0,08	9,98
Ophtalmologie	2,34	3,12
Oto-rhino-laryngologie	2,69	2,48
Autres spécialités chirurgicales	4,79	2,88
Spécialités de laboratoires	0,19	0,30
Radiologie	4,74	6,28
Ensemble des médecins	72,37	102,32

Source : Statistiques annuelles, 1978, Québec, Éditeur officiel, 1979, p. 37

La concentration des femmes dans les services de première ligne et le modèle d'usage des services dont elles font preuve permettent de dégager certains éléments quant à la dimension sociale de leur comportement. Nous avons relevé que pour les services d'urgence et les services chirurgicaux[1], les femmes ne semblent pas se définir subjectivement comme plus souvent gravement malades que les hommes. Dans une situation où le caractère aigu du malaise est existant, hommes et femmes adoptent un modèle de consommation comparable. Il n'en va pas de même pour les soins de première ligne, tel que nous l'indiquent

1 Les services chirurgicaux spécifiques à l'appareil de reproduction mériteront une analyse particulière.

les données relatives aux examens et à la pratique des omnipraticiens.

Les opérations chirurgicales se justifient de manière générale par le caractère aigu présenté dans le tableau clinique : la maladie peut être circonscrite localement ou bien une région particulière du corps est isolée comme pathogène et source réelle de malaises généraux [1].

Le caractère plus diffus des symptômes auxquels font face très souvent les omnipraticiens les amène à jouer un rôle préventif nécessaire. Les premiers signes d'une maladie importante, certains problèmes sociaux, les infections des enfants leur sont habituellement rapportés. Ils sont aussi parfois des confidents, offrent un soutien moral et connaissent souvent des familles entières parce qu'ils les traitent depuis longtemps.

Ils ont le pouvoir de référer les cas plus rares aux différents spécialistes, médicaux et autres. Une action bien menée fait souvent gagner du temps. Leur rôle d'éducateur sanitaire est extrêmement important. En raison de la place particulière qu'ils occupent, les plaintes qu'ils reçoivent de leurs clients ou clientes sont de divers ordres : en état de malaise, on va parfois chez son médecin parce qu'il est une source disponible d'écoute, parce qu'il est là pour aider. Les limites du corps ne se manifestent-elles pas souvent aussi par la fatigue, le surcroît de travail, le stress?

Mentionnons une tendance qui dénote un aspect révélateur de la condition des femmes dans le système médical. Parmi les diagnostics posés sur les femmes en psychiatrie, un fort pourcentage d'entre eux sont situés sous la rubrique des névroses, alors que pour les psychoses, autant d'hommes que de femmes se retrouvent ainsi identifiés. Dans le cas des névroses, les symptômes présentés par les clients(es) sont plus flous, plus difficilement isolés lors d'un examen médical. Ne peut-on pas faire un parallèle entre cette situation en psychiatrie et le mode d'utilisation des services de première ligne? Le caractère moins précis, plus diffus de leur demande n'est-il pas relié à l'influence de leurs conditions sociales sur leur état de santé général?

Nous avons déjà rappelé ailleurs l'infériorisation socio-économique des femmes et leur position de sujétion dans la société. Bien qu'on ne puisse clairement établir de liens de cause à effet entre infériorité socio-économique et état de santé, suffisamment de recherches ont relevé l'importance de l'influence des facteurs économiques sur la santé des individus (Siemiatycki, 1972, Dohrenwend, 1973).

Les individus socio-économiquement infériorisés sont généralement

1 Nous parlons ici de la chirurgie classique : il existe aujourd'hui des interventions chirurgicales qui sont pratiquées dans un but préventif, ce qui a élargi ces dernières années le rôle traditionnel de la chirurgie.

des individus marqués par leur dépendance aux institutions, à leur entourage. Ils sont donc plus vulnérables à l'emprise des services dispensés par les institutions en général. Pour les services de santé, une dimension biologique vient se rajouter. En effet, c'est bien souvent par les symptômes remarqués sur son propre corps qu'une personne malade se retrouvera dans le cabinet médical. Il s'agit dans ce cas d'une vulnérabilité bio-sociale, voire, bio-psycho-sociale. Certaines couches de la population sont plus facilement identifiables comme « vulnérables » biologiquement : ainsi sont les personnes âgées et les femmes. Les premières, bien sûr en raison des effets du vieillissement et les deuxièmes en raison de leur spécificité biologique. La situation actuelle des ressources les rend effectivement vulnérables à l'offre médicale puisque les choix sont très limités. On voit donc émerger une situation particulière des femmes vis-à-vis des services de santé, qu'on peut appeler la vulnérabilité bio-sociale.

Beresford et al. (1977) mentionnent, à la suite d'une étude des motifs de consultation des femmes chez les omnipraticiens, effectuée à partir d'un échantillon de 516 femmes âgées entre 20 et 44 ans, que l'un des facteurs déterminant l'usage répété des services offerts par les omnipraticiens était l'isolement social. Cette étude a associé un taux élevé de consultations initiées par les patientes entre autres à des difficultés dans la conduite des activités domestiques ainsi qu'au peu d'attachement à leur quartier.

Services induits par les soignants et les soignés

Pourrait-on diviser la consommation de services des femmes pour comparer les services qui résultent d'une démarche de la clientèle et ceux qui résultent d'une décision du médecin? Nous pensons qu'un tel exercice nous permettrait d'obtenir quelques indices sur la responsabilité réelle des femmes envers leur consommation des services.

Dans une recherche spéciale préparée pour la R.A.M.Q., qui avait pour but de vérifier l'importance du rôle des patients par rapport à celui des médecins dans l'augmentation des coûts des services de santé, les auteurs ont distingué les actes médicaux induits par les consommateurs (Boutin et Bisson, 1977) de ceux induits par les médecins. Nous avons appliqué leur modèle en introduisant la variable sexe. La première partie du tableau 7 surestime la demande des consommateurs étant donné que plusieurs examens ont pu être décidés par les médecins et ne devraient pas être attribués aux consommateurs. De plus, nous arrivons à d'autres conclusions que celles publiées par la R.A.M.Q. parce que certains actes maintenant inclus dans les examens ne figurent plus dans la liste des actes à réclamer comme c'était le cas à la période des travaux de Boutin et Bisson.

Ces réserves énoncées, nous avons quand même tenu à vérifier la tendance du comportement des consommateurs et du comportement des médecins, selon ce modèle et à l'aide des données de 1978.

Tableau 7
Répartition des actes selon qu'ils sont induits par les consommateurs ou par les médecins, Québec, 1978.

Actes induits par les consommateurs selon le modèle de la R.A.M.Q.[1]		
Actes	**Femmes**	**Hommes**
Visites en cabinet	10 421 870	6 099 051
Visites à domicile	519 278	276 048
Visites malades inscrits (urgence, C.L.S.C., bureau hôpital)	2 934 854	2 835 443
Traitements psychiatriques	647 621	319 707
Total :	**14 523 623**	**9 530 249**
	55,71%	53,55%
Actes induits par les médecins selon le modèle de la R.A.M.Q.		
Actes	**Femmes**	**Hommes**
Centres hospitaliers, malades admis	1 797 272	1 737 490
Centres hospitaliers, soins prolongés	529 134	307 290
Consultations	936 866	706 545
Traitements psychiatriques	286 830	141 598
Actes diagnostiques	1 955 615	1 644 831
Actes thérapeutiques	3 318 108	1 710 436
Actes chirurgicaux	1 003 250	746 571
Anesthésie - réanimation	468 175	356 100
Radiologie	1 166 995	866 790
Assistance chirurgicale	77 649	38 884
Autres	8 369	10 956
Total	**11 548 263**	**8 267 491**
	44,29%	46,45%
Total:	**26 071 886**	**17 797 740**

1 N'ayant pas l'information suffisante pour répartir les traitements-psychiatriques par sexe, nous avons dû appliquer le modèle de la R.A.M.Q. à partir des proportions établies sans distinction de sexe.

Source : Données compilées à partir de *Statistiques annuelles, 1978,* R.A.M.Q., 1979.

La distinction introduite entre les actes induits par le consommateur et les actes induits par le médecin nous fait constater qu'on ne peut attribuer aux femmes l'entière responsabilité de la « surconsommation des services ».

	Femmes	**Hommes**
Actes induits par le consommateur	55,71% (14 523 623)	53,55% (9 530 249)
Actes induits par le médecin	44,29% (11 548 263)	46,45% (8 267 491)

Malgré cela notre tableau montre qu'en nombre absolu de services, la « consommation » féminine est plus importante que la consommation masculine. Soulignons aussi que le pourcentage d'actes induits par les consommateurs masculins et féminins (par rapport aux actes induits par les médecins) ne varie que de 2,16%. Il devient ainsi de plus en plus délicat d'analyser la situation uniquement en terme de consommation et, plus exactement, de surconsommation chez les femmes. Le seul écart de 2,16% que nous révèlent les statistiques n'explique pas à lui seul le nombre global de services qu'ont reçus les femmes en 1978.

Dimension curative et consommation des soins

L'accent qui est mis sur l'aspect curatif des soins dans le modèle médical et dans la forme des services médicaux renforce on le sait la dépendance des usagers. Pour les femmes, un retrait de plus en plus marqué de leur savoir traditionnel sur leur corps s'est fait au profit de l'expertise médicale. Il n'est pas question ici de nier les effets salutaires de certaines interventions médicales mais d'interroger le bien-fondé d'un aussi grand nombre d'interventions et du retrait (même légal!) du savoir des femmes sur leur corps.

Avec l'arrivée des gynécologues et des obstétriciens, les femmes sont devenues de plus en plus dépendantes du médecin et leur situation sociale a favorisé cet état de fait. La socialisation et le modèle féminin traditionnel n'ont pu que jouer dans le même sens. N'oublions surtout pas que la médecine est actuellement un bien gratuit et c'est le bien le plus facilement disponible aux personnes en difficulté.

Notons en dernier lieu que la dimension préventive du rôle des omnipraticiens s'avère de plus en plus difficile à concrétiser dans le contexte général de la pratique médicale. On peut se demander si le développement d'une médecine véritablement préventive abaisserait le taux de participation des femmes aux services médicaux.

Les diagnostics et leur lien avec l'environnement

Une fois l'examen médical terminé, un diagnostic est normalement posé. Le diagnostic est l'identification des motifs de la demande et il oriente en grande partie le traitement qui suivra.

Il faut quand même distinguer les motifs qui amènent la patiente vers le médecin et le diagnostic qui est posé. Ces motifs sont le reflet d'une situation globale c'est-à-dire de conditions environnantes et le diagnostic est basé surtout sur une interprétation biologique des phénomènes. La dimension psycho-sociale de la maladie y est relativement exclue, de même que les aspects diffus et subjectifs rapportés au médecin ne trouvent pas place dans la grille médicale.

Le tableau 8 révèle qu'en 1978, la distribution procentuelle des diagnostics posés au moment de l'examen de patients qui n'étaient pas hospitalisés fut relativement la même quel que soit le sexe. Ceci signifie que, bien qu'il y ait eu globalement plus de femmes traitées en 1978, elles étaient diagnostiquées de la même façon que les hommes sauf certaines exceptions.

Ces exceptions sont les maladies des glandes endocrines, de la nutrition et du métabolisme, les accidents, empoisonnements et traumatismes, et bien sûr, les maladies des organes génito-urinaires. Se rajoutent également les diagnostics entourant la grossesse.

Évidemment, ceci n'est vrai que lorsqu'on considère les données de façon très générale, sans distinguer de quels problèmes spécifiques il s'agit. Cette distinction est extrêmement importante comme nous le démontre le cas des troubles mentaux que nous utiliserons ici comme exemple.

Au départ, les femmes se rendent plus souvent chez le médecin. D'après nos données, leurs chances seront (proportionnellement) les mêmes que celles d'un homme d'être diagnostiquées à la rubrique « troubles mentaux ». Pourtant, à l'intérieur de la rubrique troubles mentaux, leurs possibilités d'être cataloguées comme dépressives seront plus grandes que celles d'être alcooliques. Ceci dénote à priori une spécialisation des troubles reliés aux rôles sociaux et à la représentation de ces mêmes rôles.

La liste des 100 diagnostics les plus fréquemment utilisés dans les cas d'hospitalisation à partir du fichier AH-101 du MAS révèle par ailleurs un pôle autour duquel on peut regrouper les interventions médicales sur les femmes. Ce pôle est l'appareil de reproduction. En effet, parmi les 100 diagnostics les plus fréquents, on en compte 39 (trente-neuf) liés à l'appareil de reproduction.

Ceci s'oppose chez les hommes à une concentration des diagnostics tout à fait différente. Parmi les plus fréquents chez ces derniers, on compte 17 (dix-sept) diagnostics liés à l'appareil respiratoire, 11 (onze) à l'appareil circulatoire et 6 (six) aux organes génitaux. Il faut également remarquer que des diagnostics identifiant des traumatismes attribuables à des accidents ou coups apparaissent 9 fois chez les hommes et 2 fois chez les femmes.

Tableau 8

Répartition procentuelle des catégories de diagnostics, selon le sexe des bénéficiaires, pour les examens en cabinet, à domicile, chez les malades inscrits et en centre d'accueil, pour le régime d'assurance-maladie à l'acte, Québec, 1978

	Hommes	**Femmes**
Maladies infectieuses et parasites	4,04	3,45
Tumeurs	1,36	1,55
Maladies des glandes endocrines, de la nutrition et du métabolisme	3,38	5,65
Maladies du sang et des organes hématopoïétiques	0,53	0,76
Troubles mentaux	3,65	4,09
Maladies du système nerveux et des organes des sens	8,29	6,96
Maladies de l'appareil circulatoire	9,15	10,50
Maladies de l'appareil respiratoire	15,54	12,34
Maladies de l'appareil digestif	4,81	3,78
Maladies des organes génito-urinaires	2,45	8,87
Maladies de la peau et du tissu sous-cutané	6,53	5,82
Maladies du système ostéo-musculaire et des tissus conjonctifs	5,67	5,39
Anomalies congénitales	0,50	0,37
Cause de morbidité et de mortalité périnatales	0,03	0,04
Symptômes et écarts morbides mal définis	5,63	5,68
Accidents, empoisonnements et traumatismes	10,54	5,08
Prévention	4,08	4,00
Autre diagnostics	1,92	2,86
Diagnostics inconnus	11,90	11,85
Grossesse normale		0,53
Complication de la grossesse, de l'accouchement et des suites de couches		0,43
	100,00%	100,00%

Total des diagnostics :

hommes : 9 308 245 = 40,96% femmes : 13 417 651 = 59,04%

Source : R.A.M.Q., *Statistiques annuelles, 1978,* p. 35.

Par ailleurs, l'examen du tableau 9 indique que, en considérant le nombre d'examens de malades externes (patients non hospitalisés) effectués par habitant, c'est-à-dire en se rapportant sur la population, selon la catégorie de diagnostics et le sexe en 1978, une moyenne de 4 432 examens étaient réalisés sur des clients de sexe féminin pour 3 014 sur des clients de sexe masculin. Certains diagnostics ont été alors portés plus souvent chez des femmes et des écarts importants se sont révélés entre autres dans le cas des catégories « glandes endocrines » (endocrinologie), « troubles mentaux » et « organes génito-urinaires ».

On peut certainement s'interroger sur ces écarts quand on sait que d'une part, les médicaments les plus prescrits chez les femmes sont les tranquillisants et les hormones et que, d'autre part, l'appareil de reproduction des femmes semble actuellement un lieu privilégié d'inter-

Tableau 9

Nombre d'examens par habitant selon la catégorie de diagnostics, le sexe, pour les examens en cabinet, à domicile, chez les malades inscrits et en centre d'accueil, régime d'assurance-maladie à l'acte, Québec, 1978

Maladies	Hommes	Femmes	Écart absolu
Infectieuses, parasitaires	0,122	0,146	0,024
Tumeurs	0,041	0,066	0,025
Glandes endocrines, nutrition, métabolisme	0,102	0,239	0,137
Sang, organes hématopoïétiques	0,016	0,032	0,016
Troubles mentaux	0,110	0,173	0,063
Système nerveux, organe des sens	0,250	0,294	0,044
Appareil circulatoire	0,276	0,444	0,168
Appareil respiratoire	0,469	0,522	0,053
Appareil digestif	0,145	0,160	0,015
Organes génito-urinaires	0,074	0,375	0,301
Complications de la grossesse, de l'accouchement et des suites de couche			
Peau et tissu sous-cutané	0,197	0,246	0,049
Système ostéo-musculaire et tissus conjonctifs	0,171	0,229	0,058
Anomalies congénitales	0,015	0,016	0,001
Morbidité, mortalité périnatales	0,001	0,002	0,001
Symptômes, états morbides mal définis	0,170	0,240	0,070
Accidents, traumatismes, empoisonnements	0,318	0,215	0,103
Prévention	0,123	0,169	0,046
Grossesse normale			
Autres diagnostics	0,058	0,121	0,063
Diagnostics inconnus	0,359	0,501	0,142
Ensemble	3,014	4,432	1,418

Source : R.A.M.Q., *Statistiques annuelles, 1978,* p. 35.

vention pour les chirurgiens. Dès lors, de tels écarts ne sont plus surprenants.

La chirurgie

Une grande partie du savoir médical propre au domaine de la chirurgie consiste en la maîtrise des techniques d'intervention, de même que des appareils sophistiqués. L'exemple des chirurgies cardiaques comme les interventions à coeur ouvert le démontre assez bien. La chirurgie est, parmi tous les champs d'expertise médicale, le plus valorisé et le plus prestigieux. Économiquement, ce prestige est particulièrement signifié si on en juge par les salaires que touchent les chirurgiens, dont font partie les gynécologues.

Leur capacité à découper et à modifier le corps, en atteignant ses parties les plus cachées, ce qu'on ne peut faire thérapeutiquement sans le savoir et les techniques appropriées, a fait d'eux des professionnels face auxquels les clients(es) sont encore plus dépendants que les autres et cette dépendance particulière est renforcée par la position prestigieuse qu'occupe le chirurgien parmi les autres spécialistes [1].

L'activité « d'opérer »[2], est probablement la dimension la plus proche de la conception qu'ont la plupart des gens de la pratique médicale actuelle, par opposition à des interventions qui relèvent plus du conseil ou de la prophylaxie. « Opérer » est associé à « urgence » et « urgence » à « importance ». Si le médecin « opère », c'est qu'il peut remédier à la situation morbide et que cette situation est perçue comme grave. Si l'acte d'opérer est l'un des actes les plus facilement substituables à l'idée de pratique médicale, ceci explique encore mieux comment le(la) patient(e) se sentira en position de dépendance extrême devant la décision d'un chirurgien. Cette dépendance est augmentée par l'ignorance dans laquelle est placée la personne soignée sur les soins qui lui sont prodigués. Qui n'a pas vécu cette sensation de « mystère » qu'entoure la salle d'opération? Cette sensation est d'ailleurs d'autant plus réelle que le client dort artificiellement pendant qu'on intervient sur son corps. Il est en position où sa confiance est donnée totalement à l'intervenant : il n'a aucun moyen de juger, de protester, de discuter. Les intervenants sont en position de pouvoir total.

La situation de dépendance du client est aussi largement attribuable à l'état de bouleversement affectif qui entoure certaines maladies nécessitant le recours à la chirurgie ; le cancer est sur ce point un exemple de choix.

---

1 Cette situation est relativement récente, puisqu'avant les progrès de l'antibiothérapie et de l'anesthésie, les chirurgiens étaient perçus négativement dans la population.

2 On pourrait ajouter à celle-ci celle de prescrire, dont nous traiterons plus loin.

Cette dimension nous amène à traiter de plusieurs questions quant à l'impact de la pratique chirurgicale sur la vie des femmes. Certaines interventions leur sont en effet spécifiques.

L'importance symbolique que revêtent les parties du corps rattachées aux caractères socio-biologiques de la féminité (seins, utérus, trompes, ovaires) dans notre culture et l'incidence élevée des interventions chirurgicales effectuées sur ces derniers nous incitent à la présente discussion.

Les aspects chirurgicaux

L'information provenant du MAS indique en 1978 un nombre très important d'actes chirurgicaux où les patients de sexe féminin dominent nettement (57,33%) (cf. tableau 10). Toutefois, la concentration des actes chirurgicaux exercés sur les femmes est nettement orientée sur l'appareil de reproduction, comme nous l'avons précédemment constaté.

Les femmes sont en effet l'objet privilégié de la pratique chirurgicale, particulièrement dans leur période de fécondité. Le tableau 10 en fait état.

Le tableau 11 indique que c'est entre 20 et 55 ans que les interventions se font le plus fréquemment chez les femmes. Au total, 166 793 interventions ont été effectuées sur des hommes et 296 823 sur des femmes, soit près du double. Quand on exclut les interventions faites en gynécologic et en obstétrique, le total des interventions réalisées sur les femmes s'abaisse à 143 773.

La fraction de population féminine sur laquelle sont effectuées les interventions peut cependant varier d'une région à l'autre mais les femmes demeureront majoritaires et ce, quelle que soit la région. En moyenne, deux personnes opérées sur trois seront des femmes.

Il est intéressant de vérifier la fréquence de certaines interventions chirurgicales dans la mesure où, depuis 1970, on y observe un accroissement surprenant.

Le tableau 12 indique dans quelles sphères d'intervention ces chirurgies ont lieu.

Tableau 10

Répartition des interventions chirurgicales selon le sexe, par ordre décroissant, Québec, 1978 (pour les interventions de fréquence 1 000)

Femmes		Hommes	
assistance pendant l'accouchement	59 641	pharynx amygdales végétations adénoïdes	9 983
opérations sur les trompes de Fallope	21 112	endoscopie diagnostique par orifice naturel	9 384
opérations après l'accouchement ou avortement	17 807	incision et excision des articulations	7 257
hystérectomie	17 407	opérations sur le nez et les sinus et annexes	7 243
voies biliaires	13 587	opérations sur le pénis	6 570
utérus et ligaments	13 448	opération sur la prostate et les vésicules séminales	5 394
césarienne	12 178	opérations sur les voies biliaires	4 952
endoscopie diagnostique par orifice naturel	7 485	opérations sur l'oreille moyenne	4 544
articulations	5 102	appendice	4 320
nez, sinus et annexes	4 548	peau et tissus sous-cutanés	4 263
cristallin et vitré	4 497	opérations sur l'anus	4 240
hernie	4 341	réduction fracture et luxation	4 208
biopsie	4 114	biopsie	4 137
chirurgie dentaire	4 113	chirurgie dentaire	4 011
oreille moyenne	4 047	incision et excision des os	3 769
peau et tissus sous-cutanés	3 931		
anus	3 929		
chirurgie cardio-vasculaire	3 778		

Tableau 10 (suite)

incision et excision des os	3 479
vagin	3 369
appendices	3 210
incision et excision articulations	3 115
ovaires	3 112
chirurgie réparatrice et reconstructive	3 021
endoscopie diagnostique avec abord chirurgical	2 927
opérations ante partum	2 906
muscles, tendons, fascias, bourses séreuses sauf de la main	2 662
procédés non chirurgicaux	2 391
radiographie contrastante	2 341
urètre	2 294
trait physique et rééducation	2 262
réduction fracture autres	2 008
incision, excision, résection et entérostomie des intestins	1 992
autres procédés cardiaques	1 881
opération vulve et périnée	1 632
radiographie contrastante	1 501

scrotum et cordon spermatique	3 645
articulations	3 563
opérations sur le cristallin et le vitré	3 165
autres procédés cardiaques	3 101
muscles, tendons, fascias, bourses séreuses, sauf de la main	2 654
traitement physique et rééducation	2 546
chirurgie cardio-vasculaire	2 395
procédés non chirurgicaux	2 276
radiographie contrastante	2 176
réparation et plastie des os	2 070
estomac	1 998
vessie	1 790
coeur et péricarde	1 668
réduction fracture et luxation cheville, poignet	1 634
incision, excision, résection et entérostomie des intestins	1 618
fistule et kyste pilonidal	1 538
globe et muscle oculaire	1 523
muscles, tendons, fascias de la main	1 475

Tableau 10 (suite)

incision, excision région abdominale	1 491		
plastie des os	1 464	chirurgie réparatrice et reconstructive	1 377
globe et muscle oculaire	1 454	uretère	1 340
radiothérapie et autres apparentées	1 302	hernie	1 321
		chirurgie réparatrice et reconstructive	1 179
		orbite (oeil)	1 163
chirurgie réparatrice	1 265	vaisseaux sanguins et intra-abdominaux	1 123
réduction fracture	1 231		
nerfs périphériques	1 200	fracture - luxation os maxiliaire	1 062
fistule et kyste pilonidal	141	uretère	1 054
réduction fracture — hanche	1 100	épididyme et canal déférent	1 053

Source : Compilation spéciale préparée par le M.A.S. sur les interventions chirurgicales, service des statistiques, Québec, 1978.

Tableau 11
Répartition des services chirurgicaux selon le sexe et les groupes d'âge des patients, Québec, 1978

Âge	Masculin	Féminin	Total
-1 an	7 302	2 182	9 484
1-4 ans	8 560	5 296	13 856
5-9 ans	10 315	7 595	17 910
10-14 ans	7 237	5 860	13 097
15-19 ans	11 333	17 469	28 802
20-24 ans	12 579	43 370	55 949
25-29 ans	10 473	55 055	65 528
30-34 ans	10 168	40 144	50 312
35-39 ans	9 075	24 344	33 419
40-44 ans	8 647	17 693	26 340
45-49 ans	10 317	16 068	26 385
50-54 ans	11 440	14 424	25 864
55-59 ans	11 787	11 815	23 602
60-64 ans	11 211	10 138	21 349
65-69 ans	9 900	9 030	18 930
70-74 ans	7 674	6 864	14 538
75-79 ans	4 914	4 914	9 828
80 ans et plus	3 861	4 562	8 423
Total	**166 793**	**296 823**	**463 616**

Source : Compilation spéciale préparée par le M.A.S., service des statistiques, Québec, 1978.

C'est en obstétrique et en gynécologie que les interventions sont les plus nombreuses, suivies de près par les chirurgies du sein. Certaines interventions sont aussi pratiquées fréquemment chez les femmes mais n'apparaissent pas en fonction des regroupements proposés au tableau 12; tel est le cas de la cholécystectomie (ablation de la vésicule biliaire). Ces interventions ne feront pas l'objet de notre discussion, que nous voulons plutôt axée sur celles qui touchent de manière plus évidente les caractères socio-biologiques des femmes, soit les seins et l'appareil de reproduction. Nous reportons la discussion sur les actes obstétricaux à la section qui leur est réservée et nous excluons également les interventions en chirurgie esthétique en raison du manque d'information disponible.

Tableau 12

Répartition des interventions chirurgicales selon la spécialité médicale et le sexe des patients, Québec, 1978

Spécialités médicales	Sexe F	Sexe H	Proportion d'interventions réalisées sur des femmes
Neurochirurgie	2 544	2 960	46,22%
Ophtalmologie	8 426	7 059	54,41
Oto-rhino-laringologie	20 732	22 985	47,42
Thyroïde, parathyroïde, végétations adénoïdes	1 036	363	74,05
Chirurgie cardiaque et vasculaire	7 707	9 435	44,96
Chirurgie thoraxique	909	1 768	33,95
Chirurgie abdominale	26 775	28 827	48,15
Chirurgie proctologique	5 705	6 512	46,70
Chirurgie urologique	4 518	21 632	17,28
Chirurgie du sein	5 799	244	95,96
Chirurgie gynécologique	60 080	2	100,00
Actes obstétricaux	92 970	-----	100,00
Chirurgie orthopédique	21 155	28 328	42,75
Chirurgie plastique	8 217	6 819	54,65
Chirurgie buccale et factomaxilaire	1 814	2 559	41,48
Chirurgie dentaire	4 113	4 011	50,63
Biopsie	4 114	4 137	49,86
Endoscopie diagnostique avec un abord chirurgical	10 412	9 546	52,17

Source : Compilation spéciale préparée par le MAS, service des statistiques, Québec, 1978.

La chirurgie gynécologique

Voici, parmi les chirurgies gynécologiques, la liste des différentes catégories d'interventions ainsi que leur nombre respectif, telles qu'elles furent pratiquées au Québec en 1978.

Tableau 13

Opérations sur l'appareil de reproduction féminin, Québec, 1978

Opérations sur la vulve et le périnée	7 004[1]
Opérations sur le vagin	27 923
Opérations sur l'utérus et les ligaments	13 448
Opérations sur les ovaires	3 112
Opérations sur les trompes de Fallope	21 112
Hystérectomies	17 407

1 Les totaux présentés ici varient dans certains cas par rapport aux données détaillées présentées dans le tableau 10. La catégorisation effectuée dans ce cas-ci regroupe plus de données dans les cas des opérations sur la vulve et le périnée et sur le vagin que dans les autres cas.

Source : Compilation spéciale préparée par le MAS, service des statistiques, Québec, 1978.

Remarquons que les interventions sur l'appareil de reproduction masculin furent de loin beaucoup moins nombreuses, tel que nous l'indique le tableau 14.

Tableau 14

Répartition des interventions chirurgicales sur l'appareil de reproduction masculin, Québec, 1978

Opérations sur le pénis	6 570
Opérations sur la prostate et les vésicules séminales	5 394
Scrotum et cordon spermatique	3 645
Épididyme et canal déférent	1 053

Source : Compilation spéciale préparée par le MAS, service des statistiques, Québec, 1978.

Un grand nombre de ces interventions sont motivées par les problèmes liés à des suites de grossesse, à des maladies comme le cancer, à des infections graves, etc. Cependant, les transformations récentes survenues dans la pratique chirurgicale ont modifié les processus de décision traditionnels qui peuvent maintenant s'orienter aussi vers des buts dits prophylactiques. Il est ainsi possible aujourd'hui de subir une intervention pour des raisons de prévention, ce qui enlève à une partie de la pratique chirurgicale son caractère autrefois essentiellement relié à l'urgence et à la pratique hautement curative. Les interventions dont il sera ici question sont une conséquence de cette transformation. Nous traiterons de l'hystérectomie, de la ligature de trompes et de la mastectomie.

a) L'hystérectomie

« *L'utérus a une fonction : la reproduction. Après la dernière naissance, il devient inutile et porteur potentiel d'une série de symptômes : il doit être enlevé.* » (Citation d'un gynécologue américain reprise par Ananth, 1978)

Le nombre d'hystérectomies classées par la R.A.M.Q. dans les actes chirurgicaux les plus fréquents (tableau 15) a augmenté de 9,15% en huit ans. Ses proportions varient d'une région à l'autre, tel que l'indique le tableau 16. Il semble donc que la décision d'intervenir varie significativement selon les régions socio-économiques.

Tableau 15

Nombre d'hystérectomies effectuées au Québec[1] de 1971 à 1979

Année	Nombre	Année	Nombre
1971	12 842	1976	13 226
1972	13 365	1977	14 977
1973	14 680	1978	14 857
1974	14 338	1979	14 245
1975	13 932		

1 Aux États-Unis, l'hystérectomie est l'une des interventions chirurgicales les plus fréquentes et se fait au rythme de 800 000 par année (Roeske, 1978). Son incidence s'est élevée de 15% entre 1973 et 1976 et est deux fois plus élevée qu'en Angleterre (NWHN, 1980A).

Source : Données compilées à partir des rapports statistiques annuels de la R.A.M.Q. de 1971 à 1979.
Il ne s'agit ici que des hystérectomies abdominales totales avec ou sans salpingo-ovariectomie.

Tableau 16

Nombre d'hystérectomies et taux pour 1 000 femmes, selon certaines régions socio-économiques, Québec, 1978

Région	Nombre[1]	Taux pour 1 000 femmes[2]
01- Bas-Saint-Laurent-Gaspésie	638	5,72%
02- Saguenay-Lac-Saint-Jean	1 000	7,05
03- Québec	2 462	4,84
04- Trois-Rivières	1 131	5,27
05- Cantons-de-l'Est	801	6,77
06- Montréal	7 954	4,34
07- Outaouais	517	3,66
08- Nord-Ouest	325	4,45
09- Côte Nord	239	3,96

1 Le total des hystérectomies que l'on remarque ici pour 1978 est différent de celui rapporté dans le tableau 15. Le présent total considère tous les types d'hystérectomies possibles, contrairement au tableau 15.

2 Le taux a été calculé à partir des données sur la population de 1979, publiées dans les *Statistiques annuelles 1979,* R.A.M.Q., 1980, p. 30-31. Le rapport est donc susceptible de présenter de légers écarts avec la réalité, compte tenu de l'accroissement naturel et des mouvements migratoires interrégionnaux.

Source : Compilation spéciale préparée par le MAS, service des statistiques, Québec, 1978.

Ce nombre varie aussi en fonction de l'âge de la clientèle comme nous l'indique le tableau 17.

Tableau 17

Nombre d'hystérectomies et taux pour 1 000 femmes selon certains groupes d'âge, Québec, 1978.

Âge	Nombre
20-24	116
25-29	723
30-34	2 340
35-39	3 483
40-44	3 621
45-49	3 154
50-54	1 741
55-59	832
60-64	526
65-69	424

Source : Compilation spéciale préparée par le MAS, service des statistiques, Québec, 1978.

C'est en effet entre 40 et 50 ans, donc pendant l'âge moyen de la ménopause, que le taux d'hystérectomies s'avère le plus élevé. On remarquera cependant qu'avant cette période, soit entre 30 et 40 ans, ces interventions sont également très fréquentes.

Les motifs de l'hystérectomie ou ablation de l'utérus sont assez nombreux. Dans les cas les plus graves, elle est un traitement curatif contre le cancer ; elle peut aussi être faite dans des buts de prévention au moment de la ménopause, alors que les risques de cancer du col et de l'utérus sont les plus élevés (Logerfo et Richardson, 1978). Elle est aussi utilisée comme méthode contraceptive ; en ce sens, elle est donc également une méthode de stérilisation définitive.

Au Saskatchewan, en 1972, un comité de surveillance des hystérectomies a été mis sur pied par le Collège des Médecins. La création de ce comité s'imposait, selon le Collège, parce que ces interventions avaient augmenté de 72,1% entre 1964 et 1971. Le comité évalua que 31,6% des hystérectomies étaient injustifiées. Pour ce faire, il avait dressé une liste des indications acceptables pour l'hystérectomie et déclaré non recevables des hystérectomies effectuées pour des raisons prophylactiques, à des fins de stérilisation ou tout simplement pour libérer les femmes de leurs menstruations. Les cas « non recevables » étaient concrètement des hystérectomies dites électives c'est-à-dire, des interventions dont la décision constitue un choix plutôt qu'une solution impérative.

L'hystérectomie n'est pas une intervention sans risque et constitue une atteinte à l'intégrité physique ; c'est pourquoi les raisons qui la justifient doivent être très sérieuses. Ces risques sont de plusieurs ordres, allant des complications physiques à des problèmes psychologiques à plus ou moins long terme. L'intervention peut être réalisée selon différents modes (abdominalement ou vaginalement). Le médecin peut décider d'enlever les ovaires et, dans ce cas, la ménopause sera prématurée. On prescrira habituellement une thérapie de remplacement hormonal.

Les complications peuvent être les suivantes : infection, problèmes urinaires, variation du taux hormonal. Quoique nombre d'études ont associé à l'hystérectomie un taux très bas de mortalité (Newton et Baron, 1976), on lui attribue un taux de dépression post-chirurgicale allant de 33 à 60%. De même, les bouffées de chaleur surviennent dans 28% des cas[1], l'insomnie dans 48% des cas et la baisse de libido dans 25 à 46% des cas (Morgan, 1980).

L'identité féminine s'est, jusqu'à maintenant, largement construite par rapport à la capacité de reproduction et par rapport à la maternité. L'utérus est un signe porteur de cette identité (Roeske, 1978). Ainsi, la réaction psychologique à l'hystérectomie serait encore plus forte si l'u-

1 Ceci lorsqu'il y a également ovariectomie, provoquant une ménopause anticipée.

térus est surestimé. Il semble que cette valeur varie selon le statut socio-économique, l'occupation, l'origine ethnique (Roeske, 1978).

Certains auteurs ont soutenu que les femmes souffrant de dépression suite à l'hystérectomie étaient des femmes prédisposées à des problèmes psychiatriques. Cela est possible. Cependant, même si c'était le cas, on ne pourrait nier alors que ces chirurgies augmentent les risques de dépression déjà très élevés dans la population féminine.

Enfin, l'hystérectomie influencerait également la qualité des relations sexuelles (Wren, 1978 ; Sloan, 1978). Après une telle intervention, l'image de soi pouvant être modifiée, une adaptation et parfois une nouvelle définition de la sexualité peut s'imposer.

Les remarques précédentes démontrent que l'hystérectomie n'est pas sans conséquence et qu'elle affecte la qualité de vie des femmes. C'est pourquoi il nous semble important de souligner son incidence importante et son taux d'augmentation.

Il est notable qu'il existe certains débats dans la littérature médicale et scientifique sur la nécessité ou non de l'hystérectomie élective. Tous les médecins ne s'entendent pas sur sa nécessité ; l'hystérectomie élective est un choix, et les conditions de cette décision doivent impliquer toutes les parties en cause, dont les femmes.

La stérilisation

Le tableau 18 nous montre l'augmentation presque constante du taux de stérilisation par ligature chez les femmes du Québec, de 1971 à 1979. Les vasectomies ont aussi augmenté mais à un rythme beaucoup moins important (cf. tableau 19).

Il existe trois catégories de stérilisation : thérapeutique, eugénique et contraceptive (Sharpe, 1978). La stérilisation thérapeutique est faite lorsqu'une grossesse peut mettre en danger la vie de la mère. La stérili-

Tableau 18

Nombre de ligatures de trompes effectuées au Québec de 1971 à 1979

Année	Nombre	Année	Nombre
1971	5 109	1976	24 237[1]
1972	12 233	1977	31 064
1973	21 586	1978	31 388
1974	26 073	1979	26 756
1975	25 888		

1 Le sommet que l'on peut constater en 1977 est aussi attribuable à la manière dont on a compilé les statistiques. À partir de 1977, les statisticiens ont considéré les ligatures selon toutes leurs formes (stérilisations toutes méthodes, toutes voies, unilatérale, post-partum ou élective), ce qui n'était pas le cas avant 1977.

Source : Données compilées à partir de rapports statistiques annuels de la R.A.M.Q. de 1971 à 1979

Tableau 19
Nombre de vasectomies effectuées au Québec de 1971 à 1979

Année	Nombre	Année	Nombre
1971	6 527	1976	7 771
1972	15 329	1977	9 991
1973	8 647	1978	13 777
1974	8 305	1979	14 161
1975	8 157		

Source : Données compilées à partir des rapports statistiques annuels de la R.A.M.Q. de 1971 à 1979

sation à des fins eugéniques est faite dans le but de limiter ou d'empêcher la transmission de déficiences génétiques. On peut tenter d'éliminer ainsi des races, en donnant une extension au concept de déficience génétique. Normalement, cette forme de pratique doit être légalement contrôlée. On doit également mentionner ici la pratique de stérilisation chez les déficients mentaux, pratique qui fait l'objet d'un débat important depuis quelques années. La troisième forme est la stérilisation volontaire : c'est cette dernière qui nous intéresse plus spécialement. Apparemment, la libéralisation de cette intervention, autrefois moins répandue en raison de restrictions morales, a entraîné le taux de stérilisation que nous connaissons aujourd'hui.

D'un autre côté, le manque de ressources alternatives du côté de la contraception contraint les femmes à adopter de plus en plus cette méthode, dont l'efficacité est à peu près certaine. Les dangers maintenant connus des contraceptifs oraux (Seaman, 1977), les limites du stérilet et l'efficacité moins reconnue du diaphragme sont des raisons pour lesquelles les femmes recherchent des méthodes plus sûres. Ceci a contribué certainement à l'utilisation de méthodes dures, c'est-à-dire celles qui interfèrent sur l'organisme, au détriment de méthodes douces ou mécaniques (Guyon, 1980) (cf. tableau 20).

Plus que toute autre raison, la prise en charge du contrôle de la fécondité pour les femmes et l'absence de partage quant à ce type de responsabilité déterminent ce pourcentage de plus en plus élevé de stérilisations.

Aux États-Unis, on a noté une incidence de plus en plus forte de cette intervention chez les moins de 30 ans. Une enquête menée en 1977 montrait que ces femmes choisissaient cette méthode soit parce qu'elles ne voulaient pas d'enfant, soit parce qu'elles doutaient de l'efficacité des autres méthodes existantes (Lindenmayer, Steinberg, Bjork, Pardes, 1977). Pourtant, la stérilisation n'est pas sans risque, comme l'indiquent plusieurs études récentes (Seaman, 1977). Certaines recherches sont actuellement faites pour rendre cette intervention réversible (Gomel,

Tableau 20

Principales méthodes contraceptives utilisées au Québec, 1976

Ligatures des trompes	27,7%
Pilule anovulante	24,8%
Abstinence périodique	9,1%
Vasectomie	8,6%
Stérilet	7,3%
Condom	7,0%
Méthode sympto-thermique	4,2%
Retrait	3,6%
Autres	7,7%
Total	**100,0%**

Source : Étude Lapierre, Gratton 1976.

1978 ; Ratnaw et Chew, 1977). Toutefois, ces chercheurs ne remettent pas en cause l'approche actuelle voulant que seules les femmes aient la responsabilité de la contraception.

Aux États-Unis, on a constaté que beaucoup de stérilisations se font chez les femmes pauvres, chez les noires et chez les hispanophones (Dreifus, 1977). Ces femmes seraient parfois stérilisées sans leur consentement [1]. Ceci expliquerait le pourcentage élevé de regret (30%) qui a été constaté aux États-Unis (NWHN, 1980B). Au Québec, aucune étude n'a été faite jusqu'à maintenant sur le rapport entre la condition économique des femmes et leur stérilisation.

Une recherche publiée en 1975, dans *The Lancet,* un important journal médical, rapportait que 20% des femmes ayant été stérilisées par laparoscopie ont connu à la suite de leur stérilisation une augmentation de leur flux menstruel et 7% d'entre elles ont dû subir une hystérectomie dans l'année qui a suivi leur ligature. Au Québec, le chiffre de 20% a été avancé comme incidence d'hystérectomies après une ligature (Painchaud, 1979).

Pour beaucoup de femmes, la stérilisation est une décision positive et les libère de nombreuses inquiétudes mais elle demeure une intervention chirurgicale. Or, le peu de choix en matière de contraception contraint de nombreuses femmes à la stérilisation. Il s'agit d'une décision qui n'est pas dénuée de conséquences. Malgré cela, on devrait quand même s'interroger sur le recours à des méthodes drastiques, ir-

1 À New York, les hispaniques seraient ainsi six fois plus stérilisées que les blanches et trois fois plus que les noires. Des raisons économiques ont en partie expliqué cette situation.

réversibles, pour des buts qui reflètent des conditions sociales de non-réciprocité entre les hommes et les femmes. La question posée comprend des aspects éthiques mais s'inscrit aussi dans des rapports politiques ; ainsi, l'accessibilité actuelle à la stérilisation par voie de ligature se fait-elle dans les conditions maximales de choix pour les femmes? Que penser d'une telle décision lorsqu'elle est suggérée comme suite à un accouchement? Les moyens que l'on se donne répondent-ils véritablement à la source du problème?

Nous croyons que des recherches poussées en contraception douce, pour les hommes et pour les femmes, devraient être entreprises, ce qui éviterait le recours à des moyens efficaces mais drastiques et irréversibles, tout en assurant plus de possibilités de choix en ce qui concerne la stérilisation définitive.

La mastectomie

Le tableau 21 nous informe du nombre de mastectomies partielles effectuées sur les femmes depuis 1971, au Québec. Ce nombre a peu varié dans la dernière décennie.

Tableau 21
Nombre de mastectomies partielles avec exérèse de tumeur bénigne ou lésion, Québec, de 1972 à 1979

Année	Nombre	Année	Nombre
1972	8 642	1976	9 492
1973	9 126	1977	8 932
1974	9 875	1978	8 880
1975	11 235	1979	9 124

Source : Données compilées à partir des rapports statistiques annuels de la R.A.M.Q. de 1972 à 1979.

La mastectomie est l'ablation partielle ou totale du sein ; elle est effectuée dans la plupart des cas pour guérir un cancer. Le cancer du sein est, comme on le sait, une des plus importantes causes de mortalité chez les femmes au Canada et la première cause parmi les cancers (Statistique Canada, 1980C).

L'incidence de mastectomies est la plus forte (tableau 22) entre 40 et 55 ans. Il semble que son incidence augmente chez les jeunes femmes (De Gramont, 1978). Le cancer est associé à l'image de la mort et l'ablation d'un sein est une expérience traumatisante pour une femme, tant sur le plan physique que psychique.

L'ablation du sein, dans le but d'enrayer le processus d'extension d'une tumeur cancéreuse est une thérapie très répandue. Son taux d'efficacité serait assez important, mais rien n'assure son efficacité absolue. Le taux de mortalité dû au cancer a peu changé depuis les 50 dernières années (NWHN, 1980B). Ceci signifie que la mastectomie peut augmenter l'espérance de vie des femmes sans toutefois contribuer à diminuer le taux de mortalité attribuable au cancer du sein.

Tableau 22
Nombre de mastectomies
par groupes quinquennaux d'âge,
Québec, 1979

Groupe d'âge	Nombre
15-19 ans	203
20-24	344
25-29	416
30-34	507
35-39	595
40-44	665
45-49	801
50-54	626
55-59	444
60-64	388
65-69	328
70-74	190
75-79	142
80 ans et plus	125

Source : Données fournies par le MAS., service des statistiques, Québec, 1980.

Beaucoup de médecins remettent actuellement en question cette forme de thérapie surtout lorsqu'il s'agit de mastectomies radicales, celles-ci allant de l'ablation d'un sein jusqu'à celle qui inclut l'ablation des muscles pectoraux et des ganglions lymphatiques de l'aisselle. Certaines chirurgies plus locales seraient ainsi presque aussi efficaces et il existe aussi d'autres alternatives qui donnent de bons résultats, comme la chimiothérapie.

Quand une décision aussi grave que la mestectomie doit être prise, toute femme doit être informée des avantages et inconvénients d'un tel traitement et s'il existe d'autres thérapies alternatives. Demander l'avis d'un autre médecin est tout à fait normal, ce qui devrait exclure à priori toute intervention faite immédiatement après une biopsie.

En fait, la mastectomie radicale est un traitement qui a été mis au point pour enrayer le cancer à un stade avancé localement, il y a 80 ans. Aujourd'hui, le cancer est détecté plus tôt, entre autres grâce à la pratique de l'auto-examen. Toutefois, ce dernier n'est pas encore assez répandu. D'autres interventions plus localisées et d'autres traitements moins mutilants que la mastectomie radicale sont également mis au point depuis quelques années, mais ne sont pas très répandus et souvent ne sont pas connus des femmes.

En conclusion, il faut mentionner que la découverte d'un cancer est grave et est toujours accompagnée d'un bouleversement émotif important chez les femmes atteintes. Ce qu'il ne faut pas perdre de vue, c'est que la mastectomie est mutilante et que cette forme de thérapie devrait être un recours ultime.

Nous avons insisté sur trois types d'interventions très significatives pour les femmes, soit la ligature des trompes, la mastectomie et l'hystérectomie.

Chacune d'entre elles a sa propre problématique. Cependant, deux éléments qui doivent être mis de l'avant se rassemblent ici sous notre analyse, à savoir, l'augmentation des interventions de type électif, ainsi que la nécessité d'une information réelle face aux possibilités de choix.

L'augmentation des interventions de type électif devrait faire l'objet d'une prise de conscience : de toutes parts, on insiste sur la nécessité d'une médecine préventive. La médecine répond entre autres à cette demande en fonction de ses propres instruments d'intervention. Ainsi, on répondra parfois au risque de cancer du col par une hystérectomie « élective ».

Ce type de logique permet de rendre normal, courant, le recours à des actes qui étaient autrefois plus rares. Il semble qu'on doive interroger les instruments dont on se sert pour faire de la prophylaxie. Il s'avère pour le moins contradictoire d'utiliser les techniques de la médecine lourde, v.g. la chirurgie, à des fins de prévention, ce qui serait plutôt l'objet des médecines douces, ou moins éloignées de la nature.

Il est certes normal que les médecins cherchent à protéger leurs clientes de la mort - ou à leur assurer une contraception efficace. Ils doivent cependant être soucieux de la signification symbolique de ces interventions, qui atteignent l'intégrité fonctionnelle et corporelle des femmes. Elles sont sur ce point plus traumatisantes que bien d'autres interventions.

L'information et la liberté de choix devraient nous guider dans nos critiques de certaines pratiques chirurgicales trop fréquentes. Il est important que les femmes puissent connaître les thérapies alternatives à la chirurgie et que le médecin sache reconnaître ce droit fondamental de « choisir », même s'il croit que la thérapie qu'il propose est la meilleure.

Un des sujets les plus délicats à aborder mais qui est très significatif dans une réflexion sur l'accouchement est celui de la douleur. L'association « douleur-enfantement » a des racines culturelles profondes. Entre cette nécessité de douleur et l'accouchement dit sans douleur, se situe probablement la réalité, réalité qui diffère selon les femmes ainsi que selon les indications physiques et psychologiques au moment de la grossesse et de l'accouchement. Or, de nombreux discours ont été écrits sur le sujet et les normes impératives se succèdent. Les études anthropologiques contredisent les affirmations selon lesquelles la douleur à l'accouchement est un produit purement culturel (Jaubert, 1979). Or, l'objet de tous les discours, l'accouchée, se voit cataloguée au niveau de la douleur comme du reste. C'est ce qui explique les théories et normes en matière d'anesthésie. On ne sait plus si on doit souffrir ou non, le dire ou non.

La dépossession de la science des femmes face à l'accouchement se concrétise dans ce rapport à la douleur. De nombreuses femmes pourraient témoigner du sentiment d'échec ressenti lorsque, confrontées avec la douleur, elles ont « cédé » à l'anesthésie alors qu'elles voulaient et s'étaient préparées à vivre autre chose...

La remise en question des interventions qui entourent la grossesse et l'accouchement suit actuellement diverses tendances. Les grandes revendications peuvent se regrouper de la façon suivante :

La liberté dans le choix du lieu de l'accouchement, donc la possibilité d'accoucher à domicile ou ailleurs qu'à l'hôpital.

La légalisation de la pratique des sages-femmes pour le suivi des grossesses, comme intervenantes au moment de l'accouchement et pour le suivi post-natal.

L'humanisation des soins en milieu hospitalier.

Parmi les personnes qui interviennent dans ce débat, on retrouve des femmes, des infirmières, des sages-femmes, des couples mais aussi des médecins dont les deux plus célèbres sont Leboyer et Odent. Les efforts de ces médecins portent sur la naissance et le bien-être de l'enfant, beaucoup plus que sur l'accouchement et le bien-être de la mère. Cette dernière tendance a certes l'avantage d'éveiller une certaine méfiance chez les femmes. Elle a également permis de diminuer la violence dans les accouchements en milieu hospitalier. Toutefois, la reprise du contrôle par les femmes de l'accouchement n'en est pas nécessairement plus assurée. Le débat sur cette question comporte en effet cette double dimension accouchement et naissance qui n'est pas toujours présente dans les analyses.

L'accouchement

Le dernier élément que nous souhaitons traiter concernant les services médicaux est l'accouchement. Celui-ci est en effet non seulement un acte médical en soi mais il suscite un nombre important d'autres interventions. Dans les statistiques, l'accouchement « normal » apparaît sous la rubrique « actes chirurgicaux ».

Or, alors que l'interventionnisme médical au moment d'accouchements atteint un summum jamais égalé, les arguments de la baisse du taux de mortalité pour le justifier peuvent être mis en doute, puisque les conditions socio-économiques seraient largement responsables de cette baisse (Bernard, 1978). Les études effectuées dernièrement au Québec sont fort éloquentes à ce sujet. Ainsi, les données recueillies par Nicole Coquatrix nous informent qu'en 1978, 13,5% des accouchements se sont faits par césarienne ; 3,8% se sont faits après une induction médico-chirurgicale du travail ; dans 16% des cas, on a eu recours au moniteur foetal pour grossesse à risque élevé (Coquatrix, 1980A). Ce qui est également très significatif, c'est que la proportion d'accouchements diagnostiqués comme représentant des complications est passée de 28,4% en 1971 à 33,9% en 1977 (données du MAS, déc. 1980). Il faut finalement ajouter à ces informations que l'épisiotomie est devenue pratiquement systématique (Blanchet et Levasseur, 1980).

On en arrive à la question sous-jacente à toute cette approche. Les femmes sont-elles capables d'accoucher? Une militante pour l'humanisation des soins à la naissance rapportait il y a quelques années, les propos d'un médecin qui disait que lorsque l'on y réfléchit bien, un bébé ne peut sortir de ce petit trou (Kenwan, 1977). De tels propos sont extrémistes, il va sans dire. Toutefois, ils reflètent de façon caricaturale ce qui semble être l'approche médicale actuelle.

Que ce soit par les diagnostics (ex. : échographie) ou les interventions à l'accouchement comme tel, on a fait des grossesses et des accouchements des actes qui semblent ne pouvoir se dérouler de façon naturelle. Les femmes ne savent plus accoucher, croirait-on.

On pourrait sans doute présenter la situation dans le domaine de l'accouchement de façon suivante. La femme semble être au service de la science plus que l'inverse. Ainsi, au lieu de développer des connaissances qui permettent d'accoucher avec moins de complications, on en est rendu à considérer le tiers des accouchements comme compliqués.

De plus, la perte de pouvoir des femmes sur leur propre rôle dans la reproduction aux mains des professionnels sert des intérêts économiques très puissants (Coquatrix, 1980B). Un effort d'humanisation sans remise en question des fondements de la situation actuelle, à savoir, grossesse et accouchement = maladie, ne suffirait pas à aller à l'encontre de ces intérêts. L'obstétrique est, à l'heure actuelle, un débouché qui semble s'avérer sans limite pour les entreprises.

Sait-on par exemple que les moniteurs foetaux connaîtraient une grande vogue depuis qu'ils sont fabriqués par American Home Products dont le marketing a déjà fait ses preuves avec les produits Chef Boyardee et Saniflush (Cole, 1980). Sait-on également qu'un lit d'accouchement permettant à une femme d'accoucher de façon « naturelle » coûte 8 000 $.

C'est pour cette raison que le problème mérite d'être posé en termes de pouvoir. La lutte des femmes est une lutte pour reprendre leur capacité d'enfanter. Il est certain que le développement des connaissances médicales a permis de mieux contrer les risques liés à la grossesse et à l'accouchement. Mais l'écart est grand entre ces gains et la perte immense que représente le fait d'être devenue un terrain d'intervention et de profits.

L'utilisation des services médicaux

Que faire devant une telle situation? L'amélioration des conditions de vie des femmes est une solution globale et très lointaine. Leur vie comprend actuellement un grand nombre de contraintes contre lesquelles il faut maintenant lutter. L'appauvrissement des femmes, les conditions de double emploi, leur situation de mères les rendent vulnérables socialement. Cette vulnérabilité et les difficultés auxquelles elles ont à faire face, les conditions objectives de sous-emploi dans lesquelles elles sont confinées peuvent, entre autres, les amener à se rendre plus fréquemment chez le médecin. Des conditions de travail peu reluisantes, des semaines de 60 heures et plus, parfois seules pour s'occuper des enfants, des sources de valorisation limitée peuvent les conduire jusqu'à l'exténuement physique et mental.

Comment actuellement mesurer l'impact de ces conditions de vie sur la santé des femmes? Les données que nous avons nous permettent d'évaluer deux choses : la présence massive des femmes à tous les niveaux de l'itinéraire médical. Cette présence se manifeste dans les services de première ligne pour les soins en général et dans les services de gynéco-obstétrique pour les soins chirurgicaux. La forme actuelle du modèle médical et la structure de l'organisation de services ne permettent pas d'évaluer avec justesse l'impact des conditions de vie bouleversées (et bouleversantes) des femmes. Ces conditions de vie vont de l'éducation au monde du travail en passant par la nécessité biologique de leur spécificité sexuelle.

Y a-t-il lieu de s'interroger sur la manière dont on répond à la demande féminine qui est perçue comme naturelle, individuelle ; ne peut-on pas risquer d'interroger le mode d'appel des femmes qui, tout en étant légitime, semble être aussi une façon de protester par le corps contre une situation intenable? (Levy, 1976). La recherche d'une sanction normalisante, recherche de protection et de sécurité amène aussi la dépendance (Nadeau, 1979) : nous sommes là dans un cercle vicieux où l'apprentissage de la dépendance, la vulnérabilité bio-sociale, le manque de ressources alternatives drainent des quantités inquiétantes de femmes vers les ressources médicales. Les ressources médicales, à la fois dans la volonté de répondre à leur projet professionnel mais aussi placées dans une situation équivoque, compte tenu des contraintes d'ordre à la fois économique (multinationales) et organisationnel (État - services), limitent leurs interventions aux manifestations directement observables du malaise. Directement observables parce que constatées dans un milieu fermé, isolé, le bureau médical.

Comme, d'une part, le nombre de femmes visitant les médecins ne diminue pas, comme d'autre part le nombre de points de services, de médecins, de techniques, de raisons d'intervenir augmente sans cesse, et ce, sans accroissement proportionnel de la population, les efforts de la médicalisation se feront de plus en plus sentir. Doit-on blâmer ici les femmes de se rendre chez le médecin? Doit-on interroger légitimement l'emprise des médecins sur la vie des gens? Les médecins savent-ils actuellement que leurs interventions se font sur une partie de la population qui est vulnérable, qui souvent ne reçoit pas les services et l'aide adéquate?

Le nombre de contacts-patients, c'est-à-dire d'examens, de consultations, de traitements psychiatriques et d'actes chirurgicaux a augmenté de 15,1%. Or, parallèlement le nombre de médecins augmentait de 15% alors que la population de son côté n'augmentait que de 2,2% (R.A.M.Q., 1979, p. 41). Certains verront là un signe d'avancement, de progrès social. Cela est aussi vrai: mais on augmente les effectifs qui, au départ, étaient conçus et formés pour répondre à des situations d'urgence, à l'intérieur d'un modèle qui doit interroger sa pertinence ; de même, la population change, les rapports entre le corps et l'environnement se transforment et les femmes deviennent de plus en plus critiques sur ce qu'elles ont à vivre, dans la société en général et dans l'univers médical, en particulier.

Il est de plus en plus reconnu que l'environnement est au XXe siècle la source la mieux identifiable des problèmes physiques et mentaux. Les médecins ne doivent plus répondre de la même manière aux demandes des clients. Les conditions de vie, de travail, le stress, sont autant de causes de morbidité dans la population. Les femmes n'y échappent pas. On ne peut intervenir sur des conditions de travail en prescrivant des médicaments ou en ne guérissant que l'ulcère d'estomac. L'évolution du modèle médical doit suivre le changement de la population et de l'environnement. Il ne peut plus évoluer en vase clos. De même, les médecins doivent interroger leurs propres rapports avec l'environnement, composés d'intérêts économiques qu'ils desservent sans souvent le savoir ou le reconnaître.

Refuser de prescrire, d'intervenir pour toutes raisons, enseigner, accepter de partager avec d'autres les connaissances et les méthodes de travail est plus coûteux humainement et moins rassurant que l'inverse. Certaines femmes refusent d'attendre et fondent parallèlement des groupes qui desservent leurs intérêts comme elles l'entendent : après tout, il s'agit de leur propre corps. Mais d'autres femmes, moins informées, plus dépendantes sont aux portes des médecins : doit-on garder le silence sur elles?

Les médicaments

Dans les lignes qui suivent, nous tenterons de cerner les aspects impliqués dans la réalité de la distribution et de la consommation des médicaments.

La prescription des médicaments constitue en effet, après les services, un des aspects de l'extension de l'expertise médicale vers des champs d'intervention autres que la maladie.

Les compagnies pharmaceutiques fonctionnent selon les règles des entreprises capitalistes. Leurs produits sont écoulés à 90% sur le marché par le corps médical, qui agit comme un intermédiaire entre la compagnie et les clients. La *médicalisation,* dans le cas des prescriptions de médicaments, est l'effet de la pression des compagnies pour écouler leurs produits, selon leurs intérêts spécifiques et de l'extension de l'expertise médicale nécessaire aux compagnies qui ont besoin de spécialistes intermédiaires entre eux et la clientèle. Plus la clientèle est dépendante, plus elle « bénéficiera » de possibilités de consommer des médicaments. Une manière de « former » une clientèle à la dépendance est de lui faire croire qu'elle a toujours besoin d'experts, d'où un professionnalisme accru.

Comme il fut répété à plusieurs reprises dans les chapitres précédents, les femmes constituent une clientèle de choix pour les professionnels, tant par leur situation sociale que par leur condition biologique, aussi risquent-elles également d'être visées de façon particulière lorsqu'il s'agit des médicaments.

Contrairement à d'autres produits existant sur le marché, les médicaments éthiques [1] ne peuvent être comsommés que sous la permission

---

1 Le médicament éthique nécessite l'ordonnance d'un médecin, contrairement au médicament en vente libre dans les pharmacies.

écrite d'un tiers entre le consommateur et le producteur. Les producteurs (compagnies pharmaceutiques) et les professionnels (médecins) sont en majorité des hommes. Le consommateur privilégié, dans certains cas, aura de grandes chances d'être en fait une *consommatrice.*

Les consommatrices

Les femmes consommeraient plus de substances médicamenteuses, quelle que soit la classe de médicament (Dunnell et Cartwright, 1972 ; Cooperstock, 1976). Les psychotropes, ou médicaments agissant sur le système nerveux central, et parmi ceux-ci les tranquilisants mineurs, semblent les préférés des prescripteurs et des consommatrices. Ils sont aussi une source de profit très importante pour le producteur.

D'autres médicaments sont aussi largement utilisés par les femmes : le cas des hormones (contraceptifs, hormones et substitution) est probant.

Ainsi, au Québec, la Régie de l'Assurance-maladie du Québec (1980) a fait ressortir que la consommation des médicaments par les personnes admissibles au programme d'assurance médicaments a augmenté globalement de 11,6% en 5 ans[1]. Les tranquillisants étaient en première place parmi les classes de médicaments prescrits. Les hormones arrivaient en deuxième place.

Les femmes avaient reçu 16,1 prescriptions et les hommes 13,9. Pour les deux sexes, il semble que la consommation croît avec l'âge. De plus, 35% des médicaments prescrits appartenaient à la classe des substances affectant le système nerveux central.

Le tableau 23 présente la consommation moyenne de médicaments par les bénéficiaires de l'aide sociale pour l'année 1979.

Il a été récemment établi (Marinier, 1980) que 28,1% des femmes de la région de Montréal avaient consommé des psychotropes au cours des 12 mois précédant l'enquête. Les résultats de cette étude se comparaient aux autres recherches du même genre en Amérique du Nord. De plus, dans l'échantillon de Raymonde Marinier, deux fois plus de femmes que d'hommes avaient utilisé ces mêmes médicaments.

Elle a également relevé que 46,5% des consommatrices de drogues multiples avaient plus de 49 ans. De fait, la clientèle la plus importante des produits pharmaceutiques est représentée par les femmes et les personnes âgées. Louise Nadeau (1979) mentionne qu'il s'agit chez ces deux couches de la population de personnes ayant peu de maîtrise

---

1 Nombre de prescriptions par personne admissible au régime. Ces personnes admissibles sont les bénéficiaires de l'aide sociale et les personnes âgées de plus de 65 ans. Il s'agit bien sûr d'une population particulièrement dépendante, souvent affectée par des problèmes physiques importants, chez les deux sexes. Dans la population en général, l'écart de consommation en fonction du sexe pourrait être plus marqué.

Tableau 23
Nombre moyen d'ordonnances reçues par 100 bénéficiaires de l'aide sociale âgés de moins de 65 ans selon la classe de médicaments et le sexe, Québec, 1979

Classe de médicaments	% d'ordonnances[1] / nombre d'hommes	% d'ordonnances[1] / nombre de femmes
Antihistaminiques	12,2	21,1
Anti-infectueux	61,5	82,8
Système nerveux autonome	63,1	60,2
Cardio-vasculaires	57,8	67,2
Système nerveux central	328,6	444,2
Électrolytes-diurétiques	43,2	86,0
Médicaments contre la toux	42,9	51,4
Oreilles, nez, gorge et yeux	16,3	21,4
Gastro-intestinaux	63,2	78,5
Hormones et substituts	27,7	198,9
Peau et muqueuses	61,4	107,0
Spasmolytiques	24,9	16,0
Vitamines	32,4	41,2
Médicaments du sang	4,9	9,7
Autres médicaments	12,5	10,8
Ensemble des médicaments	862,8	1 308,3
(Nombre de bénéficiaires)	(189 266)	(254 437)

1 Le calcul est fait pour cent bénéficiaires. Ainsi, chaque bénéficiaire masculin moyen reçoit au total 8,6 ordonnances par année contre 13,1 pour les femmes âgées de moins de 65 ans.

Source : R.A.M.Q., *Statistiques annuelles 1979,* Québec, 1980, tableaux 72 et 81.

sur leur environnement, tant dans leurs rapports aux institutions qu'aux moyens de production.

Significativement, il semble que dans 26,3% des cas, l'abus des psychotropes soit la méthode de suicide favorite chez les femmes et ce taux serait en voie d'augmentation (Marinier, 1980). La très grande accessibilité de ces produits encourage d'une certaine façon ce phénomène désolant.

On ne peut passer sous silence l'expérience faite par Marc Renaud et al. (1978) qui visait à comparer la pratique des omnipraticiens des polycliniques avec celle des omnipraticiens des C.L.S.C. Il a pu constater au cours de cette recherche qu'à des symptômes identiques, l'activité de prescription variait en fonction du sexe du client ; ainsi, les femmes qui ont participé à l'enquête se sont vu prescrire plus de tranquillisants mineurs que leurs collègues masculins.

Ruth Cooperstock a de plus relevé en 1978 que les femmes utilisaient largement les psychotropes pour s'adapter et se conformer à leur rôle social, particulièrement s'il s'agissait de femmes à la maison. Il est évident que toutes les femmes à la maison ne choisissent pas de tels moyens d'adaptation à la vie courante mais il est intéressant de constater que cette clientèle est peut-être plus vulnérable à l'usage des services médicaux qui, pour des troubles de fonctionnement, de fatigue, de nervosité privilégient le traitement chimique et le recours aux tranquillisants. Toujours selon Ruth Cooperstock, les hommes utilisaient les mêmes produits pour supporter leur rôle de pourvoyeur, et pour affronter les difficultés au travail. Plusieurs femmes avaient ainsi mentionné avoir commencé l'usage des psychotropes suite à la naissance d'un enfant, parce qu'elles n'aimaient pas le travail à la maison, parce qu'elles désiraient se sentir plus calmes vis-à-vis des enfants, etc.

Il est certes important de réfléchir sur les motivations qui peuvent amener les femmes à faire une telle utilisation des médicaments. Le stress, lié à leur condition sociale, l'entretien de leur dépendance dans le système de santé actuel, ainsi que la résistance que peuvent rencontrer les femmes si elles ne répondent pas à l'image très conforme de leur rôle traditionnel semblent être de ces motivations. Or, la femme sur le marché du travail n'échappe pas complètement à ce piège : est-ce qu'une double journée de travail n'implique pas pour certaines que la détente s'obtienne au prix de tranquillisants?

Il n'existe aucune recherche ayant été effectuée sur ce sujet mais les données relatives à l'alcoolisme chez les femmes sont concluantes à un autre niveau. De fait, les femmes boivent de plus en plus (Chabot, 1978) et il semble que leur alcoolisme ait été constamment sous-estimé (Taskforce, 1978).

Certains auteurs attribuent cette progression aux changements de rôles que vivent actuellement les femmes. Il semble toutefois que la consommation des médicaments soit plus liée au modèle féminin traditionnel contrairement à l'alcoolisme. Louise Nadeau (1979) rappelle à cet effet que :

> « *Le prix à payer pour se manitenir dans la norme est de se définir comme ayant besoin de services médicaux et de se soumettre è l'évaluation du corps médical* » (Nadeau, 1979 : 114).

Dépendre des tranquillisants représente réellement un danger pour la santé. Cette dépendance ne peut être analysée séparément de la médicalisation croissante de la population. Dans le cas des tranquillisants, il y a d'ailleurs plus que le contrôle du corps qui est en jeu, mais aussi le contrôle de la conscience des femmes.

Fait intéressant, le ministère fédéral de la Santé et du Bien-être, à cause des prescriptions trop nombreuses de tranquillisants que font les médecins, a mis à leur disponibilité au début de l'année 1980 une brochure de mise en garde. Le texte expliquait aux praticiens qu'il était mauvais de prescrire des tranquillisants pour de stricts motifs d'adaptation à la vie quotidienne. On devrait pourtant s'attendre à ce que les médecins connaissent déjà cette information.

La publicité et l'image des femmes

La concurrence entre les produits se fait, non pas au niveau des prix, mais de l'image de compétence et de sécurité des fabricants, garantie de la qualité du médicament. Il leur est cependant interdit, dans le cas des médicaments d'ordonnance, de s'adresser directement au grand public. Ainsi, les médecins constituent une clientèle restreinte très courtisée. Les compagnies pharmaceutiques auraient dépensé environ 4 000 $ par médecin en 1977, en publicité de toute sorte (C.L.S.C., 1977). La publicité se fait autant de façon directe (dépliants, encarts dans les revues médicales, visites de représentants des compagnies) que de façon indirecte (subvention aux séminaires de recherche, tournois de golf, cadeaux de toutes sortes incluant des livres de médecine pour les étudiants, des échantillons de produits, des maquettes ou cartes représentant le corps humain, etc.). Parmi ces méthodes de vente, la visite régulière du représentant de compagnies est probablement la plus efficace (tableau 24).

Robert Seidenberg (1974) étudie depuis 10 ans l'image des femmes dans la publicité des revues médicales. Il a découvert que ces images étaient celles de femmes insatisfaites de leur sort, soit dans leur fonction sociale ou soit dans leur relation avec l'entourage. Il a ainsi relevé un exemple de cette publicité :

> « *Un somnifère pour une squaw... Elle a une insomnie... et il se réveille. Agitée et irritable, elle rouspète après son mari... Comment cette mégère peut-elle être domptée?... (et suit le nom commercial du médicament* » (Seidenberg, 1974 : traduction libre).

Tous les moyens sont bons pour atteindre les objectifs fixés. On ne peut éviter de ressentir le cynisme de cette autre publicité retenue par Seidenberg qui reprend certains thèmes des revendications féministes pour stimuler la vente de médicaments. Entre autres, cette photographie de « femme libérée » des tâches ménagères... comment? par l'ingestion de tranquillisants elle « allège » son fardeau.

D'autres publicités proposent des images de femmes vieillies et irritables, de mères débordées, de ménagères dépressives, de matrones plaignardes et de séductrices (Mosher, 1976).

Les troubles physiques liés aux accidents du travail ayant une cause nettement identifiable sont présentés avec des personnages masculins ; les troubles psychologiques, plus diffus, sont associés aux personnages féminins (Prather et Fidell, 1975).

Tableau 24

Origine de l'information parvenant pour la première fois au médecin concernant quatre types de médicaments[1], Montréal, 1960

	Origines				
Types de médicaments	**Détaillant**	**Courrier**	**Publicité dans les journaux**	**Courrier médical**	**Autres**
Antidépressant	69,8%	22,6%	---	1,9%	5,7%
Antibiotique	71,4	14,3	9,5	2,4	2,4
Antihistaminique	66,6	16,6	12,5	---	4,3
Diurétique	67,3	20,4	10,2	---	2,1

1 Cette information résulte d'une enquête effectuée à Montréal, en 1960 ; des enquêtes similaires réalisées en Grande-Bretagne et aux États-Unis ont donné des informations équivalentes.

Source : Larivière, 1967, p. 20.

On a demandé à des psychiatres américains leurs perceptions de la publicité médicale : 70% d'entre eux furent d'accord avec le fait que cette publicité incluait des images de femmes servant à vendre les produits et 45% ont affirmé que les psychiatres et les médecins étaient influencés par ces dernières (McRee, Corder, Billie et Haizlip, 1974).

Les intérêts des compagnies sont protégés sous le couvert de la science. Certains comités de lecture de publications psychiatriques américaines sont subventionnés par l'industrie pharmaceutique... Les revues médicales absorbent donc une bonne partie de cette publicité dont les deniers suffisent à eux seuls à la publication de revues aussi importantes que l'*American Journal of Psychiatry* (Seidenberg, 1974). Les compagnies envoient aussi de nombreux dépliants vantant leurs produits. Malheureusement, cette publicité constitue pour une large part la source principale d'information que les médecins reçoivent sur les produits chimiques qu'ils prescrivent. On sait que même le relevé annuel contenant la liste descriptive des médicaments (guide à l'usage des professionnels) est composé et subventionné en partie par les compagnies productrices. Le gouvernement supervise le guide mais ne peut contrôler l'information qu'il contient. Il est difficile, dans une telle structure, de développer une approche critique face aux médicaments.

Les compagnies véhiculent ainsi une image biaisée des femmes, profitent indûment du conflit qu'elles vivent (tradition et changements sociaux) et perpétuent, parfois au détriment de principes éthiques et moraux, la domination des hommes sur les femmes. Dans la publicité, il s'agit en fait de rendre acceptable, courant, normal, l'usage de produits qui à leur tour vous rendront aussi acceptables, normales...

Services de santé et pouvoir médical

Pour Jim Harding (1979), chercheur à l'université de Régina en Saskatchewan, l'augmentation de la consommation des médicaments chez les femmes est à analyser en rapport avec la multiplication des services de santé. On doit comprendre ici que l'augmentation de la demande en services médicaux, l'encouragement à la dépendance créé par un système fondé sur l'approche curative semblent étroitement liés à l'activité de prescription.

La prescription médicale est l'acte médical le plus fréquent quand on sait que dans presque 100% des cas une consultation médicale se terminera par, au moins, une prescription. Dupuy (1975) a rappelé également comment l'acte de prescrire donne au médecin une position particulière d'intervention sur sa clientèle. Cette activité simple, permet de laisser croire au client, pour chaque visite, que le médecin non seulement « a le pouvoir », mais *intervient* réellement ; on sait aussi que l'acte de *prescription* est réservé aux seuls médecins (et dentistes). Concrètement, ceci implique que des groupes sociaux démunis, recherchant l'aide médicale, sont confrontés à une forme déterminée de soutien et d'intervention. Cette réponse passe par un intermédiaire, le médecin et le contrat est *de fait* de nature médicamenteuse...

Les hommes furent traditionnellement les « protecteurs » privilégiés des femmes et cette relation se consolide symboliquement dans la relation thérapeutique par l'ordonnance médicale (Nadeau, 1979). L'usage des psychotropes est réellement un piège pharmacologique. Comme le dit si bien Louise Nadeau, utiliser des médicaments prescrits (tranquillisants), c'est accepter d'être diagnostiqué malade et de maximiser son ajustement au rôle traditionnel.

Le médicament ne remplacera jamais la conscience et le pouvoir d'agir sur son environnement. Les compagnies le savent très bien.

Les ressources

L'analyse précédente de la situation des femmes dans le domaine de la santé s'articule autour de leurs besoins, de ceux qu'elles expriment, de la perception qu'on en a dans le monde médical et des services qu'on leur donne. Cette analyse présente un intérêt en soi mais est incomplète sans sa dimension économique, c'est-à-dire, sans une information sur l'organisation des rapports actuels entre l'offre (distribution) et la demande (consommation) des services de santé.

Faire l'analyse de l'organisation économique des services de santé est un projet en soi. Elle suppose en effet beaucoup de recherches ainsi que l'accès à des informations plus ou moins disponibles. Il ne nous a pas été possible de compléter une telle analyse, mais nous tenons quand même à soulever certaines questions. C'est pourquoi les pages qui suivent doivent être abordées comme une source d'informations plutôt que comme une analyse. L'objectif poursuivi ici est de suggérer des voies de réflexion et de recherche, qui doivent faire partie de toute remise en question de la situation des femmes dans le domaine de la santé. En effet, la quantité importante de ressources impliquées, tant sur le plan humain que financier, et la puissance économique de certains acteurs ont fait de l'organisation des services de santé un élément important de notre vie économique. C'est donc dire que toute remise en question a des implications économiques et c'est ce qui sera démontré par les informations suivantes. Les questions soulevées se regroupent autour des ressources impliquées en se centrant sur le milieu hospitalier, du rôle des entreprises pharmaceutiques et de l'organisation du travail dans le réseau institutionnel.

Allocation des ressources

Le domaine de la santé constitue un secteur où l'investissement immobilier et l'emploi sont très importants. Ainsi, en 1979-1980, on comptait au Québec 203 hôpitaux publics (MAS 1980D) auquel il faut ajouter les hôpitaux fédéraux et les hôpitaux privés dont le nombre s'établissait respectivement à 8 et 40 en 1977-1978.

Le nombre total de personnes employées dans ces centres hospitaliers s'établissait en 1977-1978 à 126 281 dont 95 362 travaillaient à temps complet et 30 919 à temps partiel (MAS 1980B). À cette main-d'oeuvre, il faut ajouter pour 1979 les 995 postes consacrés exclusivement à la santé dans les 82 C.L.S.C. (MAS 1980C). De façon globale, la proportion de la population active travaillant dans le secteur de la santé est passée de 1,7% en 1921 à 2,8% en 1941 et finalement à 6,2% en 1971 (Renaud, 1977). Les données dont nous disposons pour 1979 indiquent pour le secteur services médicaux et sociaux que celui-ci occupe 15% des femmes et 3,9% des hommes en emploi pour un total de 7,5% de la population active (Statistique Canada, 1980).

C'est donc dire que la santé représente un secteur important pour l'économie actuelle. Ceci se traduit concrètement par des dépenses qui, en 1978-1979, représentaient 5,8% du produit intérieur brut (PIB) c'est-à-dire de la valeur de la production intérieure du Québec. En effet, au cours de l'année 1978-1979, le gouvernement québécois a dépensé pour la santé 821 099 000 $ par le biais de la Régie de l'assurance-maladie,

2 414 496 999 $ par le ministère des Affaires sociales et finalement 63 663 000 $ par la Commission des accidents du travail.

Des calculs effectués pour 1976-1977 indiquaient que les dépenses totales dans le secteur de la santé, c'est-à-dire les dépenses effectuées à tous les niveaux tant dans le secteur privé que public, etc. constituaient alors 7,5% du PIB. Finalement, on évalue que les dépenses publiques effectuées par le gouvernement québécois en 1978-1979 représentent une somme de 527 $ par habitant (R.A.M.Q., 1979). Les centres hospitaliers publics québécois se sont partagés quant à eux en 1979-1980 un budget total de plus de 2 milliards de dollars.

Tableau 25

Nombre de centres hospitaliers par région socio-sanitaire et budgets régionaux des centres hospitaliers, Québec, 1979-1980

Numéro de région	Nombre de centres hospitaliers	Budget 1979-1980
Région 01	11	76 005 371 $
Région 02	10	96 676 705
Région 03	39	410 848 603
Région 04	15	122 885 042
Région 05	12	99 726 891
Région 06 A	58	949 476 614
Région 06 B	10	76 930 067
Région 06 C	17	132 758 889
Région 07	9	62 237 682
Région 08	10	44 498 073
Région 09	8	30 756 650
Région 10	4	11 813 009
Total	**203**	**2 114 613 596 $**

Source : Gouvernement du Québec, *Les Affaires sociales au Québec,* Québec, 1980 D, 224 pages, p. 118.

Ce qui nous apparaît significatif ici, c'est le développement très important de ce secteur. Les dépenses de la R.A.M.Q. ont augmenté de 72% et celles du MAS pour la santé de 62% entre 1974-1975 et 1978-1979 (R.A.M.Q., 1979). Il ne s'agit pas de mettre en cause le fait que de très nombreuses dépenses aillent vers la santé. Il s'agit plutôt de souligner leur orientation étant donné l'augmentation des coûts. Or, cette orientation comme nous l'avons souligné dans d'autres textes semble plutôt favoriser la multiplication des services et la valorisation du développement technologique. Le débat actuel sur l'humanisation des soins témoigne bien de l'inquiétude de plusieurs face à ce type de développement.

Le rôle des entreprises pharmaceutiques

Un facteur de plus en plus actif dans cette orientation du développement du secteur de la santé est sans conteste l'industrie pharmaceutique. Nous voulons souligner ici non seulement l'importance de sa production, mais également son rôle dans le développement des thérapies.

De nombreuses entreprises privées contrôlent la production du matériel utilisé dans les services de santé. Le réseau d'État (services)joue aussi un rôle économique important.

Si nous voulons davantage nous arrêter au cas des compagnies pharmaceutiques c'est qu'elles contrôlent la recherche sur le moyen thérapeutique privilégié des médecins c'est-à-dire les médicaments, qu'elles détiennent le monopole de la vente de nouveaux produits par le système compliqué des brevets, et qu'elles influencent grandement les choix de thérapie posés par le médecin. Il est intéressant aussi de noter que les grandes révolutions médicales des années 50 et 60 ont été apportées justement par la mise en marché de nouveaux produits pharmaceutiques, soit les tranquillisants mineurs, les anovulants et les hormones sexuelles.

Les compagnies

Si l'on retrouve plus de 10 000 entreprises fabricant des produits pharmaceutiques sur le globe terrestre, il faut savoir qu'à elles seules, 14 de ces compagnies réalisent 30% de la production mondiale. Celles-ci apparaissent au tableau 26 et toutes, sauf Takeda, se retrouvent au Canada. Ces compagnies "canadiennes" sont en fait des succursales de compagnies ayant leur siège central à l'extérieur du Canada.

L'activité de l'industrie canadienne s'observe surtout au Québec et en Ontario, et se résume au dosage et au mixage d'ingrédients actifs entrant dans la composition des médicaments. Les filiales des compagnies multinationales ont essentiellement pour objectif d'approvisionner le marché canadien. Quelques laboratoires de recherche sont installés au pays mais ils n'effectuent le plus souvent que des mises au point et des tests de contrôle de qualité. Côtoyant les entreprises internationales, les diverses sociétés autochtones ne réalisent que 8% des ventes totales de médicaments (A.C.I.M., 1977).

En dix ans, soit de 1966 à 1977, les ventes de produits pharmaceutiques et médicinaux des compagnies manufacturières ont été multipliées par 2,5 passant de 264,2 millions de dollars à 695,9 millions de dollars (Statistique Canada, annexe 4, p. 262). Les drogues affectant le système nerveux central et les organes des sens (analgésiques internes, stimulants, tranquillisants, sédatifs, etc.) et celles modifiant le métabolisme, les glandes endocrines et le néoplasme (hormones, contraceptifs oraux, etc.) représentaient en 1977 plus de 200,3 millions, soit plus du quart de toutes les ventes.

Tableau 26

Répartition des ventes réalisées par les principales compagnies pharmaceutiques, selon le nom des compagnies et le pays d'origine, 1974

Noms des compagnies	Pays d'origine	Ventes totales	Ventes des produits pharmaceutiques[E]
Hoffmann-La Roche	Suisse	1 987	1 112
Hoechst	Allemagne de l'Ouest	8 382*	1 110*
Ciba-Geigy	Suisse	3 679	974
American-Home products	États-Unis	2 183	950
Merck & Co.	États-Unis	1 330	890
Sandoz	Suisse	1 575	808
Bayer	Allemagne de l'Ouest	7 842	750
Warner Lambert	États-Unis	1 911	675
Eli Lilly	États-Unis	1 112	634
Pfizer	États-Unis	1 542	575
Bristol-Myers	États-Unis	1 591	550
Boehringer-Igelheim	Allemagne de l'Ouest	723[1]	535[1]
Takeda	Japon	900	511
Schering Plough	États-Unis	704	500

E Estimation en millions de dollars U.S.
*Comprend Roussel-Uclaf

1 Excluant de Angeli and Sturge

Source : Schauman, Lief: *Pharmaceutical Industry Dynamics and Outlook to 1985,* Long Range Planning. Stanforth Research institute, Juillet 1976, p. 18 cité dans Québec, Industrie, Commerce et Tourisme, (1979) page 12.

Tableau 27

Liste par ordre décroissant des médicaments les plus prescrits au Canada, fabricant, catégorie et date de mise en marché, Canada 1977

Classement	Produit	Fabricant	Catégorie	Mise sur marché
1.	292	Frosst	Narcotique analgésique	Avant 1945
2.	Valium	Roche	Tranquillisants	1967
3.	Amoxil	Ayerst	Anti-infectueux	1974
4.	Dalmane	Roche	Sédatif	1971
5.	Ortho Novum	Ortho	Contraceptif	1963
6.	Penbritin	Ayerst	Anti-infectueux	1963
7.	Megacillin	Frosst	Anti-infectueux	1963
8.	Vivol	Horner	Tranquillisants	1970
9.	Hydrodiuril	M.S. & D.	Diurétique	1959
10.	Ovral	Wyeth	Contraceptif	1968
11.	Tylenol c Cod. #2	McNeil	Narcotique analgésique	1964
12.	Inderal	Ayerst	Cardiovasculaire	1968
13.	Premarin	Ayerst	Hormones	1942
14.	Ilosone	Lilly	Anti-infectueux	1958
15.	Betnovate	Glaxo	Hormones	1967
16.	Lasix	Hoechst	Diurétique	1966
17.	Erythrocin	Abbott	Anti-infectueux	1952
18.	Lanoxin	B.-W.	Cardiovasculaire	1937
19.	Novotetra	Novopharm	Anti-infectueux	1966
20.	Mim-Ovral	Wyeth	Contraceptif	1974
21.	Novahistex-DH	Dow	Rhumes et grippes	1960
22.	Slow-K	Ciba	Suppléments nutritifs	1970
23.	Tuinal	Lilly	Sédatif	1945
24.	Aldomet	M.S. & D.	Cardiovasculaire	1963
25.	Novo Ampicillin	Novopharm	Anti-infectueux	1972

Source : A.C.I.M., (1977) p. 36.

Un commerce rentable

Tableau 28

Valeur de la consommation apparente de médicaments, per capita, Canada, 1966, 1971, 1976

Années	Valeur per capita
1966	14,53 $
1971	21,10 $
1976	33,27 $

Source : M.I.C. (1979) p. 73.
Annuaire du Canada - (Voir annexe 4).

Le tableau 28 montre comment a évolué la consommation de toute la production de l'industrie pharmaceutique au Canada entre 1964 et 1977. De ces produits les études américaines soulignent que les médicaments sous ordonnance ont augmenté plus rapidement et se sont montrés plus rentables que les médicaments obtenus sans prescription du médecin. L'utilisation grandissante des médicaments dans la vie quotidienne a permis à l'industrie une croissance rapide et stable quelle que soit la conjoncture économique générale.

D'après tous les indices, l'industrie pharmaceutique canadienne est florissante. L'un de ces indices et le plus controversé est le taux de profit. En 1964, le rapport de la Commission royale d'enquête sur les services de santé soulignait que :

« *...pour la période de 1953 à 1960 inclusivement dans l'ensemble de l'industrie des produits pharmaceutiques (y compris les sociétés déficitaires aussi bien que les sociétés bénéficiaires), le rendement du capital a été en moyenne de 81 pour cent supérieur à celui de l'ensemble des industries manufacturières. En fait, il s'est établi à 19,82 pour cent dans l'industrie des produits pharmaceutiques comparativement à 10,95 pour cent pour l'ensemble de la production manufacturière* ». (Rapport de la Commission royale d'enquête sur les services de santé, 1964 : 683).

D'après l'Association canadienne de l'industrie du médicament, les bénéfices nets après impôt des entreprises canadiennes auraient été de 7,17% en 1977 et 6,5% en 1974. Selon Silverman, les profits nets après impôt des compagnies américaines, souvent les maisons-mères des entreprises canadiennes, auraient été en moyenne de 18,3% entre 1960 et 1972. De plus, certaines entreprises européennes ne rendent public aucun bilan financier, telles Hoffman LaRoche, productrice des Valium et de Librium dont le chiffre d'affaires estimé est le plus grand (Levinson, 1974).

D'après Silverman, si l'on exclut les profits des détaillants, chaque dollar de revenu des fabricants se divise comme suit :

Figure 2
Décomposition de chaque dollar de revenu des fabricants américains de produits pharmaceutiques, 1974

0,7 aide aux écoles médicales
2,5 contrôle de la qualité
9,0 recherche
9,0 profit
12,0 impôt
15,5 administration
20,0 publicité
31,2 coûts de production

Source : Silverman, 1974, p. 29

La recherche et le développement

Tous les médicaments mis sur le marché depuis 1938 ont été mis au point par l'industrie pharmaceutique. La recherche effectuée dans les universités et les hôpitaux n'est orientée que marginalement vers la découverte de nouveaux produits (ex : contraceptifs nasaux au CHUL). Rappelons que cette recherche est aussi dominée par le monde masculin (Feldman, 1975). La recherche effectuée dans les laboratoires des compagnies coûte très cher, mais moins que la publicité. On estime que seulement 10 à 25% de l'ensemble des nouveaux produits lancés chaque année sont vraiment neufs. La plupart des produits mis sur le marché sont issus d'un changement moléculaire mineur et cette modification n'a pas d'effet clinique significatif.

Pressées de vendre de nouveaux produits, les compagnies n'ont pas toujours suivi les règles élémentaires de la prudence. Tout le monde connaît l'exemple terrible de la thalydomide. On connaît moins la petite histoire de la « pilule » relatée par Silverman (1974).

Les contraceptifs oraux ont été créés à partir d'hormones sexuelles synthétiques développées dans les laboratoires Syntex, à Mexico. La compagnie Searle a été la première à les commercialiser en 1960, sous le nom d'Enovid après qu'elle fut acceptée par l'organisme de contrôle du gouvernement américain la Food and Drug Administration (F.D.A.). Enovid et d'autres produits concurrents ont rapidement envahi le marché américain. En 1970, on estime à 8,5 millions le nombre d'américains à utiliser les contraceptifs oraux.

La « pilule » pose un problème nouveau, car les utilisatrices sont en général en bonne santé avant l'absorption et la prennent sur des périodes de temps très longues. D'après une brochure éditée par la compagnie Searle, les effets des contraceptifs oraux auraient été étudiés plus à fond et expérimentés sur une plus longue période que tout autre médicament (Silverman, 1974).

À la suite de plaintes de médecins préoccupés par les dangers de la pilule, la F.D.A. a procédé à diverses enquêtes au sujet de la pilule. On a ainsi appris que l'expérimentation originale des contraceptifs oraux avait été faite sur 132 Portoricaines pour 12 cycles menstruels seulement. Ce n'est qu'après une poursuite judiciaire intentée contre Searle à la suite de la mort d'une jeune américaine que le tribunal a recommandé à la compagnie d'avertir les médecins des risques de phlébites, de thromboses et d'embolies (Silverman, 1974).

L'essoufflement de la production (les vraies nouveautés sont plus rares qu'on ne le croirait) a détourné les compagnies pharmaceutiques vers les produits alimentaires (colorants, additifs de saveurs, préservatifs, etc.) et, significativement, vers les produits cosmétiques. C'est ainsi que :

> *« Squibb a absorbé Lanvin, Coty est lié à Pfizer, Jeanne d'Albret et Orlane sont rattachés à Norwich, Lilly s'est introduit chez Elizabeth Arden, Roche a les produits Pautène, Roussel est partie prenante chez Marcel Rochas »*. (Louis, 1973, p. 45-46).

Ce déplacement de l'intérêt des compagnies pharmaceutiques a ceci de particulier qu'il s'adresse en majorité à la même clientèle spécifique, les femmes.

Le système des brevets : une politique de contrôle

Il existe trois appellations possibles pour un médicament : le nom chimique, donnant la structure moléculaire (ex. : composition chimique du diazépam), le nom générique, appellation plus simple reflétant la nature chimique moléculaire (diazépam) et le nom de marque, le nom donné par la compagnie productrice (ex. : Valium, Vivol). Au Québec, en 1976, seulement 6% des ordonnances médicales étaient rédigées suivant l'appellation générique.

Depuis 1974, le pharmacien peut substituer à la description du médecin un médicament dont la composition chimique est la même, sauf si le médecin a identifié sur l'ordonnance qu'il ne pouvait y avoir de substitution. Cependant, de l'avis du MIC, « chaque médicament étant unique en tant qu'entité chimique (du moins tant que les brevets sont en vigueur), les possibilités de substitution (...) sont très minces ». (MIC,

1979). Ainsi, pendant la durée d'un brevet sur les médicaments, aucun autre manufacturier n'a le droit de fabriquer un produit de même composition chimique. Les médicaments vendus sous l'appellation générique ne le sont qu'à l'expiration du brevet. Selon Silverman, 75% des médicaments vendus aux États-Unis en 1974 étaient encore sous brevet.

De plus, l'usage de noms commerciaux cache dans la plupart des cas la très grande parenté chimique qui peut exister entre les produits, de même que la compétition que se font les compagnies.

Le tableau de la situation est sombre. Le problème de la surconsommation des médicaments et des services médicaux touche les femmes de façon particulière et si les compagnies n'en ont pas fomenté le dossier de façon machiavélique, elles ont tiré partie (profit) de la médicalisation de leur vie et des révoltes des femmes.

Les femmes sont concernées par l'intérêt particulier qu'elles représentent pour l'industrie pharmaceutique à plus d'un titre. Ainsi, pour contrôler les naissances, elles ont besoin de contraceptifs efficaces et sans danger. Les compagnies pharmaceutiques contrôlent la recherche et la vente des contraceptifs nouveaux (et même anciens), et influencent le choix des contraceptifs à prescrire suivant leurs intérêts propres. Il est peut-être plus rentable pour celles-ci de vendre des produits qui se consomment chaque jour que des produits à coût minime qui durent longtemps.

Par une très forte consommation de tranquilisants, les femmes en viennent à se « taire ». Les compagnies d'autre part, vendent l'idée que tous les problèmes ont une réponse facile et rapide. Comme le dit un peu cyniquement une brochure de l'ACIM « de plus en plus de médicaments sont utilisés pour une thérapeutique préventive plutôt que pour soigner un état aigu ». Et bien sûr, la plus large proportion de ces médicaments préventifs est constituée de psychotropes.

Organisation du travail

Le développement dans les milieux institutionnels de la santé se fait lui aussi suivant le schéma industriel (Renaud, 1977). En effet, l'organisation du travail est basée sur la spécialisation, la technologie est omniprésente et le souci de l'efficacité et de la productivité prédomine, la santé étant devenue une « marchandise » comme une autre (McKnight, 1977 ; Mueller, 1979).

Pour traiter de cette organisation, nous parlerons de l'orientation donnée à l'augmentation des ressources humaines ainsi que des travailleuses de la santé.

Orientation de l'augmentation des ressources

Autrefois les médecins et le personnel donnant des soins aux patients représentaient la très grande majorité des personnes oeuvrant dans le domaine de la santé. Cette proportion est maintenant inversée. En 1978, les médecins représentaient 7,53% de la main-d'oeuvre et le personnel infirmier 21,50% de l'ensemble du personnel des centres hospitaliers. Les autres personnes employées dans les hôpitaux se répartissent entre le personnel administratif, le personnel de soutien, de laboratoire, de radiologie et paramédical.

La multiplication des spécialisations est relativement récente. Barbara Ehrenreich (Ehrenreich, 1975) relève à cet effet qu'aux États-Unis en 1900, les médecins représentaient 52% des travailleurs en santé alors qu'en 1979 les médecins et administrateurs totalisaient seulement 12% de l'ensemble. Elle souligne également que plusieurs fonctions médicales originales du médecin ont été transmises à des travailleurs qui coûtent moins cher.

Au Québec, alors qu'il y avait, en 1921, un médecin pour chaque autre professionnel de la santé, ce rapport est passé à 1 pour 6 en 1971 (Renaud, 1977).

En effet, depuis 1940, différentes formations sont apparues au niveau universitaire (MAS, 1980D).

1940 - Psychologie et diététique

1947 - Technologie médicale

1954 - Physiothérapie et ergothérapie

1955 - Orthophonie

1956 - Administration hospitalière

1962 - Soins infirmiers

Ce ne sont là que quelques formations, celles qui se donnent dans les universités. On peut toutefois à partir de ces informations noter combien le développement des spécialisations est récent.

Quant aux infirmières et infirmiers, leur nombre continue d'augmenter ; cette augmentation ayant été de 17,5% entre 1974 et 1977 (MAS, 1980D). Malgré cette augmentation, leur proportion diminue dans le milieu hospitalier.

En effet, l'évolution du personnel dans les centres hospitaliers au cours des dernières années montre deux tendances (MAS, 1980B, MAS, 1980D). La première est l'augmentation plus marquée du personnel autre que celui qui se consacre aux soins infirmiers (donc « soins » aux malades). La deuxième est l'augmentation du personnel à temps partiel (voir tableau 29).

Tableau 29

Répartition des employés(es) selon leur statut et leurs activités dans les hôpitaux publics, Québec, 1975 à 1978

Activités	Employés(es) à temps complet					
	1975	**%**	**1976-1977**	**%**	**1977-1978**	**%**
Soins infirmiers	38 453	45,56	38 893	42,86	38 133	41,88
Diagnostiques et thérapeutiques	14 775	17,50	18 401	20,28	1 020	20,89
Enseignement	2 653	3,14	2 571	2,83	2 368	2,60
Administration et soutien	28 532	33,80	30 875	34,03	31 538	34,63
Total	**84 413**	**78,48**	**90 740**	**78,24**	**91 059**	**75,76**
Activités	**Employés(es) à temps partiel**					
	1975	**%**	**1976-1977**	**%**	**1977-1978**	**%**
Soins infirmiers	13 311	57,51	14 810	58,69	17 151	58,87
Diagnostiques et thérapeutiques	3 070	13,26	3 962	15,70	4 521	15,52
Enseignement	239	1,03	111	0,44	76	0,26
Administration et soutien	6 528	28,20	6 352	25,17	7 387	25,35
Total	**23 148**	**21,52**	**25 235**	**21,76**	**29 135**	**24,24**

Source : Pour l'année 1975, les données sont tirées de : Gouvernement du Québec, *Les Affaires sociales au Québec,* MAS, 1980 D, p. 189.

Pour les autres années, les données sont tirées d'un document non publié du MAS intitulé *Statistiques 1976-1977 et 1977-1978,* 1980 B, p. 40.

Il semble donc que les soins infirmiers perdent du terrain, proportionnellement aux autres emplois dans les hôpitaux publics québécois. La technologie, la spécialisation sont le lot du secteur de la santé comme ils le sont ailleurs et les valeurs propres à une société industrielle y sont dominantes.

Ce développement au niveau de la main-d'oeuvre comme de l'équipement, résulte de choix et traduit une orientation des services de santé. On peut même ajouter ici que la rémunération à l'acte des médecins, en misant sur la productivité, favorise le recours à la technologie (CRPS, 1980), donc serait un facteur du type du développement actuel.

Les décisions budgétaires prises d'une part au niveau du gouvernement et d'autre part, au niveau des établissements ne reflètent-elles pas des positions idéologiques fondamentales? Tout le système n'est-il pas tourné vers le curatif et ne sommes-nous pas entraînés(es) à la suite des États-Unis vers une médecine de haute technologie qui répond à des impératifs économiques (Mueller, 1979 ; Navarro, 1977 ; Waitzkin 1978) beaucoup plus qu'à des besoins en matière de santé?

La réflexion sur les médicaments est très éloquente à ce sujet. À celle-ci s'ajoutent les protestations des syndicats du secteur de la santé au sujet des coupures de postes. Leur argumentation est que ces coupures affectent la qualité des soins. Ainsi, pour diminuer leurs dépenses, les administrations hospitalières ont fait un effort important pour réduire les coûts du personnel [1].

Ces contestations soulèvent donc tout le problème du type de soins ainsi que de l'infuence de la technologie (et évidemment ceux qui y ont des intérêts). Ces choix se situent au niveau des répartitions des montants disponibles au sein des établissements. Il ne faut toutefois pas négliger pour autant les orientations beaucoup plus larges qui sont données à travers différents programmes gouvernementaux (pensons au développement limité des programmes de planning dans les CLSC).

Les choix entre prévention et soins curatifs sont des choix de fond qui se traduisent dans des budgets et le type de pratique observée dans le domaine de la santé est également un choix relié à une conception de la santé.

Or, la conception qui semble dominer à l'heure actuelle au Québec et contre laquelle s'élèvent de plus en plus d'organismes et de regroupements est une conception axée sur le curatif et où les « soins » cèdent du terrain.

Le rôle des médecins

On ne peut dans le cadre de réflexions sur l'organisation du travail dans le secteur de la santé passer sous silence le rôle des médecins. Malgré le rôle de plus en plus important des gestionnaires dans la planification et le développement des services (McKnight, 1977) celui des médecins demeure primordial dans le recours aux actes et méthodes diagnostiques, à l'hospitalisation ainsi qu'à toutes les thérapies. Leurs décisions se répercutent donc sur le travail de tous ceux qui participent à ces activités, puisque ce sont eux qui réfèrent et qui prescrivent. Ainsi, comme le souligne Ehrenreich, une des caractéristiques importantes du travail hospitalier moderne est la concentration du contrôle intellectuel du travail dans une petite classe dominante (Ehrenreich, 1976).

En effet, les rapports entre la médecine et les autres occupations du domaine de la santé sont déterminants pour ces dernières. Le médecin est à l'origine des décisions à partir desquelles les soins sont donnés aux patients. Cette responsabilité est consacrée sur le plan légal. Ainsi, comment peut-on malgré toute la bonne volonté du monde avoir une prati-

---

1 Cette information est confirmée dans un document de travail distribué lors d'un colloque sur la situation financière des centres hospitaliers publics, tenu en mars 1981.

que « multidisciplinaire » si un des professionnels demeure le seul responsable légal du (de la) patient(e).

Étant responsables, les médecins non seulement orientent la pratique médicale, mais également engagent les dépenses. Il ne faut pas oublier qu'ils contrôlent l'usage du matériel disponible dans les hôpitaux, ainsi que de toutes les admissions.

Le Comité d'étude sur la rémunération des professionnels de la santé indique d'ailleurs dans son rapport que le fait que les ressources hospitalières soient gratuites n'incite pas le médecin à utiliser avec modération les services hospitaliers (CRPS, 1980).

Les médecins sont les intermédiaires entre les entreprises et les patients. Lorsqu'un centre hospitalier fait l'acquisition d'un équipement quelconque, c'est que celui-ci a été évalué par les médecins comme répondant à un besoin. Ces coûts, pour lesquels nous n'avons pu obtenir aucune donnée, ne sont pas à négliger, d'autant plus que l'industrie des instruments et fournitures dentaires et médicales serait en pleine croissance (Health Pack/Bulletin, 1974). Pensons à tout le matériel technologique qui a envahi les hôpitaux au cours de la dernière décennie (ex. : moniteurs foetaux).

Les médecins ont donc un rôle important dans l'allocation de ressources financières et humaines en plus de bénéficier d'une bonne partie des dépenses. Ainsi en 1978, alors qu'ils représentaient 7,46% de la main-d'oeuvre, ils avaient absorbé 18,7% des dépenses publiques en santé [1]. Ils disposent également par le biais des Conseils de médecins et dentistes constitués dans chaque centre hospitalier, d'un mécanisme très puissant pour orienter les sevices qui y sont donnés.

Il est donc paradoxal de constater d'une part que de par leur professionalisme, ils se réservent des droits et établissent des relations de domination avec leurs patients alors que d'autre part, on peut craindre l'influence trop grande des entreprises à but lucratif sur leur pratique.

Les travailleuses de la santé

Les travailleuses du réseau

Les femmes occupent une place très importante comme travailleuses dans le secteur de la santé. Elles dominent en effet en nombre dans la plupart des professions et des techniques (tableau 30). On sait déjà qu'elles sont en majorité dans le champ du nursing alors que du côté médical la situation s'inverse et la proportion d'hommes s'élève à 85%.

---

1 Données compilées à partir du rapport de Statistiques 1976-1977 et 1977-1978 du ministère des Affaires sociales et des *Statistiques annuelles 1978* de la Régie de l'assurance-maladie du Québec.

Tableau 30

Distribution des effectifs du réseau des Affaires sociales selon la catégorie d'emploi et le salaire annuel moyen, Québec, 1976

Catégorie		Effectifs		Salaire moyen
Professionnels	Femmes	3 203	3,6%	16 356
	Hommes	1 911	5,7%	16 954
Techniciens	Femmes	8 977	10,1%	12 075
	Hommes	4 127	12,4%	12 388
Infirmières	Femmes	20 659	23,2%	13 773
	Hommes	1 115	3,3%	13 118
Auxiliaires	Femmes	21 616	24,3%	9 505
	Hommes	8 285	24,9%	9 364
Assistants-techniciens	Femmes	4 815	5,4%	8 854
	Hommes	2 217	6,6%	9 580
Employés de bureau	Femmes	16 134	18,1%	9 108
	Hommes	1 841	5,5%	9 603
Ouvrières et services auxiliaires	Femmes	13 651	15,3%	8 854
	Hommes	13 874	41,6%	9 896
Total	**Femmes**	**89 055**	**100,0%**	**10 794**
	Hommes	**33 370**	**100,0%**	**10 546**

Source : Gaucher, Dominique, *Les femmes dans les Affaires sociales,* 1979, annexe 7.

Le tableau 31 révèle cependant que depuis 1973 la proportion de femmes médecins a augmenté passant de 6,5% en 1973 à 13,1% en 1980.

Tableau 31

Évolution des effectifs médicaux selon le sexe de 1973 à 1980, Québec

Sexe	Année							
	1973		1974		1975		1976	
	N	%	N	%	N	%	N	%
F	588	6,5	699	7,2	860	8,3	998	9,2
H	8 495	93,5	8 993	92,8	9 453	91,7	9 860	90,8
Total	**9 083**	**100**	**9 692**	**100**	**10 313**	**100**	**10 858**	**100**
	1977		**1978**		**1979**		**1980**	
	N	%	N	%	N	%	N	%
F	1 158	10,2	1 328	11,2	1 483	12,1	1 672	13,1
H	10 210	89,8	10 494	88,8	10 792	87,9	11 095	86,9
Total	**13 368**	**100**	**11 822**	**100**	**12 275**	**100**	**12 767**	**100**

Source : Données fournies par le service de la statistique, Corporation professionnelle des médecins.

Tableau 32
Nombre de médecins selon la catégorie de médecins, le groupe de spécialités, la spécialité, le sexe et l'âge pour l'ensemble des modes de rémunération, Québec, 1978

Catégories de médecins, groupes de spécialités et spécialité	Sexe	
	Hommes	Femmes
Ensemble des médecins	9 195	1 090
Médecins résidents : année complète	283	47
Médecins résidents : année partielle	256	58
Médecins omnipraticiens	3 676	599
Médecins spécialistes	4 980	386
Spécialités médicales	2 510	267
Allergie	34	4
Anesthésie-réanimation	389	43
Cardiologie	234	5
Dermato-syphiligraphie	85	20
Endocrinologie	77	10
Gastro-entérologie	98	2
Hématologie	99	16
Hygiène publique	14	4
Médecine interne	244	7
Néphrologie	76	2
Neurologie et électroencéphalographie	120	14
Pédiatrie	296	50
Physiatrie	46	7
Pneumologie	109	4
Psychiatrie	554	75
Rhumatologie	35	4
Spécialités chirurgicales	1 835	36
Chirurgie générale	573	6
Chirurgie orthopédique	237	-
Chirurgie plastique	70	4
Chirurgie cardio-vasculaire et thoracique	57	-
Gynécologie, obstétrique-gynécologie et obstétrique	352	12
Neurochirurgie	52	2
Ophtalmologie	198	11
Oto-rhino-laryngologie	172	1
Urologie	124	-
Spécialités de laboratoire	260	44
Anatomo-pathologie et pathologie clinique	167	21
Biochimie médicale	17	3
Médecine nucléaire	29	2
Microbiologie médicale	47	18
Radiologie	375	39
Radiologie diagnostique	347	37
Radiologie thérapeutique	28	2

Source : R.A.M.Q., *Statistiques annuelles 1978,* Québec, p. 66.

Le tableau 32 montre qu'en 1978 la distribution des femmes médecins par spécialité s'est faite selon des concentrations précises. En effet, ces femmes se sont concentrées dans des spécialités qui semblent à première vue exiger des qualités que les femmes auraient « naturellement ».

La psychiatrie et la pédiatrie exigent effectivement, outre la compétence médicale des qualités de patience, d'écoute, de don de soi. Notons que la gynécologie et l'obstétrique semblent peu attirer les femmes (12 femmes seulement pour toute la province) et que les spécialités « nobles », comme la chirurgie et la cardiologie, sont peu ou pas représentées par les femmes. Il est possible que les stages en chirurgie exigés dans la formation gynécologique expliquent en partie le très petit nombre de femmes dans cette spécialité. Les embûches que représente le milieu de la chirurgie pour les femmes (sexisme, absence de modèle féminin, etc.) refoulent ces dernières vers des domaines mieux adaptés à leurs intérêts et contraintes (Howell, 1973). Cette concentration particulière des femmes à l'intérieur du corps médical reflète les stéréotypes et l'effet du système d'éducation tel qu'analysé au chapitre 1 et dénote aussi, quand on compare les tableaux 1, 2 et 3, une structure particulière quant à la place des femmes sur le marché d'emploi de la santé. Cette place est marquée par une concentration des femmes à l'intérieur de corps d'emploi ghettos et ce pour toutes les catégories socio-professionnelles, situation aisément comparable à celle qui prévaut dans la société en général.

Il est intéressant de constater que 54% des femmes contre 45% des hommes oeuvraient en 1978 comme omnipraticiens. « Différents facteurs peuvent expliquer ce phénomène : l'attrait des femmes pour la médecine globale, les contacts nombreux avec les patients, les difficultés d'accès à plusieurs spécialités... » (Dedobbeleer, Contandriopoulos et Pineault, 1979). On sait aussi que les femmes, selon ces auteurs, ont davantage tendance à exercer comme salariées ; leur rémunération moyenne est beaucoup moins élevée que celle des hommes et la rémunération moyenne des spécialités où elles sont le plus concentrées est inférieure à la rémunération moyenne des spécialités où se concentrent les hommes. Ainsi :

> *« Les femmes médecins perçoivent une rémunération moyenne annuelle inférieure à celle de leurs collègues masculins. leur rémunération moyenne annuelle est de 39 216 contre 57 015 pour les hommes. Elle est donc égale à 68% de celle des hommes. De 1973 à 1976, le revenu des femmes a toutefois augmenté de 10% alors que celui des hommes a subi une hausse de 3% (...) Nous observons l'écart le plus grand... dans les spécialités où les femmes sont le plus*

> *représentées, c'est-à-dire en médecine générale, en pédiatrie, en psychiatrie (contrairement à d'autres disciplines qui attirent essentiellement les hommes : chirurgie, radiologie, physiatrie-rhumatologie)* ». (Dedobbeleer, Contandriopoulos et Pineault, 1979).

Pour la situation de femmes autres que médecins, l'analyse que l'on peut faire est semblable. Cependant, on ne saurait assimiler à une même réalité le cas de toutes les travaileuses de la santé, incluant les femmes médecins, étant donné leur position de pouvoir résultant de leur appartenance au corps médical. Il est cependant intéressant de constater que même dans un groupe de professionnels fortement privilégiés, la situation des femmes est là aussi atteinte par les effets du sexisme et de la discrimination. On sait aussi que dans nombre de pays occidentaux, de même que dans les pays socialistes, la féminisation de certains corps d'emplois entraîne la dévaluation de la profession touchée (par exemple la profession médicale en URSS).

Par ailleurs, une étude menée par Dominique Gaucher en 1979 révélait que jusqu'à encore très récemment (1976-1977), ce sont les qualités naturelles qui servaient à évaluer (et à expliquer) le salaire et l'écart salarial entre les hommes et les femmes, surtout dans les échelles moins bien rémunérées.

> « *Les qualifications 'naturelles' féminines se rattachant dans l'ensemble au travail ménager - et au rôle de mère et d'épouse - qui est effectué gratuitement au foyer, sont systématiquement sous-évaluées sur le marché du travail* » (Gaucher, 1979, p. 209). L'auteur souligne ainsi que « *tout ce qui ressemble plus au marché du travail qu'à la maison est systématiquement mieux rémunéré : si un certain nombre de préposés sont payés pendant qu'ils apprennent sur le tas le maniement de certains appareils, ou toute autre chose se rapportant à leur travail, on compte en revanche sur le fait que les femmes ont appris chez elles comment soigner, laver, nettoyer ou manipuler de la nourriture. Non seulement l'ont-elles appris, mais cet apprentissage a, à l'entrée sur le marché du travail, une valeur moindre que ce qui n'a pas encore été appris dans le cas des autres postes* ». (Gaucher, 1979).

Chez les professionnels, cette dichotomie est plus confuse alors qu'elle s'accentue chez les techniciens et les employés « non qualifiés ». Dans le développement actuel, les femmes semblent servir de tampons entre les patients et les machines. Ce n'est pas un hasard si les professions qui gagnent du terrain au détriment des autres sont des professions plus « technologiques ». Les femmes demeurent la majorité dans les centres hospitaliers mais leur « château fort », la profession d'infirmière, est de plus en plus contrôlé et restreint (Ehrenreich, 1975, p. 8). Le développement des services et leur organisation actuelle se font au détriment de nombreuses travailleuses de la santé. Le système P.R.N.* apparaît comme la dévaluation définitive du rôle des femmes dans les services de santé. Le terrain que les infirmières ont perdu dans ce système est du terrain que les soins aux malades ont perdu. À ce sujet, il est intéressant de noter que le Conseil des affaires sociales et de la famille a proposé comme un des objectifs et priorités pour 1980-1981, de tenter de remédier aux inconvénients du trop grand fractionnement des tâches et du peu de mobilité dans les établissements (C.A.S.F., 1980).

L'implantation du P.R.N. va à l'encontre de cette conception. Ce système qui a pour but de quantifier les besoins des patients en milieu hospitalier afin de rentabiliser le travail des infirmières l'encadre en fractionnant les tâches. Plus qu'un problème syndical (Fédération des SPIIQ, 1980), il s'agit d'une orientation donnée à l'organisation du travail dans les centres hospitaliers qui fait passer la rentabilité avant la qualité des soins. C'est aussi avec cette même préoccupation que nous situons le développement du temps partiel. En diminuant l'équipe de base pour augmenter l'équipe volante et en favorisant le temps partiel, les centres hospitaliers risquent de couper définitivement le contact infirmière-patient(e).

Pas plus que l'on peut qualifier de hasard le fait que la profession d'infirmière soit une profession traditionnellement féminine (Gaucher, 1978) peut-on qualifier de hasard les objectifs poursuivis à l'heure actuelle par l'implantation du P.R.N. La profession d'infirmière était à son origine une profession globale et témoignait d'une approche qui se voulait surtout humaine. Le nouveau système met définitivement fin à cette orientation.

Le constat de la place des femmes sur le marché d'emploi de la santé est un exemple de la situation des femmes dans la société en général. Elle est un exemple frappant mais aussi paradoxal : dans le domaine de la santé, en nombre absolu, les femmes dominent mais cette présence ne se traduit pas en terme de pouvoir. L'analyse du marché rémunéré masque par ailleurs toute une partie du travail sur la santé qui est exécuté à l'ombre du réseau ; il s'agit du travail des femmes dans leur foyer, comme soignantes de « première ligne ».

À l'ombre du réseau

Peu de femmes se sont penchées sur cette masse de travail gratuit qu'est le travail domestique. Nous ne procéderons pas ici à une analyse

* P.R.N. : Projet de recherche en nursing. Il s'agit d'une formule d'évaluation *quantitative* du niveau de soins infirmiers reçus par le(la) patient(e) hospitalisé(e). Ce système fixe le temps de travail idéal que devrait prendre chaque acte infirmier. Ceci détermine la taille et la composition des équipes de base pour les soins infirmiers (S.P.I.I.Q. de Québec, 1980, p. 5), ne tenant nullement compte du caractère impondérable de la relation thérapeutique et défiant la responsabilité professionnelle des infirmières.

détaillée de ce dernier, mais nous chercherons à pointer la quantité incroyable de travail invisible qu'exercent quotidiennement les femmes et qui fait partie de l'ensemble des soins dont toute la société bénéficie. Il est pour nous erroné de ne considérer que le travail rémunéré et professionalisé. Ce qui suit nous aidera à voir par la suite la réalité complexe de la relation des femmes à l'appareil de santé, comme sujet et objet, relation que l'on peut saisir en examinant la réalité du travail des femmes ainsi que les conséquences de ce travail sur leur santé.

Cette relation semble structurer à un niveau plus large le système de soins que l'on connaît, lequel ne saurait prendre la forme qu'il a sans cette organisation du travail. Il s'agit aussi de toute une relation à la place du corps qui est proposée par la société en général : cette place implique toujours une idée de dévaluation quand les femmes y sont impliquées.

Le travail ménager

Le travail domestique comprend, outre les tâches ménagères d'entretien de la maison, une série de soins au corps donnés gratuitement aux enfants et au conjoint. Ces soins sont multiples et peuvent être donnés à n'importe quelle heure du jour. C'est un travail basé sur la disponibilité de la mère et sur ses qualités « naturelles » de gardienne du corps. Ces qualités sont considérées comme des pré-requis au rôle de mère et d'épouse. On les voit donc apparaître dans l'éducation des femmes allant de la capacité à déterminer les besoins du corps jusqu'à l'identification des malaises et des soins à donner. C'est donc par elles que sont distribués toute une série de soins d'hygiène et de prévention que ce soit dans les soins aux nourrissons, les pansements aux blessures des petits, et toute la préoccupation de la santé des personnes dont elles ont la charge[1]. C'est encore sur elles que compte la publicité gouvernementale qui vise à assurer ces soins que l'État ne distribue pas ; cette publicité vise, dit-on, à protéger et améliorer la santé publique par la promotion d'une meilleure alimentation, d'une utilisation non abusive de certains médicaments (laxatifs, somnifères légers, etc.), etc.

Un exemple de ceci est une recommandation émise par le Centre des services sociaux du Montréal métropolitain suite au sondage relatif aux besoins de la petite enfance sur le territoire du Montréal métropolitain (1979). Réalisant que le niveau de santé des enfants d'origine francophone est légèrement moins bon que celui des enfants d'autres origines

---

1 « Cette image de la femme responsable des « petits soins » préventifs et curatifs n'est pas limitée au cadre familial. La participation des femmes au travail, en usine, au bureau ou à la campagne a aussi introduit cette image dans le monde professionnel. N'est-ce pas vers une femme que l'on se tourne pour soigner les petits malaises ou panser les blessures légères ; n'est-ce pas d'elle que l'on attend le calmant salvateur d'un mal de tête tenace? » (Peers et Poucet, 1976, p. 10).

ethniques, et que les mères francophones appliquent moins que les autres certaines mesures de prévention, on en conclut que :

« *il faut se demander s'il ne faudra pas intensifier encore plus les moyens de sensibilisation et d'éducation des mères, spécialement en milieu francophone, vis-à-vis l'importance des mesures de prévention pour améliorer au maximum le niveau de santé de leurs enfants* » (Mayer-Renaud et Michelena, 1979, p. 127).

Il est clair qu'on a compris et qu'on place définitivement le rôle de prévention parmi les tâches domestiques que les femmes doivent « naturellement » cumuler.

Cette dimension moins reconnue du travail en santé est qualitative : elle prend du temps, de l'attention, de la générosité, elle demande de la présence, une présence qui se quantifie difficilement. Lorsque des femmes exigent une humanisation des soins à l'accouchement, par exemple, elles savent très bien ce qu'elles demandent aux hôpitaux : entre autre chose, elles veulent du temps pour elles, une qualité de présence et non pas la froide relation technique qui les attend habituellement. Elles savent ce qu'elles veulent parce que leur rôle les a amenées à donner cette forme de présence aux autres. Mais, cette présence correspond à une approche globalisante des soins de santé, ce qui va à l'encontre du système hospitalier actuel.

On devrait ainsi tenir compte de l'importance du travail ménager dans le maintien de l'hygiène publique ; on glorifie la plupart du temps les grands scientifiques tel que Pasteur pour avoir fait avancer la microbiologie et contribué aux progrès de l'antibiothérapie, ce qui a permis le contrôle des grandes épidémies, la baisse de la mortalité infantile, etc. Pourtant comme le remarque Louise Vandelac (1980) :

« *L'élévation des normes de propreté et d'hygiène a eu pour fonction et/ou pour effet de réduire par ailleurs sensiblement le taux de mortalité infantile, les maladies infectieuses et possiblement les accidents domestiques. Toujours aussi vrai aujourd'hui, cette fonction (ou cet effet) des tâches d'entretien permet par ailleurs une économie de temps consacré à d'autres tâches, notamment à la santé...* » (Vandelac, 1980, p. 113).

L'application de ces normes est un ouvrage réservé aux femmes. De même l'amélioration des conditions hygiéniques des lieux de travail est redevable aux femmes (Poucet et Peers, 1976).

Dans l'*Italie au féminisme* (Vandelac, 1978) un petit chapitre est consacré à « santé et travail ménager » ; Marina Zancan y présente les travailleuses domestiques comme main-d'oeuvre première et bénévole dans le secteur de la santé. Ce travail comprend, ne l'oublions pas, en plus des tâches ci-dessus mentionnées, les soins à la convalescence, le traitement des maladies nerveuses (assumées en partie par le cadre familial), le soin aux infirmes, aux personnes âgées.

De fait, on doit reconnaître qu'une bonne partie des soins donnés à la population n'est pas assumée par l'État mais plutôt par les femmes. Elles assurent surtout les soins préventifs alors que le réseau assure majoritairement la distribution des soins de nature curative. Sans le travail gratuit des femmes, assuré par la place du travail ménager dans notre société, le réseau hospitalier n'aurait pas la forme qu'on lui connaît et devrait « repenser » son système de distribution de soins. Ainsi :

> « *L'équilibre relatif à l'actuelle santé publique repose donc sur l'ignorance des exigences des femmes et sur l'exploitation de leur travail bénévole, en particulier au sein de la famille* » (Collin, 1976, p. 4).

L'analyse de la consommation et de la distribution des services fait ressortir à la fois que la consommation c'est-à-dire la demande des femmes est spécifique dans la voie qu'elle emprunte et que la réponse qui est fournie (distribution) médicalise leur vie.

Les informations présentées dans les pages précédentes, souvent sous forme de statistiques, confirment tout au moins une partie de notre hypothèse. Alors qu'elles semblent se tourner vers les services non seulement pour des raisons physiques mais également pour des raisons sociales ; ces dernières ne sont pas considérées, aussi risque-t-on de voir se multiplier des interventions plus ou moins utiles.

Or, cette situation est encadrée par toute une organisation. Les services de santé constituent un élément non négligeable dans l'économie québécoise et les femmes comme travailleuses y occupent une place numériquement importante.

Nos considérations en soulevant les différentes facettes du rapport consommation-distribution, intègrent à la fois la dimension sociale de la demande des femmes et la dimension économique des intervenants impliqués par cette demande.

Les enjeux ne sont pas simples et unidimensionnels et dans une telle analyse on doit tenir compte de la relation femmes-santé et de ses implications dans notre vie collective.

Résumé

L'hypothèse selon laquelle les conditions des femmes les amènent à avoir recours aux différents services de santé est articulée au cours de ce chapitre. Le type de services où l'on retrouve beaucoup de femmes est analysé à partir d'informations statistiques. Il en ressort que les femmes font beaucoup appel à des services de première ligne alors que sous l'angle de la distribution des services, et surtout celui des actes chirurgicaux, on constate qu'on intervient sur elles de façon très importante et ce surtout par le biais de leur appareil de reproduction.

Une réflexion sur la consommation des médicaments est présentée afin de faire ressortir comment les médicaments constituent à l'instar des services médicaux un aspect de la médicalisation de la vie des femmes et ce particulièrement en réponse à une demande sociale.

Des informations sur les ressources humaines et financières impliquées dans les services de santé sont présentées pour compléter l'analyse de la consommation et de la distribution des services. On souligne l'importance des budgets alloués aux services de santé au Québec ainsi que les chiffres d'affaires des entreprises pharmaceutiques, qui non seulement réalisent d'énormes profits à partir des ventes de médicaments, mais orientent, par la recherche et le contrôle des brevets, le développement de nouvelles thérapies.

La dernière partie du chapitre aborde la question de l'organisation du travail dans le milieu hospitalier. Une insistance particulière est mise sur le rôle des femmes comme travailleuses de la santé à la fois dans le réseau et à l'extérieur de celui-ci.

Chapitre 4

Santé mentale et condition des femmes

Le chapitre qui suit est consacré à l'analyse de la situation des femmes dans le domaine de la santé mentale à partir des informations disponibles au niveau des ressources et services existants. C'est en effet en fonction de l'utilisation qu'elles font des services que nous reprenons notre hypothèse selon laquelle les femmes manifestent un malaise social. Selon la même approche que celle qui a été utilisée dans le chapitre précédent sur les services médicaux, les diagnostics en santé mentale seront questionnés. Encore ici, l'interprétation que l'on fait des besoins manifestés par les femmes semblent évacuer la dimension sociale de leur condition.

Le mouvement engagé par des féministes dans le domaine de la santé mentale, à la suite des remises en question effectuées par les courants d'anti-psychiatrie et de psychiatrie radicale, vise d'abord et avant tout l'intégration de cette dimension dans la notion de santé mentale. Nous ne traiterons pas ici de la remise en question que certaines femmes font dans leurs rechrches centrées sur l'intrapsychique [1].

Lorsque Phyllis Chesler a publié *Woman and Madness* en 1972 [2], peu de réflexions avaient suscité auparavant autant d'émoi quant à la place des femmes en institution psychiatrique. L'histoire du lien entretenu socialement entre les femmes et la « folie » est une sorte de continent noir qui émerge maintenant d'un long silence (Irigaray, 1975). Beaucoup de femmes prennent maintenant conscience de cette partie de leur histoire et de nombreuses études, des témoignages, des colloques, des organisations de toutes sortes ont pris forme pendant cette dernière décennie. L'importance du messsage de Phyllis Chesler a été d'affirmer que ce qui était perçu, analysé et identifié comme de la folie chez une femme pouvait être soit un comportement féminin conditionné et exacerbé (une exagération des traits considérés habituellement comme féminins), soit un comportement féminin rejeté, dévié, contre lequel on proteste. Cette manière de voir est certainement inhabituelle pour ceux qui ont « normalement » droit de regard (et de jugement) sur la santé mentale, soit les psychiatres et les psychologues.

Nous savons qu'il existe un lien entre la santé mentale et la sexualité ; l'un des fondements de la révolte de milliers de femmes est l'op-

---

1 Notons, entre autres, l'oeuvre de Luce Irigaray, *Psychanalyse et féminisme* de Juliet Mitchell, et *Les enfants de Jocaste* de Christine Olivier.

2 Aussi traduit plus tard en français, chez Payot, en 1975, *Les femmes et la folie*.

pression de leur sexualité. Oppression sous forme de négation (une femme ne peut avoir de désir propre), oppression sous forme de dévaluation (la sexualité féminine est calquée sur le modèle de la sexualité masculine à la façon d'un sous-produit).

Notre hypothèse est que l'un des problèmes existant dans la situation des femmes en psychiatrie [1] est cette liaison entre l'oppression de leur sexualité, les représentations (images-conceptions) des intervenants en santé mentale à propos des femmes et le modèle médical comme source de la surreprésentation relative des femmes dans les hôpitaux psychiatriques. Se rajoute à cela la dimension certes non négligeable des conditions socio-économiques que vivent les femmes, conditions qui les rendent vulnérables à long terme à des crises qui les acheminent vraisemblablement vers les ressources de l'aide individuelle.

Nous voudrions ici examiner d'une part le rapport entre la situation des femmes et les services médicaux et psychiatriques [2] et d'autre part, la relation spécifique des femmes avec les services psychiatriques. Comme dans le cas de l'analyse des services médicaux en général, la relation des femmes avec les services psychiatriques est marquée par une forme de dépendance, qui est le résultat de l'utilisation de la vulnérabilité bio-sociale des femmes par les distributeurs de soins [3]. Cette dépendance prendra une certaine forme dans la relation thérapeutique en raison de la dimension émotive qui y est impliquée, et aussi en fonction de l'histoire spécifique de la psychiatrie qui a marqué la pratique médicale en santé mentale.

Comme dans le domaine de la santé en général, la structure de dispensation des services basée sur le traitement curatif encourage la dépendance, et la forme dominante de la relation thérapeutique en santé mentale est aussi un agent de renforcement de cette situation. Nous pensons ici plus particulièrement à la *chimiothérapie* (prescription de médicaments « psychotropes », i.e. qui modifient l'état de conscience) et à la *psychothérapie,* (les différentes sortes d'aide psychologique que proposent les psychothérapeutes).

Le concept de santé mentale

Nous voudrions ici préciser ce que nous entendons quand nous utilisons l'expression santé mentale. Il existe beaucoup de sens possibles à

1 Nous nous concentrerons plus particulièrement dans ce texte sur la situation qui prévaut en psychiatrie, mais certaines affirmations englobent également le milieu plus large des intervenants en santé mentale.

2 Nous n'avons malheureusement pu obtenir aucune donnée statistique sur l'utilisation des services en psychologie et en service social. Les C.S.S. ni les C.L.S.C. n'ont pas encore de banque statistique centralisée. Nous devrons donc nous intéresser surtout aux services psychiatriques qui sont, de toute manière, les services les plus utilisés du réseau dans le domaine de la santé mentale.

3 Nous renvoyons le lecteur à la partie précédente sur la consommation des médicaments qui définit ce que nous entendons par « utilisation de la vulnérabilité bio-sociale ».

cette expression puisque la notion de santé implique l'idée d'équilibre du corps et de l'esprit. À chaque fois qu'on parle de santé, on doit s'interroger sur la limite entre la maladie et la normalité. Chaque société pose cette limite de manière différente et il existe toujours une part de relativité à cette dernière. Cette limite a toujours posé un problème dans le domaine des « troubles mentaux » puisqu'il arrive, contrairement au cas des maladies physiques, que les personnes ne se considèrent pas comme malades. Souvent, le thérapeute aura à faire admettre à son client « que quelque chose ne tourne pas rond ». Admettre qu'on est « malade dans la tête » ne va pas de soi. Disons que la douleur physique, les changements constatés dans l'organisme, la perte d'une capacité quelconque sont plus facilement admissibles par la personne malade que la douleur morale, la tristesse, les difficultés de relation avec les autres. Il existe bien sûr, toujours une part de relativité également dans le cas des maladies physiques, mais les changements introduits par la maladie sont certainement moins circonscrits dans le cas des troubles mentaux. Il arrive ainsi que des femmes sentent certains malaises dans leur travail, leurs relations conjugales ou leur nouvelle maternité, et après avoir confié ce malaise, se voient identifiées comme ayant des « problèmes psychologiques ».

La notion de « problème psychologique » se réfère à une conception intra-psychique des troubles mentaux. Ceci voudrait dire que devant l'apparitiion d'un malaise, la cause serait recherchée dans le fonctionnement psychique de la personne, en fonction d'un désordre temporaire ou permanent et d'une incapacité à s'adapter, à s'harmoniser avec son entourage.

Certains chercheurs, particulièrement dans les disciplines de la neuropsychiatrie, de la génétique et de l'endocrinologie, sont allés dans le même sens mais en attribuant une influence biologique à ces désordres psychologiques. Ces facteurs pouvaient être une aberration chromosomique, une déficience hormonale, un dysfonctionnement du cerveau. Il existe certains troubles psychiques qui ont bien sûr une origine organique ; prenons par exemple le cas bien connu du *delirium tremens* ou délire de l'alcoolique. L'objet de notre travail n'est pas de mettre en cause ce type de recherche : admettons simplement que certains comportements déviants sont véritablement déterminés par des facteurs organiques et que certains autres sont plus sujets à controverses (le cas de la schizophrénie est un exemple).

Les recherches en psychologie sociale, l'anti-psychiatrie, la psychiatrie radicale suivie de la thérapie féministe, etc. ont cerné la dimension sociale attenante à bon nombre de malaises psychologiques. Cette dimension est fondamentale parce qu'elle tient compte du fait que les individus ne vivent pas en vase clos, que leurs conditions de vie, les lois qui régissent leur société, leur environnement immédiat, influencent leur vie psychique. L'établissement d'un ordre parmi les facteurs qui influenceraient le plus la vie psychique et le comportement humain est l'affaire des spécialistes. Une question fondamentale mérite cependant d'être soulevée ici, c'est-à-dire la dimension sociale de tout comportement humain et de ce qu'on appelle la déviance. Les conceptions intrapsychiques et organiques des troubles psychiques dominent actuellement le monde de la psychologie, de la psychanalyse et de la psychiatrie. Certains troubles psychiques sont effectivement déterminés par un dysfonctionnement d'origine organique. Est-ce à dire pour autant que la source de ces manifestations soit uniquement à analyser en termes de responsabilité individuelle et que la dimension sociale ne doit pas être intégrée dans la recherche de solutions?

Des chercheurs explorent de plus en plus la place que détient l'environnement dans l'apparition des désordres psychiques Deux éléments déterminants ressortent de ces recherches, soit la dimension du langage, impliquant l'idée de valeur (c.f. sens attribué à la « féminité », à la maternité, à la déviance, etc.) et la dimension des conditions de vie (c.f. le stress, le travail, les ressources disponibles, etc.). Dans cette perspective, la notion de santé comme équilibre entre le corps et son environnement n'est plus suffisante à cette nouvelle approche, à savoir que l'environnement doit être évalué en fonction des besoins des individus plutôt que l'inverse. Un individu qui refuse les valeurs qui lui sont proposées ainsi que les conditions de vie qui sont les siennes n'est pas nécessairement malade. La rupture ou le refus de son environnement peut au contraire être le signe d'une vitalité positive pour l'environnement en général et pour l'individu qui proteste.

Le type de société dans laquelle nous vivons a produit un certain nombre d'inégalités dont la plupart d'entre nous sont au moins conscients. Ces inégalités et le nombre incessant de difficultés auxquelles font face les moins nantis amènent ceux-ci à vivre très souvent en affrontement avec leur environnement. Cette situation pour le moins stressante, est ce qu'on peut appeler une source de difficultés à long terme. Dans un tel contexte, des événements difficiles que l'on pourrait qualifier de « déclencheurs » penvent avoir de sérieuses répercussions sur le fonctionnement psychique d'un individu. La dépression, la révolte, la peur, l'angoisse peuvent alors apparaître au tableau clinique. Ces personnes n'en sont pas pour autant nécessairement malades « dans leur tête ». Que peut alors l'environnement pour eux? Leur réaction est au fond une forme de défense normale contre leur milieu de vie qui lui, est malsain.

Les femmes, en raison de leurs conditions sociales (sous emploi, double emploi, salaires inférieurs, choix limités, isolement, dévaluation de leur travail, etc.), de l'oppression de leur sexualité, du rapport de force constant dans lequel elles ont à lutter (la forme actuelle du rapport homme/femme) sont du nombre de ceux que l'on peut qualifier de moins bien nantis. Toutes ne sont pas pauvres, mais toutes ont à supporter l'oppression caractéristique de leur condition de femme. Elles peuvent aussi être victimes de leur environnement et leur révolte (leur malaise) peut se manifester de maintes manières, y compris par l'apparition de troubles psychiques (Levy, 1976) et de symptômes psychosomatiques.

Analyse des statistiques en santé mentale

Services donnés aux femmes

Nous nous préoccupons dans la présente partie d'analyser la situation des femmes en psychiatrie par le biais des statistiques en santé mentale. Il s'agit donc de comprendre une partie du problème par le biais des services rendus aux femmes par l'État. Il faut demeurer conscient de la relativité de cette approche qui n'analyse la situation des femmes qu'à un point de leur démarche. On attribue alors à « santé mentale » une certaine définition. Quand on sait que la santé mentale est fonction des conditions d'environnement dans lesquelles les individus sont placés, on ne peut uniquement considérer l'état de santé d'un groupe à partir de données relatives aux services. Toutefois, l'analyse de la distribution des services est un bon indicateur de la situation des femmes qui les utilisent par choix ou non.

La R.A.M.Q. indiquait qu'en 1978, 548 422 examens accompagnés du diagnostic « troubles mentaux » avaient été faits sur des femmes comparativement à 340 139 sur des hommes, ceci pour les examens faits en cabinet, à domicile, chez les malades inscrits et en centre d'accueil (voir annexe 5, p. 263). Les femmes ont donc formé 61,72% de la population soumise à des examens pour lesquels fut posé le diagnostic « troubles mentaux ». C'est entre 25 et 34 ans que le taux d'examens s'est avéré le plus élevé. La figure 3 montre que c'est après la puberté, soit à partir de 15 ans, que l'écart s'agrandit entre les hommes et les femmes [1].

---

1 Rappelons une analyse produite au chapitre sur la socialisation : les filles sont, pendant l'enfance, socialisées à une certaine forme de dépendance tandis que les garçons sont formés à être agressifs, aventureux, etc. Une intériorisation marquée de ces valeurs produit dans un cas de la dépendance marquée, de la passivité et, dans l'autre cas, de l'agressivité, des manières fantasques, etc. La petite fille dépendante semble moins perturber l'entourage que le petit garçon excité et turbulent et c'est pourquoi, selon les études récentes des psychologues, les parents rechercheront plus facilement l'aide des spécialistes devant le comportement « asocial » du garçon que devant l'affabilité exagérée de la fille.

Figure 3

Répartition selon le sexe et les groupes d'âge des examens accompagnés du diagnostic « troubles mentaux » pour les examens en cabinet, à domicile, chez les malades inscrits et en centre d'accueil, régime d'assurance-maladie à l'acte, Québec, 1978

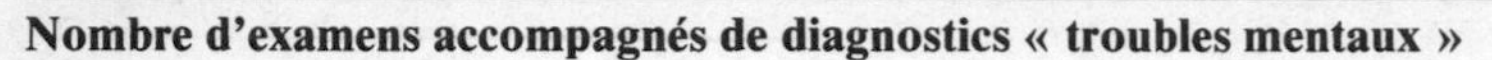

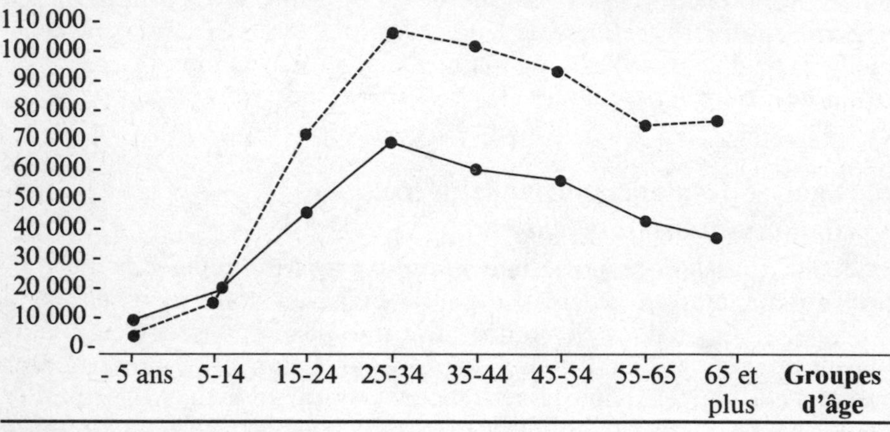

Légende : ----------femmes: 548 422
______hommes: 340 139

Source : Tableau composé à partir des données de la R.A.M.Q., *Statistiques annuelles 1978,* 1979, pp. 62, 63 (voir annexe 5, p. 191).

Si l'on distribue le nombre d'examens pour troubles mentaux sur l'ensemble de la population répartie par sexe, on constate que les femmes sont diagnostiquées ainsi plus souvent. Toutefois, on ne doit pas oublier qu'elles se rendent plus fréquemment chez les médecins donc qu'au départ, elles ont potentiellement plus de chance d'avoir un tel diagnostic (tableau 33).

Tableau 33

Nombre d'examens par habitant pour les troubles mentaux selon le sexe pour les examens en cabinet, à domicile, chez les malades inscrits et en centre d'accueil, régime d'assurance-maladie à l'acte, Québec, 1978

	Hommes	Femmes	Écart
Troubles mentaux	0,110	0,173	0,063

Source : R.A.M.Q., Statistiques annuelles 1978, p. 63.

Depuis 1971, comme pour l'ensemble des services médicaux, le nombre de services psychiatriques a augmenté de manière considérable. Ce nombre a en réalité doublé en moins de 10 ans (tableau 34 et annexe 6, p. 263). Ce phénomène s'explique en partie par la redistribution des services psychiatriques et par leur démystification. Hommes et femmes ont ''bénéficié'' de ces services en plus grand nombre mais les femmes ont toujours représenté les 2/3 de la clientèle, recevant le double des soins par rapport aux hommes.

Limites d'interprétation

En 1978, sur un échantillon spécial de 21 459 bénéficiaires sélectionnés par la R.A.M.Q., 771 personnes avaient reçu des traitements psychiatriques. De ce nombre, près de la moitié (48,50%) n'avaient bénéficié que d'une demi-heure de psychothérapie (tableau 35). Comment un médecin peut-il juger sur la base d'une rencontre de moins d'une heure de la santé mentale d'un individu, homme ou femme? Ces données mettent surtout en doute le recours aussi fréquent au diagnostic de « troubles mentaux ».

Une étude récente du MAS (Melanson-Ouellet et Pronovost, 1980) démontre que la première ressource vers laquelle un individu se tourne quand il constate chez lui des problèmes psychiques est le médecin de famille (ceci dans une proportion de 52,7%) ; en deuxième lieu, vient le psychiatre, puis ensuite le psychologue et le travailleur social. De plus, 78,5% des personnes consultant dans cette étude étaient des femmes. On peut certainement déduire avec un minimum de risque que les femmes ont largement recours à l'omnipraticien pour des malaises psychologiques.

Tableau 34
Nombre de traitements psychiatriques distribués selon le sexe, Québec, 1971 à 1978

	Sexe des patients				
	Hommes		Femmes		
Années	**N**	**%**	**N**	**%**	**Total**
1971	228 160	35,9	404 973	64,1	633 133
1972	279 638	36,1	494 336	63,9	773 974
1973	333 325	36,2	586 132	63,8	919 457
1974	369 899	35,7	665 892	64,3	1 035 791
1975	321 139	33,3	643 910	66,7	965 049
1976	355 484	33,2	716 814	66,8	1 072 298
1977	330 979	33,5	656 808	66,5	987 787
1978	461 305	33,1	934 451	66,9	1 395 756
Total	**2 679 929**	**100**	**5 103 316**	**100**	**7 783 245**

Source : R.A.M.Q., Rapports statistiques annuels, 1971 à 1978.

Tableau 35

Répartition des participants selon le nombre d'unités de traitements psychiatriques qu'ils ont reçu, Québec, 1978

Unités de traitement[1]	Participants	
	N	%
1	374	48,5
1 ou 2	144	18,7
3	55	7,1
4	42	5,5
5	21	2,7
plus de 5	135	17,5
Total	**771**	**100**

1 Par unité de traitement, on entend une demi-heure de psychothérapie. Lorsqu'il y a plus d'une unité, ceci peut signifier qu'il y a eu plus d'une séance, qu'une séance a duré plus d'une demi-heure ou qu'il y avait plus d'une personne présente (ex. : psychothérapie collective). Ceci n'infirme toutefois nullement notre hypothèse.

Source : Données de consommation obtenues à partir d'un échantillon de 21 459 bénéficiaires du Québec et dont les moins d'un an avaient été exclues. Ces données sont légèrement sous-estimées puisqu'elles ne tiennent pas compte des services qui n'ont pu être rattachés à des bénéficiaires et qui représentaient 3,7% du coût des traitements psychiatriques en 1978. Régie de l'assurance-maladie du Québec, Service de la Recherche et des Statistiques, octobre 1980.

Tableau 36

Fréquence d'utilisation de certains codes de diagnostics se rapportant aux examens en cabinet, en clinique externe et d'urgence, en centre d'accueil ou à domicile, selon la catégorie de médecins, dans le cadre de l'assurance-maladie, rémunération à l'acte, Québec, juillet à décembre 1978

	Catégorie de médecins		
Code de diagnostics	Omnipraticien	Psychiatre[1]	Gynécologue obstétricien-gynécologue, obstétricien
296 : Psychoses affectives	10 877	30 832	-
298 : Autres psychoses	7 387	5 497	-
300 : Névroses d'angoisse	351 060	164 496	-
302 : Perversion sexuelle	499	647	-
306 : Symptômes particuliers non classables ailleurs	56 146	3 220	-
308 : Troubles du comportement chez l'enfant	2 899	5 321	-
309 : Troubles mentaux non spécifiés comme psychotiques associés à des affections somatiques	7 830	1 350	-
311 : Arriération mentale légère	2 409	675	-
648 : Visites en rapports avec des méthodes contraceptives	78 669	-	52 056

1 Il est à noter que la rémunération à l'acte représente moins de la moitié des rémunérations versées aux médecins psychiatres.

Source : Compilation spéciale, préparée par la Régie de l'assurance-maladie du Québec, Service de la Recherche et des Statistiques, octobre 1980.

Le tableau 36 montre que la névrose d'angoisse est de loin le diagnostic psychiatrique le plus souvent utilisé par les omnipraticiens. Une étude récente de Marc Renaud (1980) a comparé la pratique des omnipraticiens de C.L.S.C. à celle des médecins en clinique privée. Entre autres conclusions, l'expérience a démontré que les premiers étaient davantage portés à suggérer des thérapies autres que les médicaments et passaient plus de temps avec leurs patients que les seconds. Il nous semble pertinent d'établir ici un lien entre :

la fréquentation plus importante des omnipraticiens par les femmes;

le fait qu'un nombre important de diagnostics de névrose soient émis par des omnipraticiens;

la pratique ordinairement curative des omnipraticiens en cabinet privé.

Peut-on dès lors questionner le bien-fondé du diagnostic de névrose d'angoisse qui semble le plus utilisé pour identifier les malaises dont se plaignent les femmes? Est-ce que le grand nombre d'omnipraticiens qui rencontrent une cliente une seule fois, sans investiguer plus loin les contraintes sociales dans lesquelles elle se débat, qui diagnostiquent « névrose d'angoisse », prescrivent un tranquillisant et ensuite une psychothérapie, ne pourrait pas expliquer en partie le nombre impressionnant de femmes que l'on retrouve ainsi comptabilisées dans les registres de la R.A.M.Q.? Nous pensons qu'il y a effectivement lieu d'interroger sérieusement le sens de la pratique actuelle.

La prise en considération des changements réels que vivent les femmes à notre époque et de la place de second ordre qui leur est accordée pourrait, à notre avis, éviter nombre de visites et nombre de retours vers le médecin. Le peu de ressource, de soutien, de regroupement, d'orientation existant pour faire face à cette nouvelle réalité détermine en partie la manière dont les femmes iront exprimer leurs besoins sans que l'omnipraticien y soit réellement préparé.

Les hospitalisations

Un article publié dans *Women Look at Psychiatry* (Smith, 1975) rapporte qu'un certain nombre de considérations sont nécessaires lorsqu'on veut analyser la situation des femmes à l'intérieur de l'institution psychiatrique. Les statistiques que nous avons examinées relevaient le nombre de services psychiatriques donnés aux hommes et aux femmes et non pas le nombre de personnes effectivement hospitalisées dans les départements de psychiatrie. L'examen attentif des statistiques concernant les *hospitalisations* psychiatriques indique un écart entre homme et femme moins important que celui noté dans le cas des *services*. Cet écart fut d'ailleurs presque nul en 1978 (tableau 37).

Tableau 37

Nombre d'hospitalisations psychiatriques et nombre de traitements psychiatriques réclamés à la R.A.M.Q. selon le sexe des patients, Québec, 1978

Services en psychiatrie	Sexe des patients	
	Hommes	Femmes
Hospitalisations	15 407	15 907
Traitements psychiatriques	461 305	934 451

Source : Hospitalisations : Données fournies par le MAS, 1980,
Traitements : *R.A.M.Q., Statistiques annuelles, 1978.*

Smith (1975) mentionne que l'on doit aussi prendre garde à la vocation institutionnelle des hôpitaux où sont enregistrés les patients retenus par les statistiques gouvernementales. Ainsi, un hôpital pour alcooliques contiendra une majorité d'hommes, contrairement à un département de psychiatrie de type court terme où les femmes domineront en nombre. Les grands hôpitaux pschiatriques auraient par aileurs une clientèle majoritairement masculine.

Au Québec, les statistiques du MAS ne tiennent actuellement pas compte de la masse de patients hospitalisés dans les grands hôpitaux psychiatriques. La clientèle considérée par les statistiques que nous possédons sur les hospitalisations provient donc de département à court terme, là où il est reconnu que les femmes se retrouvent souvent en majorité.

Ceci relativise certains préjugés assez répandus quant au nombre massif de femmes dans les hôpitaux psychiatriques. Nous croyons qu'il s'agit là d'une manière un peu superficielle d'aborder la réalité des femmes face à la psychiatrie. Cependant, le fait que les femmes utilisent plus les services généraux (externes) que tout autre type de service, vient rejoindre certaines de nos hypothèses déjà énoncées dans notre analyse des services, quant au caractère social des problèmes présentés.

Diagnostics et services psychiatriques

L'examen des diagnostics qui ont été posés concernant les hommes et les femmes hospitalisés en psychiatrie fournit d'autres indices significatifs. Ainsi, la liste des cent diagnostics les plus fréquents au Québec en 1978 pour le total des soins nous apprend qu' en santé mentale les diagnostics les plus fréquents pour les hommes ont été l'alcoolisme (5 440) suivi de loin par la dépression (1 523) et la névrose d'angoisse (1 523). Du côté des femmes, les diagnostics qui sont revenus le plus souvent sont la dépression (3 814) suivi de la névrose d'angoisse (1 929) (MAS, 1980).

Ces données révèlent une dichotomie entre les diagnostics et reflètent en même temps une division des rôles sociaux et du travail. Les hommes sont en très grand nombre alcooliques alors que les femmes sont névrotiques, dépressives et anxieuses. Comme l'a énoncé Nadeau (1979) il s'agit là d'une maximisation des rôles traditionnels féminins et masculins.

D'une part, les femmes se présentent plus souvent dans les services externes et sont souvent diagnostiquées par leur omnipraticien ; d'autre part, elles sont identifiées en psychiatrie comme névrotiques et principalement dépressives et anxieuses. Ceci correspond selon nous au caractère social de leurs difficultés. L'identification médicale de leurs problèmes à travers les services et les diagnostics renforce notre hypothèse. Une des caractéristiques des diagnostics est de réunir sous une même rubrique des personnes dont les problèmes sont souvent circonstanciés et dont les symptômes seront relativement difficiles à isoler.

On peut croire que les nombreuses crises que vivent les femmes les drainent vers des ressources qui leur sont immédiatement accessibles. On ne doit pas perdre de vue qu'il a été établi par Gove (1972) et Dohrenwend (1973) que la surreprésentation actuelle des femmes en psychiatrie est un phénomène essentiellement historique qui a pris naissance après la deuxième guerre mondiale (Bertrand, 1979)[1]. Cette affirmation de Bertrand confirme en partie le caractère circonstancié des difficultés que nous connaissons. L'ignorance de la réalité que vi-

1 Bertrand remarque aussi que, bien que les hommes « dominaient » le tableau avant 1950, le nombre absolu de services pour les hommes et les femmes (aux U.S.A.) a augmenté prodigieusement ; ce phénomène ne saurait être dû uniquement à une situation épidémique mais plutôt à une définition différente de la maladie mentale, définition qui tend à regrouper un plus grand nombre d'individus.

vent les femmes leur coûte cher, mais coûte cher aussi à l'État qui assume des services dont l'efficacité n'est pas assurée dans la forme actuelle de la réponse donnée à la demande importante des femmes.

Modèles d'explication de cette surreprésentation des femmes

Les rôles et le mariage

Plusieurs chercheurs ont tenté d'expliquer le pourquoi du grand nombre de femmes qui consultent les services psychiatriques. Les médecins ont trouvé dans l'explication biologique et intrapsychique la plupart de leurs réponses. Nous ne nous attarderons pas sur ces explications car elles ont précédemment été largement discutées. Une autre interprétation peut cependant être dégagée à la lumière des faits de la réalité des femmes et du système de soins actuellement en oeuvre.

Walter Gover (1972A, 1972B, 1977), dont les travaux sont connus depuis un certain nombre d'années, a développé une explication sociale qui attribue au rôle dévalué des femmes les crises fréquentes et répétées qu'elles vivent en plus grand nombre que les hommes. Selon lui, alors que le mariage semble davantage positif pour les hommes, les femmes, au contraire, y perdent une partie de leur identité, cessent souvent de pratiquer leur métier et se confinent à un univers de relations sociales et d'actions amoindri (surtout dévalorisé) par rapport au « milieu du travail ». Selon cet auteur, si les crises semblent être vécues par un très grand nombre de femmes au moment de la ménopause (45-55 ans) c'est que l'ensemble des activités inhérentes au rôle de mère-épouse-femme-à-la-maison perd une partie de sa signification une fois les enfants partis du foyer familial. Ayant centré leur vie sur l'éducation et le soin des enfants, la perte de cette activité constitue une source de dépréciation importante.

Walter Gover affirme donc que c'est à la structure actuelle du mariage, dans la place qu'il réserve aux femmes, que l'on doit imputer le fort taux de « troubles psychologiques » constaté par les spécialistes. Il a par ailleurs accordé à l'éducation, au nombre d'enfants, à l'occupation des femmes, une certaine part de responsabilité. Il semble en effet que ce sont les femmes moins instruites, plus démunies économiquement et ayant de jeunes enfants qui subissent le plus fréquemment ces perturbations.

D'autres chercheurs ont retenu la socialisation des filles comme facteur explicatif. Nous avons déjà mentionné comment l'éducation traditionelle a entraîné les petites filles à une certaine forme de dépendance, d'auto-dévaluation et de sensibilité particulière vis-à-vis leur corps. Cette éducation, d'après certains psychologues, réduit les capacités d'affirmation et de réalisation de soi. Certaines femmes peuvent ainsi éprouver des sentiments d'impuissance et être amenées à rechercher plus facilement que les hommes l'aide ou la protection dont elles ont besoin. Cette éducation qui mousse les valeurs de subjectivité, d'individualisme peut dès lors encourager une certaine forme de repli devant les difficultés, lequel expliquerait cette remarque de plusieurs sociologues américains : les femmes se plaignent plus facilement, énoncent plus de symptômes, etc.

La socialisation et le rôle traditionnel des femmes dans le mariage peuvent à notre avis influencer le nombre de consultations que l'on connaît actuellement, mais ces seuls facteurs sont insuffisants pour expliquer la complexité de ce phénomène, d'autant plus qu'ils rejettent surtout sur les femmes la responsabilité de leurs difficultés sans interroger l'ensemble de leurs conditions sociales de même que les institutions qui les recueillent.

Ces interrogations sont pourtant fondamentales et posent avec plus d'acuité la place de subalterne qui est accordée aux femmes dans la société et les répercussions du contrôle et de l'oppression sur leurs perceptions d'elles-mêmes et sur leur santé mentale. Ce questionnement met aussi en cause le rôle des thérapeutes et de la structure des services médicaux : leurs valeurs et leurs intérêts contribuent-ils à la « psychiatrisation » des femmes? Il s'agit donc de reconnaître à l'analyse de la santé mentale la dimension politique qu'elle recouvre. Nier cette dimension serait nier à tort la position d'inégalité et d'inconfort dans laquelle les femmes ont à se débattre.

Conditions économiques, situation des femmes en santé mentale : le modèle de Brown, Bhrolchain et Harris

Une recherche menée en Angleterre par Brown, Bhrolchain et Harris (1975) sur les liens existant entre classes sociales et problèmes psychiatriques dans une population urbaine de femmes, a relevé des différences importantes entre les femmes en fonction de leur situation économique. Les femmes socio-économiquement démunies, ayant plusieurs jeunes enfants à la maison se sont avérées plus enclines aux crises psychologiques. Les difficultés à long terme doublées d'événements déclencheurs (perte d'emploi, divorce, maladie, etc.) renforçaient la probabilité de consultations.

> *"The greater likelihood of working class women breaking down once one of these has occurred, this greater vulnerability is shown to relate to certain social factors ; the greater likelihood of working class women suffering from chronic psychiatric disturbance is also*

shown to relate to environnemental differences'' (Brown, Bhrolchain et Harris, 1975, p. 225).

Nous n'avons plus à démontrer la situation économique des femmes. Il existe un rapport entre situation économique et prévalence des troubles psychiatriques, bien qu'il ne soit pas établi comme un lien de cause à effet. La condition économique est un aspect de l'environnement, il s'agit là d'un indice parmi bon nombre d'autres (conditions de travail, position vis-à-vis des pouvoirs de décision, valeurs, etc.) qui nous permet d'évaluer la position des femmes dans leur environnement. Cet indice nous aide cependant à objectiver une situation collectivement partagée par la majorité des femmes et qui peut être une source de difficultés à long terme détériorant la qualité de leur vie matérielle et émotive.

Les nombreux changements démographiques et sociaux intervenus depuis 20 ans (natalité, fécondité, travail, urbanisation, redéfinition du couple, de la famille) (voir tableau 38) sont autant de facteurs déclencheurs, dont l'influence est aussi socialement partagée par les femmes.

Figure 4
Modèle causal de Brown, Bhrolchain et Harris

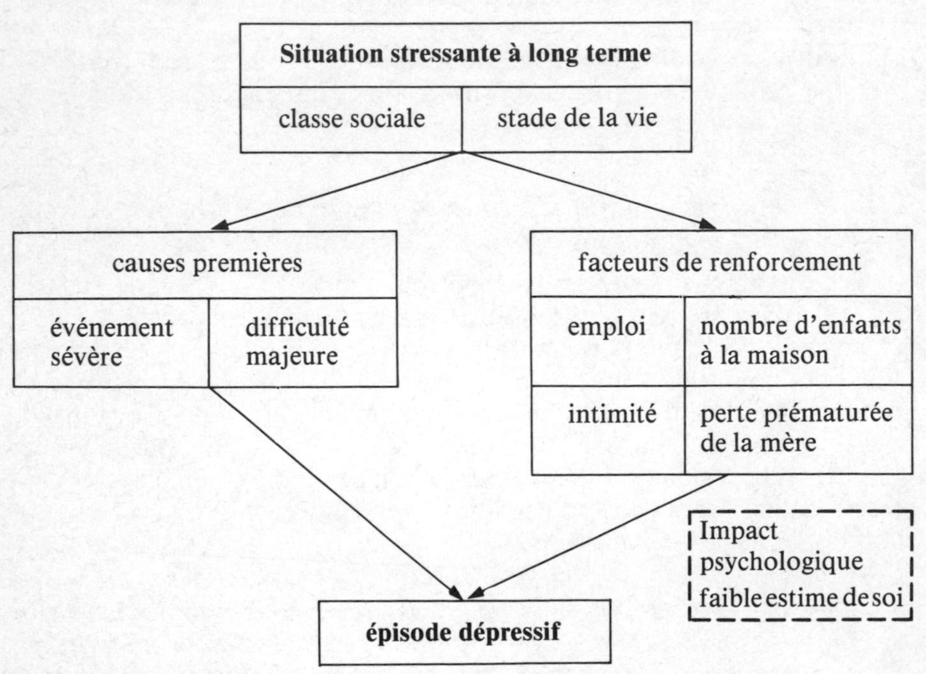

Source : Brown, Bhrolchain et Harris, 1975, p. 246

Position subalterne et changements sociaux, liés à des déclencheurs particuliers insécurisent combien de femmes devant le peu d'alternatives que leur offre l'environnement? Devront-elles constamment s'ajuster à cette place dont elles ne veulent plus? La société doit actuellement se transformer pour recevoir les milliers de femmes qui veulent une place différente, participer aux décisions, partager leurs tâches et élargir leurs choix, vivre librement au travail et dans le quotidien, épanouir leur sexualité comme elles l'entendent, vivre positivement la réalité d'être une femme. Malgré que de plus en plus le nombre de femmes qui affirment cette transformation augmente, la société, elle, est plus lente à modifier ses fondements patriarcaux et même résiste au désir et à la nouvelle réalité qui s'impose. Cette résistance, les femmes la supportent et en subissent aussi malheureusement les conséquences. Ces conséquences sont particulièrement visibles dans le domaine des soins psychiatriques où l'on observe qu'une grande partie de la clientèle féminine souffre de surmenage (est-ce dû au double emploi?), de mésestime de soi (est-ce dû au peu de crédit qu'on accorde aux femmes?, au peu d'attrait attribué aux valeurs féminines?), de difficulté à s'affirmer (quelles sont actuellement les réelles possibilités de s'affirmer? d'avoir sa place dans les prises de décision?), de dépendance (l'éducation et le mariage n'ont-ils pas concouru à cette dépendance?).

Tableau 38

Éléments de l'évolution démographique et sociale au Québec chez les femmes, depuis 1900

Évolution démographique		
Augmentation de l'espérance de vie à la naissance	1931 1980	57,8 ans 76 ans
Baisse de la fécondité (nombre moyen d'enfants)	1911 1977	5,4 1,8
Augmentation des divorces	1900 1980	nil 1 mariage sur 3
Évolution sociale		
Éclatement de la famille		
Urbanisation	1901 1980	36,1% 80%
Participation au marché du travail	1911 1978	21,6% 44%

Source : Guyon, Louise (1980), Tableau composé à partir d'annexes au document.

Lors d'une conférence prononcée au colloque sur la santé mentale, tenu à Montréal en mai 1980, Louise Guyon mentionnait que :

> « *Les enquêtes de santé auprès de la population nous apprennent que les femmes, beaucoup plus que les hommes, déclarent des symptômes tant au niveau de la santé physique que mentale. En 1972, une étude d'Englesman au Québec, sur des populations rurales et urbaines, arrivait aux résultats suivants : le nombre moyen de symptômes pour les femmes se révèle plus élevé que pour les hommes dans tous les échantillons... Le groupement « angoisse » est apparent dans tous, mais moins parmi les hommes que parmi les femmes* ». (Guyon, 1980, p. 20).

Outre l'angoisse, ces symptômes étaient : la fatigue, les migraines, la faiblesse, les maux de dos, la nervosité et l'anxiété, le stress, la consommation des psychotropes et l'insomnie.

Il semble qu'au Québec, c'est dans le premier tiers de la vie adulte que le phénomène soit le plus accentué. De 1972 à 1978, c'est entre 25 et 34 ans que les femmes sont le plus touchées, âge qui correspond à la période de naissance du premier enfant, à l'adaptation à la vie « au foyer » et au « double emploi ».

La recherche de Levy (1976) en Suisse a mis en évidence comment, chez un échantillon de femmes, la somatisation (apparition de symptômes dus à des facteurs psychologiques et/ou sociaux) était plus importante chez des femmes qui subissent passivement leurs conditions. Soumises aux mêmes conditions environnementales, d'autres femmes qui choisissent une action communautaire (notamment dans le cas cité dans cette recherche, l'insertion dans des groupes d'orientation féministe) semblent moins souffrir de cette somatisation. Dans leur cas, l'action directe sur leur propre condition d'existence les amène à canaliser une série de troubles qui autrement seraient pris en charge par l'institution médicale.

Ceci ne signifie pas qu'il faille conseiller à toutes les femmes l'insertion dans les groupes féministes ou autres comme seule panacée à tous les maux. On peut cependant retirer un bon enseignement de cet exemple : l'action, l'intervention sur son environnement peuvent positivement transformer l'individu et son milieu. L'individu qui se déclare malade dit quelque chose à son milieu ; la société actuelle a une part de responsabilité dans les maladies et les troubles qui affectent tant de femmes. Doit-elle se contenter d'attendre?

Tableau 39

Nombre de traitements psychiatriques reçus par les bénéficiaires de sexe féminin et répartition par âge[1], Québec 1972 à 1978

	Groupes d'âge				
Années	**15-24**	**25-34**	**35-44**	**45-54**	**55-64**
1972	84 630 17,1%	148 371 30,0%	109 053 22,0%	77 190 15,6%	41 707 8,4%
1973	92 765 15,8%	172 316 29,4%	128 074 21,9%	93 947 16,0%	53 097 9,1%
1974	100 436 15,1%	193 102 29,0%	144 629 21,7%	112 167 16,9%	61 386 9,2%
1975	96 872 15,0%	196 060 30,4%	140 693 21,8%	106 807 16,6%	57 721 9,0%
1976	103 526 14,4%	217 769 30,3%	154 049 21,4%	120 150 16,7%	66 314 9,2%
1977	92 423 14,0%	198 365 30,2%	141 875 21,6%	108 658 16,6%	62 324 9,4%
1978	128 371 13,7%	295 486 31,6%	208 658 22,3%	151 810 16,2%	83 110 8,9%

1 Les pourcentages sont calculés en fonction du total des traitements reçus à tous les âges, soit entre 0 et 100 ans.

Source : R.A.M.Q., Rapports statistiques annuels, 1972 à 1978.

Les valeurs des thérapeutes et la construction sociale de certaines maladies féminines

Le modèle que nous proposons à la page suivante (figure 5) est un schéma qui met en cause le modèle des interventions en santé mentale en relation avec les facteurs déterminant « l'apparition » des troubles mentaux chez les femmes. Les contraintes de l'environnement ayant été circonscrites dans la précédente discussion, nous nous attacherons maintenant à considérer comment ces contraintes sont entretenues et reproduites partiellement au niveau du langage utilisé par le personnel soignant en nous référant aux conditions spécifiques vécues par les femmes lorsqu'elles ont recours aux services psychiatriques et psychologiques.

Il s'agit là au fond de deux niveaux différents qui nous permettent de cerner et d'identifier le rôle de l'oppression des femmes tant dans l'apparition de leurs malaises que dans la « psychiatrisation » dont elles sont l'objet. Dorothy Smith (1975, p. 89, 93) a ainsi schématisé le parcours des futurs(es) patients(es), tel qu'on le conçoit habituellement.

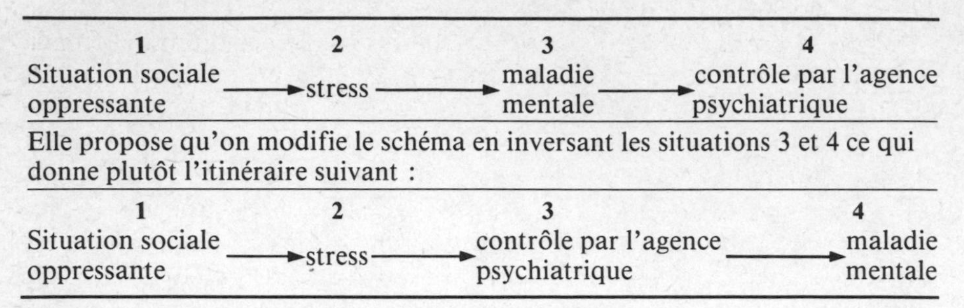

Elle propose qu'on modifie le schéma en inversant les situations 3 et 4 ce qui donne plutôt l'itinéraire suivant :

On peut tout de suite préciser que, selon le sexe de la personne atteinte, les formes du contrôle varieront quelque peu ; par exemple, il existe des stéréotypes pour les deux sexes mais ils sont différents et détermineront donc de façon différente la manière d'intervenir auprès des personnes émotivement perturbées.

Figure 5
L'itinéraire psychiatrique des femmes

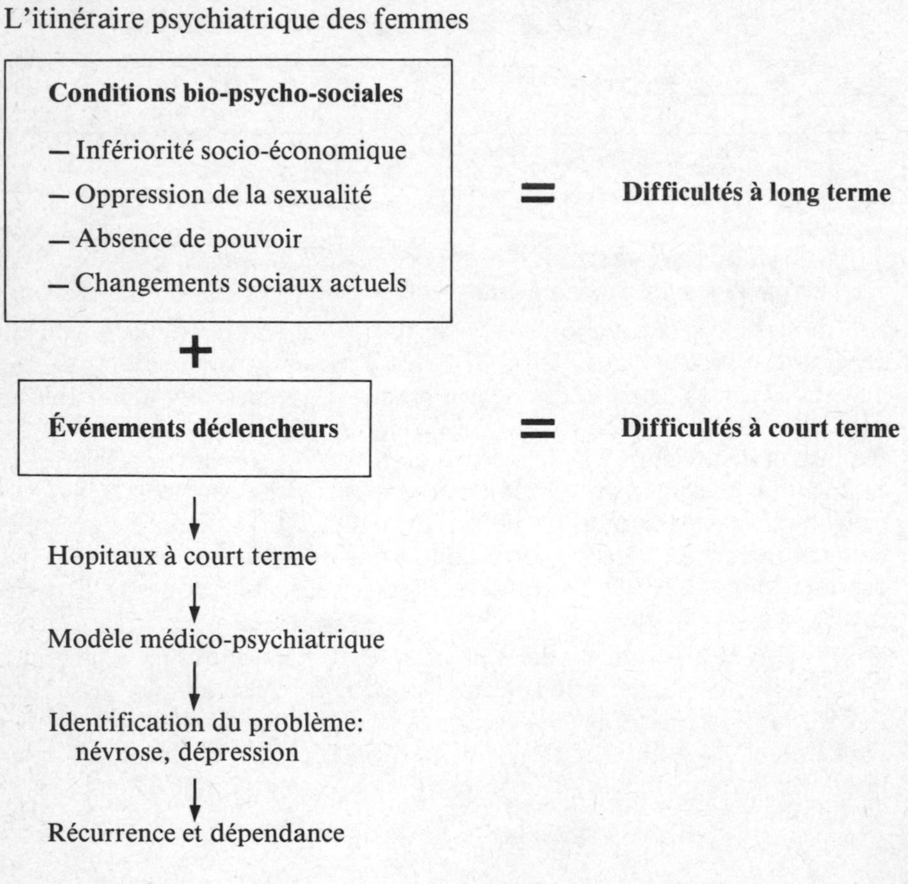

Nous avons défini en quoi consistaient les idéologies du monde médical vis-à-vis des femmes. Nous avons aussi mis en évidence que les diagnostics de dépression et d'anxiété sont les plus nombreux à être posés sur les femmes. Ces diagnostics sont révélateurs de la manière dont sont perçues les femmes par les thérapeutes.

Le langage est le moyen par lequel les individus partagent les valeurs et les symboles de leur culture. La science a par ailleurs pour but ultime de s'écarter des idéologies et des croyances populaires et cette distance doit faire naître une connaissance et un savoir. La science n'est cependant jamais neutre, bien qu'elle tende à l'être, et est toujours influencée par les valeurs d'une culture quelle qu'elle soit. Lorsque les modèles scientifiques sont appliqués dans des institutions, ceux-ci subissent aussi certaines altérations en raison des forces et intérêts qui régissent cette institution. La « pureté » du modèle est alors compromise.

Dans le domaine de la santé mentale, le rôle des thérapeutes dans la psychiatrisation peut être circonscrit puisqu'on sait (cf. chapitre 2) que les valeurs des spécialistes et scientifiques de la santé mentale correspondent en partie aux valeurs déjà présentées dans la culture. Nous pensons ici aux valeurs dominantes sur « la féminité ».

Dans « *Pour les québécoises : Égalité et Indépendance* » (1978), le C.S.F. avait relevé la désormais célèbre étude de Mme Broverman (1970) sur les stéréotypes chez les soignants, où la définition idéale d'un *homme sain* correspondait à partir d'un certain nombre de critères à la définition même d'un adulte sain. Par contre, la *femme saine* différait de l'*adulte sain* et était donc soumise à un double standard de santé mentale devant *à la fois* être une « femme normale » (soumise, dépendante, affectueuse) et un « adulte normal » (actif, autonome, ambitieux...). N'est-ce pas proposer aux femmes la schizophrénie?!! Ce double standard de santé mentale, relié à divers stéréotypes concernant les femmes malades (plaignardes, hystériques, incapables, subjectives), place les femmes dans une position difficile au moment de l'évaluation médico-psychologique de leurs problèmes. Des auteurs ont d'ailleurs relevé (comme à tous les niveaux du système d'éducation) un certain nombre de stéréotypes présents dans les manuels de formation des médecins (Scully et Bart, 1973). Ces stéréotypes se retrouvent en continuum dans les modèles de la féminité observables chez les agents de socialisation dans la famille, à l'école, dans les médias et dans la définition donnée par le monde des professionnels de la santé ; ils entrent en contradiction avec les conditions de vie des femmes qui sont plus souvent qu'autrement en rupture avec les stéréotypes de la féminité. Les défis de la vie quotidienne, les conditions objectives de vie qui sont celles des femmes n'exigent-ils pas une femme autonome et indépendante?

Les diagnostics posés sur elles sont ceux de dépression, d'anxiété : les tensions entre l'idéal traditionnel et la réalité contemporaine sont moteurs d'une telle « épidémie ». Mais *toutes* les femmes rencontrées dans les bureaux de psychiatres sont-elles à ce point « névrotiques », « anxieuses », et « angoissées »? Quelle est la portée réelle d'une telle identification du malaise?

Les travaux plus récents de nombreuses psychologues et travailleuses sociales ont démontré avec pertinence comment les critères pour évaluer un état de dépression et d'anxiété sont en réalité des caractéristiques qui correspondent à des stéréotypes de la féminité. La dépression n'est-elle pas l'expression limite de la féminité dans les conséquences impliquées par la définition qui en est proposée par la société, à savoir l'absence de contrôle sur sa vie, la dépréciation de soi, la non-confiance en ses possibilités, la difficulté à prendre des décisions?

Une recherche menée par Keskiner, Zaleman et Rupper (1973) a démontré que dans une communauté psychiatrique du Missouri où a été appliqué un programme de réinsertion sociale pour 137 clients(es), on a observé que les femmes se plaçaient en net avantage par rapport aux hommes : plus de femmes furent référées au programme de réhabilitation et ont pu trouver du travail. Ce travail était cependant un travail de service, comme celui de vendeuse. Les auteurs en ont conclu que la société donne plus d'importance au travail masculin et qu'il est finalement « plus facile » pour une femme d'assumer un rôle relativement dépendant alors que pour un homme, un travail valorisant est essentiel à son insertion sociale[1].

Autrement dit, une femme souffrant de troubles psychiatriques « dérange » moins qu'un homme (Doherty, 76) : le rôle de second ordre que lui réserve la société et l'exclusion relative dont elle est l'objet permet une certaine forme de laxisme en ce qui concerne certains types d'attentes sociales[2]. Au fond, l'invisibilité et la non-considération de son travail dans notre société (pensons au travail domestique), son absence des scènes de décision et des tribunes n'est-elle pas une position d'exclue, position qui vient rejoindre celle des personnes atteintes de troubles mentaux ? Sans insister sur cette comparaison, cette dernière illustre tout de même que la position des femmes est non pas identique, mais certainement analogue à celle des patients psychiatriques. Alors que la place et le rôle des hommes n'offrent pas la même continuité avec la position de patient psychiatrique.

---

1 "These observations reflect the stereotyped sex-roles expectations which define a man's social role almost exclusively in terms of work performance. When applied to chronic psychiatric patients who have deficits in social and vocational skills, men are apparently at a disadvantage and have fewer rehabilitation alternatives if they are employable" (Keskiner, 1973, p. 692).

2 Situation que l'on peut comparer aux différences de comportement dont font preuve les parents devant un enfant malade, selon qu'il s'agit d'un garçon ou d'une fille (c.f. note sur la socialisation).

La théorie freudienne et son utilisation en psychologie et en psychiatrie ont contribué dans le monde de la science à dévaluer les femmes. L'importance prépondérante accordée à la biologie dans l'explication des problèmes psychologiques a entraîné aussi d'autres préjugés. La biologie des femmes, dans un cas comme dans l'autre est devenue son destin et la source de tous ses maux (cf. chap. 1).

L'identification du problème psychologique interprété soit comme désordre organique, soit comme désordre intrapsychique relève d'une conception individualiste négligeant la dimension collective de ces problèmes. Le renforcement et l'ajustement vers le modèle féminin traditionnel que propose la thérapie laisse peu de chance aux femmes de briser leur isolement, de trouver l'appui et le support d'autres femmes aux prises avec la même situation, de considérer qu'elles n'ont pas *nécessairement* à s'y ajuster. La dimension critique de ce qu'elles ont à dire comme femmes victimes de leurs conditions sociales et des préjugés est un atout pour leur guérison : les intervenants en sont-ils convaincus? Ces mêmes intervenants, la plupart du temps attachés aux hôpitaux et aux services du réseau sont aussi participants d'un rouage où la structure de dispensation des soins encourage la dépendance des usagers et la nécessité d'experts. Les femmes doivent-elles payer de leur santé le maintien de tout ce système?

Thérapies alternatives et santé mentale[1]

Des femmes questionnent de plus en plus le traitement psychiatrique et psychologique et formulent maintenant des *thérapies féministes*. Le terme de thérapie féministe s'est beaucoup répandu et recoupe un nombre assez varié de nouvelles manières d'intervenir auprès des femmes. On ne peut vraiment imputer à toutes ces approches une même définition. On peut cependant les regrouper sous trois tendances : les groupes de conscience, la thérapie non sexiste et la thérapie féministe. Elles critiquent toutes les caractéristiques de la thérapie traditionnelle. Elles remettent notamment en cause l'illusion de la neutralité du thérapeute et les stéréotypes sexistes véhiculés dans la psychothérapie. Elles remettent aussi en question non seulement le recours abusif à certains diagnostics mais aussi l'étiquette de certaines « psychopathologies » dites spécifiques aux femmes (ex. : hystérie, dépression d'involution à la ménopause, etc.). L'emphase sur un ajustement social normatif basé sur des conceptions androcentriques est également questionnée. Le modèle androgyne (cf. chap. 1) est mis de l'avant.

Les « nouvelles thérapeutes » se demandent pourquoi l'intervention

---

1 Les renseignements de cette section sont tirés de Rawlings, Edna L. et Dianne K. Carter, *Psychotherapy for women, treatment toward equality.* Charles C. Thomas Publisher, USA, 1977, p. 477.

est toujours à sens unique dans le modèle traditionnel, pourquoi la relation entre la thérapeute et le client est à priori toujours inégale.

Groupes de conscience

Les groupes de conscience (consciousness-raising groups) qui se sont beaucoup répandus aux États-Unis et au Québec ont contribué en raison de leur très grande popularité à vanter ces nouvelles approches. Les buts des groupes de conscience sont de s'opposer à l'isolement des femmes, de leur fournir un support collectif, de leur faire prendre conscience de leur identité afin de provoquer une critique des demandes incessantes que comportent les rôles de mère, épouse et ménagère.

Ces groupes ne sont pas en soi des groupes de thérapie, mais plutôt des rassemblements de femmes qui peuvent trouver l'entraide dans un *réseau naturel* de relations sociales. Ils peuvent ainsi provoquer des effets thérapeutiques. Les discussions par thèmes qui sont abordées, l'auto-gérance du groupe (non mixte) amènent à développer une certaine force d'action et de conscience de soi et de sa collectivité qui peuvent à la limite remplacer la fonction de la thérapie proprement dite. La dynamique du groupe est entre autre basée sur

le sens de la confiance envers les autres femmes,
le rapprochement et la mutualité,
la mise en commun des problèmes,
la présence de modèles féminins alternatifs,
la confrontation des valeurs.

Une étude menée par Lieberman, Solow, Bond et Riebstein (1979) portant sur l'impact des groupes de conscience sur les participantes a démontré à la suite d'une observation minutieuse, que les femmes se sont revalorisées d'elles-mêmes, se sont réalisées de façon plus autonome. Quelques participantes avaient modifié concrètement leur façon de vivre. Marta Sue Davis (1977) mentionnant à l'instar de Kaplan (1975) l'importance de la non-accessibilité aux ressources et du changement social dans l'apparition des troubles mentaux (ces deux facteurs sont présents dans le cas des femmes), a travaillé sur la pertinence des groupes de conscience comme agent de prévention stratégique pour les femmes. Selon elle, ces groupes renforcent l'identité féminine tout en fournissant un support dans les périodes de vie critiques. Ils peuvent également devenir des centres d'information et de discussion sur des sujets comme le divorce, la discrimination. Ces groupes agissent aussi comme multiplicateurs de réseaux d'entraide.

De cette façon, les femmes peuvent se sentir plus fortes, capables de transformations sur elles-mêmes et autour d'elles plutôt que de s'identifier négativement et passivement au rôle de patiente psychiatrique.

Thérapies non sexistes et thérapies féministes

La thérapie non sexiste a pour base le rejet des stéréotypes et de leurs conséquences. Tout en refusant d'amener les femmes à s'adapter à leur situation, la thérapie non sexiste ne situe pas les problèmes vécus par les femmes à un niveau politique et ne vise pas prioritairement un changement social.

Les thérapeutes féministes vont plus loin en affirmant leur profonde conviction que les femmes vivent une situation d'inégalité sociale et que la démarche en thérapie doit se faire par une action sur la situation des femmes plutôt que par une adaptation des femmes à leur situation. C'est donc une remise en question des diagnostics identifiant les difficultés individuelles. La thérapie féministe est politique. Elle mise sur un changement individuel et social. Le rapport thérapeute/cliente s'inspire de cette philosophie et se situe à un niveau égalitaire. Cette thérapie est de préférence une thérapie de groupe visant une mise en commun et une démarche collective. Certaines femmes ont suggéré l'expression « Intervention féministe en thérapie » pour remplacer thérapie féministe afin de marquer le caractère souple et non hiérarchique de cette forme d'aide que l'on peut adapter à des modèles thérapeutiques déjà existants (Rawlings et Carter, 1977).

Dans cette forme de thérapie, il n'y a pas d'incitation au rôle traditionnel (l'inversion des rôles n'est pas perçue comme pathologique), le mariage n'est pas valorisé plus pour les femmes que pour les hommes et surtout *l'autonomie est mise de l'avant comme valeur universelle et non sexuée.*

La stratégie du thérapeute est de ne pas utiliser son pouvoir pour gratifier ou punir les clients en fonction de comportements appropriés ou inappropriés. Les diagnostics ne sont pas basés sur une faille du client qu'il faudrait « guérir » dans le sens d'un achèvement progressif des rôles sexuels culturellement admis. Les thérapeutes féministes refusent d'exercer ces privilèges et cherchent à stimuler l'autonomie psychologique, économique et culturelle des femmes.

Avant d'entrer en thérapie, la thérapeute et la cliente doivent s'entendre symboliquement sur le comportement à transformer. Dans l'intervention du thérapeute, le support émotionnel seul n'est pas suffisant ; le développement du potentiel critique et analytique des femmes doit aussi être encouragé. La thérapie féministe est en conclusion un modèle d'influence réciproque.

En conclusion, nous pourrions réitérer l'importance de l'analyse faite par les femmes des services de santé mentale. Cette réflexion est capitale, et pour les femmes et pour les intervenants(es). Elle est capitale parce que bien qu'inscrite dans l'analyse *sociale* de la condition des femmes, elle permet d'élaborer des instruments d'aide et d'intervention immédiate pour transformer les conditions de vie dont la plupart d'entre nous sont victimes. Victimes à travers les autres mais aussi victimes à travers soi, à travers notre propre censure, notre propre peur. Sur ce point Jeannine Corbeil, une des nombreuses femmes influencées par le féminisme dans leur pratique de thérapeute, mentionne,

> « *Les femmes ont des comportements de membres de groupes minoritaires en ce qu'elles se laissent définir par "l'Autre", veulent lui plaire à tout prix, ont peur de dire ce qu'elles pensent, ont peur d'être jugées, de faire des erreurs, d'initier des actions, de prendre des risques, en somme de prendre entre leurs mains la responsabilité de leur vie* » (Corbeil, 1979, p. 19).

La thérapie féministe n'est pas une panacée ; elle est un instrument de travail sur soi, avec les autres, instrument pour travailler à la réappropriation positive de son identité.

Résumé

Ce chapitre analyse la situation des femmes dans le domaine de la santé mentale à partir des services qu'elles utilisent et de la façon dont elles sont alors diagnostiquées. Les données traitant de différents types d'hospitalisations en milieu psychiatrique ainsi que des traitements que les écarts se manifestent entre les hommes et les femmes. Ces informations renforcent l'hypothèse selon laquelle des conditions sociales particulières amènent les femmes à demander de l'aide. Différentes interprétations sont alors proposées sur les relations existantes entre ces conditions et le recours des femmes à différentes thérapies.

Le chapitre se termine par une présentation des thérapies alternatives, de leurs caractéristiques et des objectifs qu'elles poursuivent.

Chapitre 5

La santé au travail

Avant de clore cette étude par une analyse des solutions alternatives à la situation des femmes dans le domaine de la santé, nous voulons nous arrêter sur un de ses aspects les moins connus, celui de la santé au travail.

Ce chapitre se veut une participation à la prise de conscience actuelle au Québec sur cette question, tout en soulignant la place que devraient y occuper les femmes. La présentation de certaines informations, malheureusement fort limitées, souligne l'existence de problèmes spécifiques liés aux emplois occupés par des femmes.

Ces réflexions sur la santé au travail viennent témoigner une fois de plus des relations entre les conditions des femmes et leur santé, ainsi que de l'immense écart entre cette réalité et la perception qu'en ont les intervenants de la santé.

Travail et santé : quelques écueils

Depuis quelques années la médecine a developpé une approche qui, singulièrement, s'est constituée autour de la question des effets de l'environnement sur le corps et plus précisément des effets de l'activité et du milieu de travail sur la santé des travailleurs. Les revendications des regroupements de travailleurs, particulièrement dans les secteurs de l'amiante et du plomb, ont entraîné certaines recherches qui ont associé certains milieux de travail au développement de maladies spécifiques. Cette médecine est appelée communément médecine du travail. Dans ce vaste domaine de recherche s'inscrit la médecine industrielle qui est centrée davantage, comme son nom l'indique, sur le travail en industrie.

Malgré une participation constante des femmes au marché du travail, ce n'est que récemment que quelques études sur les femmes et la santé au travail ont vu le jour. Ces études sont peu nombreuses mais révèlent toutefois un certain nombre de préoccupations nouvelles dont nous tenterons de faire part.

Un document préparé par Anne George (1976) fut ainsi le premier au Canada à proposer une vue d'ensemble sur les risques pour la santé chez les femmes au travail. Ce document s'intéressait d'abord aux femmes salariées qui représentent actuellement 45% de la population féminine du pays.

Jeanne Stellman publia l'année suivante (1977) aux États-Unis un ouvrage très important, portant aussi sur le travail des femmes et leur santé. La pertinence de cette étude est grande puisqu'elle souligne l'absence de la dimension des problèmes de santé spécifiques aux travailleuses dans les études traditionnelles, et qu'elle met en lumière un fait significatif : jusqu'ici, la médecine du travail ne s'est pas du tout penchée sur le travail domestique, reflétant ainsi l'occultation sociale du travail des femmes au foyer. Le sexisme des chercheurs, pour qui le monde du travail équivalait au monde masculin, les a probablement empêché d'approcher la réalité globale du travail et son incidence sur la santé des femmes.

Le terme de santé au travail est lui-même paradoxal : l'identification usuelle (naturalisée) qui se fait entre monde du travail et univers masculin nous semble introduire un certain nombre de préjugés quant à la nature du travail que l'on considère. En effet, l'activité dont il est habituellement question en médecine du travail est de fait l'activité *rémunérée.* Ceci implique que tout travail non salarié n'entre pas habituellement dans ce champ de recherche et de pratique médicale : or, le travail non rémunéré, le bénévolat, sont des activités « de femme » dans lesquelles entre bien sûr tout le travail domestique. L'influence de ce travail sur l'état de santé des femmes n'a donc pas fait l'objet de recherches fondamentales, pas plus d'ailleurs que l'influence du double emploi sur la résistance morale et physique des employés(es) c'est-à-dire, pour les femmes, le cumul du travail rémunéré et du travail non rémunéré.

Il faut aussi mentionner que l'approche la plus répandue en médecine du travail, malgré l'introduction de la variable environnement, demeure nettement influencée par le modèle médical prédominant qui s'observe ailleurs. Ce modèle pourrait être illustré de la manière suivante :

Modèle 1

Microbe(s) → (agent causal)	maladie →	extermination du microbe chez le malade Prescription
Milieu →	morbidité →	Traitement

Dans ce modèle, maintenant bien connu, l'agent qui cause la maladie est isolé et le traitement consiste en l'extermination de l'agent pathogène.

En médecine du travail, le modèle pourrait être esquissé comme suit :

Modèle II

Produit toxique (agent causal) →	maladie →	extermination de l'agent causal ou modification du milieu de travail
Milieu →	morbidité →	traitement

Ces modèles sont bien sûr volontairement « réducteurs » et ne savent pas rendre compte de toute la complexité du phénomène. Il y aurait maintes distinctions à introduire. Le modèle 1 ne tient pas compte des aspects multifactoriels pouvant être en cause, récemment mis en lumière par les recherches épidémiologiques, de même que le modèle 2 ne fait pas la distinction entre milieu microbien, milieu naturel, etc. Toutes nuances que l'on devrait faire pour rendre justice à ces approches. Notre but est cependant d'indiquer que dans la médecine du travail comme dans la médecine en général, la notion de *milieu, d'environnement reste limitative.* Dans un cas comme dans l'autre, on se contente d'extraire du milieu un ou des agents auxquels on attribue directement la maladie étudiée. De fait, on identifie des éléments isolés dans le milieu de travail (biologiques, toxiques, physiques...) et on les retient comme sources causales de morbidité.

Cette critique n'enlève absolument pas la valeur scientifique de ces travaux : sans eux, les grandes maladies industrielles comme l'amiantose et ce qu'elles révèlent des conditions de travail des personnes impliquées n'auraient pu être analysées. Cependant, la notion trop restreinte d'environnement (l'environnement vu comme une série d'agents isolés présents dans le milieu), la définition sexiste et limitative de ce qui est considéré comme travail (le travail rémunéré) déterminent les lacunes que nous connaissons quant à une connaissance réelle de la santé des femmes au travail.

L'analyse qui suit paraîtra à certains ambitieuse et téméraire : le peu de travaux qui traitent directement de la question nous oblige à adopter une attitude plus créative que pour toute autre partie de notre recherche. Le manque de données ne saurait cependant nous empêcher de poser certaines interrogations afin d'ouvrir quelques avenues de recherches. Les critiques féministes sur le travail nous serviront de support.

Il s'agira d'aborder d'une nouvelle façon la relation des femmes au travail et les conséquences de cette relation sur leur santé. Dans un premier temps, nous ferons ressortir la question du pouvoir des femmes sur le marché du travail et les conséquences de la place qu'elles y occupent généralement, conséquences qui se traduisent sur le plan de leur santé de différentes manières : stress, usure du corps, pertes fonctionnelles, etc. Nous analyserons donc le rôle du stress et de l'absence de contrôle sur l'environnement dans l'apparition des maladies reliées à une occupation.

Nous procéderons par la suite à l'analyse de certaines activités considérés comme féminines en inventoriant, à partir de la littérature déjà existante sur le sujet, les différents problèmes de santé qui leur sont reliés. Le travail ménager fera l'objet d'une section spéciale ainsi que la question de la santé mentale au travail.

Enfin, certaines activités, certains produits comportent des dangers en raison de la spécificité biologique des femmes : dangers pour la mère et le foetus. C'est dans ce domaine de recherche que l'on fit probablement le plus d'investigations : les résultats de ces travaux furent souvent utilisés de manière idéologique (comme argument pour exclure les femmes de certains emplois). Nous verrons pourtant que les hommes sont aussi exposés à des risques quant à leur appareil et fonction de reproduction.

Nous conclurons en posant la nécessité d'analyser le rôle que joue l'organisation générale du travail dans notre société comme facteur d'aliénation, donc de stress et de risques pour la santé.

Stress et contrôle sur l'environnement

Reprenons l'exemple des travailleurs de la santé pour illustrer le rôle du contrôle sur l'environnement.

Nous avons mentionné précédemment la nature limitative du concept d'environnement utilisé dans la littérature sur la santé au travail. Nous avons aussi souligné au chapitre 3 la place de base qu'occupent les tâches des femmes dans le maintien de la santé d'une population.

Pourtant, cette place de base ne semble pas considérée à sa juste valeur et se voit même dévaluée dans la hiérarchie du système de santé selon qu'une occupation se situe près du corps malade ou pas. Plus l'instrumentation technique est sophistiquée pour intervenir auprès de la personne malade, moins les femmes seront présentes comme soignantes et plus les hommes occuperont ces emplois et bénéficieront d'un salaire élevé. Des capacités que l'on présume "naturelles" aux femmes n'ont plus la même importance, une fois cataloguées selon leur valeur marchande (Ehrenreich, 1978).

La « nature » est associée, dans notre culture, à ce qui tient du corps, du biologique. La maladie devient comme un bris dans la nature, une différence à laquelle on doit remédier. Le développement de la technologie médicale sert à cela : effacer le plus grand nombre possible de différences, qu'il y ait de moins en moins de maladies. Or, ce sont les hommes qui ont développé, entretenu et utilisé la technologie de pointe. Ce sont eux qui ont la responsabilité de la cure, touchant au corps, mais le touchant d'une manière culturellement déterminée, par le biais d'une instrumentation technique complexe (et coûteuse). Leur rôle, contrairement à celui des femmes, est noble, largement payé et socialement prestigieux. Il implique un pouvoir éminent sur la technologie et aussi sur les autres corps professionnels et techniques.

Le tableau 40 tente d'établir une relation entre la nature de l'emploi dans le secteur de la santé, le degré d'instrumentation technique, la proximité du corps malade et le salaire. Les femmes se retrouvent majoritaires dans les soins d'entretien du corps malade, dans la prévention et l'hygiène, tout en recevant des salaires inférieurs par rapport aux autres catégories d'emplois.

Le rôle sous-évalué des femmes dans le secteur d'emploi de la santé implique un pouvoir amoindri sur leur environnement ; l'autonomie au travail n'est alors que très partielle. L'exemple de l'implantation graduelle du système PRN dans la profession du nursing dont nous avons parlé au chapitre 3, illustre bien cette perte de pouvoir et d'autonomie à laquelle les femmes font face. Le secteur hospitalier n'est qu'un exemple parmi tant d'autres où les femmes subissent cette forme de contrainte, qui est un facteur d'apparition de stress.

Le stress n'est pas uniquement causé par la quantité de travail exécuté par l'organisme, il peut aussi être entraîné par le cumul de tâches routinières, par l'insatisfaction au travail, par la difficulté (ou l'impossibilité) de contrôler *significativement* son environnement.

Stellman (1977) consacre tout un chapitre au rôle du stress dans l'apparition des maladies du travail. Elle remarque combien il est difficile d'établir un lien direct entre les conditions de stress et l'apparition de morbidités. Elle relève pourtant comment il est possible d'établir ce lien au plan physiologique. Le stress est ainsi un important facteur de risque (tableau 41).

Trop souvent, l'effet du stress sur le corps est sous-estimé. Le stress est considéré comme un problème individuel plus qu'une question de santé au travail. Pourtant, les tâches répétitives, qui demandent une attention soutenue à des détails, le fort pourcentage de productivité et d'efficacité que requiert le marché du travail, les emplois peu satisfaisants, l'absence de mobilité sociale, l'absence de contrôle sur son environnement, la discrimination et le harcèlement sexuel, le bruit et sur-

Tableau 40
Relation entre la nature de l'emploi, la catégorie d'emploi, le degré d'instrumentation technique, la proximité du corps malade et le salaire[1]

Nature de l'emploi	Catégorie d'emploi	Degré d'instrumentation technique	Proximité du corps malade	Salaire
Travail rémunéré				
soins aux corps qui exigent une instrumentation technique hautement curative	médecins (résidents, spécialistes, etc.)	+ + +	- Pro	61 352 $
soins spécialisés	professionnels (psychologues, travailleurs sociaux)	-	-	16 500 $
curatif	techniciens (laboratoire, radiologie...)	+ +	+	12 200 $
curatif et préventif	infirmières, auxilliaires, préposés,...	+	+ +	13 500 $
Travail non rémunéré				
soins au corps hygiène prévention convalescence entretien	travail domestique	-	+ + +	NIL

1 Les montants indiqués comme les salaires remontent à 1976. Ce qu'il faut surtout noter ici, c'est l'écart existant entre ces différents emplois.

tout une double journée de travail sont autant de facteurs de stress. La soumission au stress continu est un chemin orienté vers la frustration, l'agressivité, le mécontentement. L'habitude au stress a des conséquences physiologiques.

L'absence de contrôle sur l'environnement peut prendre deux formes différentes pour les femmes puisqu'elles assument le travail domestique, qu'elles travaillent ou non à l'extérieur du foyer. Comme le remarque Jeanne Stellman (1977), le travail de la femme moderne est exécuté sur une base permanente de travail « overtime » non payé.

La notion de pouvoir, liée au contrôle réel et significatif de l'environnement, est importante parce qu'elle révèle toute une dimension cachée de l'analyse de la santé des femmes « au travail ». Sans cette approche, on risque de s'attacher uniquement aux maladies et accidents « spectaculaires » dont les hommes sont plus souvent victimes parce qu'exposés en nombre plus important à des travaux qui comportent ce type de risque (les statistiques sur les accidents et traumatismes chez les hommes sont sur ce point révélatrices). Les occupations des femmes peuvent aussi causer des accidents de travail mais ces accidents prennent des allures moins dramatiques. La plupart des femmes exécutent du travail de bureau et de service. Ces travaux ne comportent pas de risques violents mais entraînent des formes variées de malaises : maux de dos, de jambes, dépression, nervosité. Les maladies des femmes se rapprochent des problèmes chroniques et leur caractère moins violent ne doit pas nous empêcher d'en tenir compte.

Secteurs d'emploi féminins et risques spécifiques pour la santé

Nous savons que la population féminine insérée sur le marché du travail rémunéré se concentre dans certains secteurs d'activité économique (voir tableau 42). Le tableau 43 expose la répartition des accidents et maladies dites professionnelles dont ont été atteintes les travailleuses québécoises en 1979, selon ces mêmes secteurs. Ainsi, 80% de tous les accidents et maladies se produisent soit dans les industries manufacturières, soit dans les services socio-culturels, commerciaux et personnels, le sous-secteur le plus dangereux étant les services médicaux et sociaux.

Maintenant, si nous examinons cette même répartition selon la profession occupée par les femmes (tableau 44), alors la concentration des accidents et maladies est plus dispersée entre différents types d'occupation, notamment parmi le personnel médical, le personnel administratif, les travailleuses spécialisées dans les servives et celles qu'on retrouve dans la vente.

Jeanne Stellman (1977) a répertorié un certain nombre de dangers relatifs aux emplois qu'occupent en majorité les femmes. Nous avons choisi de traduire certains tableaux de son ouvrage dont les renseignements pourraient être utiles à un nombre important de femmes. Ces tableaux concernent les travailleuses de la santé, les femmes affectées au travail de bureau et les buandières (tableaux 45, 46 et 47). Tout en ne couvrant pas la réalité de toutes les travailleuses dans les services, ces informations sont des indices des problèmes inhérents à ces milieux de travail.

Tableau 41

Quelques exemples des effets du stress sur le fonctionnement biologique

Effets sur certains viscères, organes et systèmes	**Certaines réponses physiologiques**	**Effets sur la santé**
Glande pituitaire	indirect : affecte tout l'organisme direct : - augmente la concentration de cholestérol dans le sang - augmente la concentration de sucre dans le sang	- facteur de risque dans les maladies cardiaques
Sang	- augmente le temps de coagulation	- facteur de risque dans les maladies cardiaques
Reins	- la structure cellulaire peut être endommagée par les hormones adreno-corticoïdes - secrète une substance qui a un effet constricteur sur les vaisseaux sanguins et qui diminue les habiletés sécrétoires	- facteur de risque dans les maladies cardiaques - hypertension
Thyroïde	- stimule le métabolisme de tous les organes	- augmente le rythme cardiaque - facteur de risque dans les maladies cardiaques
Tissu graisseux	- libère certains acides	- facteur de risque dans les affections cardiaques
Système digestif	- stimule les sécrétions d'acides gastriques - réprime certains mouvements du tube digestif, en modifie la surface interne	- facteur de risque pour les ulcères gastriques et duodénaux, pour les colites ulcéreuses - cancer du colon
Vaisseaux sanguins	- changements inflammatoires résultant d'une trop grande constriction	- facteur de risque dans les maladies artérielles, les attaques cardiaques et les problèmes rénaux
Globules blancs et cellules lymphatiques	- déprime la synthèse des globules blancs et le fonctionnement du système lymphatique	- diminue les défenses de l'organisme : augmente la susceptibilité aux maladies

Tableau tiré de Stellman, 1977, p. 44.

Tableau 42

Assiette de distribution des occupations de la population, par sexe et branche d'activité, Québec, 1978

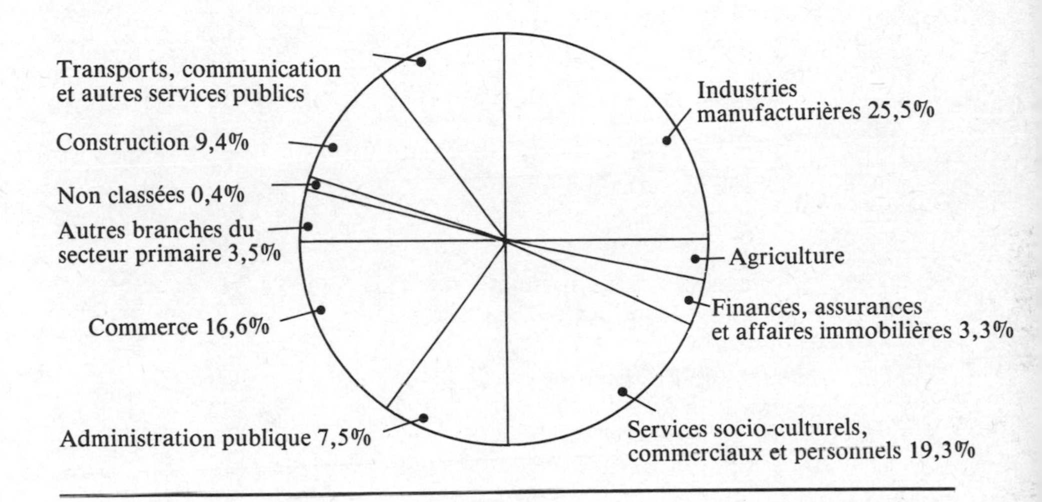

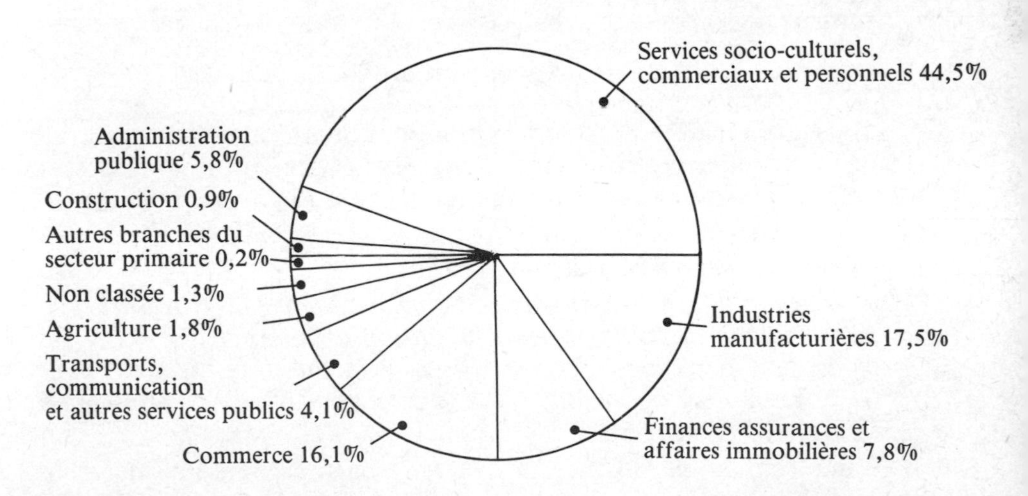

Source : Statistique Canada, Enquête sur la population active, Moyennes annuelles de la population active 1975-1978, cat. 71-529, fév. 1979, tableau 11.

Tableau 43

Répartition des accidents[1] et des maladies professionnelles selon le secteur d'activité économique chez les femmes, Québec, 1979

Secteur d'activité économique	Accidents	Maladies
Agriculture et autres branches du secteur primaire	89	10
Industries manufacturières dont :	7 163	337
aliments et boissons	1 177	103
industrie textile	1 025	21
bonneterie et habillement	1 679	30
Bâtiment et travaux publics	88	2
Transports, communications et autres services publics	290	19
Commerce	2 134	49
Finances, assurances et affaires immobilières	347	3
Services socio-culturels, commerciaux et personnels dont :	8 284	461
enseignement et services annexes	949	69
services médicaux et sociaux	4 792	326
autres services	2 543	66
Administration publique	988	36
Activités indéterminées	59	1
Total	**19 442**	**918**

1 Sont compris : les accidents qui ont entraîné le versement d'une indemnité de la part de la Commission de santé et de sécurité du travail et qui ont donc perturbé l'emploi de la travailleuse au delà de la journée au cours de laquelle l'accident s'est produit.

Source : Données non publiées fournies par la C.S.S.T., service de la statistique, Québec, 1980.

Alors que 44,5% des femmes présentes sur le marché du travail rémunéré se retrouvent dans le secteur des services, le second secteur d'emploi le plus important pour les femmes est l'industrie manufacturière qui en engage 17,5%.

À cet effet, Donna Mergler a remarqué :

« *Sans vouloir minimiser les problèmes vécus par les travailleurs, il faut souligner le fait que peu d'attention a été accordé soit par les média soit par le monde scientifique à la santé des femmes dans les industries où on retrouve une grande main-d'oeuvre féminine* » (Mergler, 1979, p. 86).

Anne Georges du C.C.S.F. à Ottawa a ainsi préparé un document visant à informer la population féminine des risques que comportent

Tableau 44
Répartition des accidents[1] et des maladies professionnelles selon la profession chez les femmes, Québec, 1979

Groupe de professions	Accidents	Maladies
Personnel médical, techniciennes de la santé et travailleuses assimilées	2 910	160
Personnel administratif et travailleuses assimilées	2 112	49
Travailleuses spécialisées dans la vente	740	11
Travailleuses spécialisées dans les services	3 083	90
Travailleuses des industries de transformation	1 818	67
Travailleuses spécialisées dans la fabrication, le montage, la réparation	1 995	73
Enseignantes et personnel assimilé	670	56
Manutentionnaires et travailleuses assimilées	1 600	68
Autres travailleuses	5 184	344
Total	**19 442**	**918**

1 Sont compris : les accidents qui ont entraîné le versement d'une indemnité de la part de la Commission de santé et de sécurité du travail et qui ont donc perturbé l'emploi de la travailleuse au-delà de la journée au cours de laquelle l'accident s'est produit.

Source : Données non publiées fournies par la C.S.S.T., service de la statistique, Québec, 1980.

certaines activités de travail considérées comme plus dangereuses, dans l'industrie manufacturière (ex. : industrie du textile)[1].

D'autres branches d'activités engagent aussi un grand nombre de femmes : à lui seul, le commerce englobe 16,1% de la population féminine dite « active ». Ces commerces sont de toutes sortes, allant des grands magasins aux petites entreprises, des cinémas aux pharmacies en passant par les chaînes d'alimentation et les salons de coiffure. Peu de recherches existent sur les risques que comportent ces activités inhérentes à des secteurs très variés de l'économie. Cependant, un certain nombre de travaux existent sur les salons de coiffures où les femmes dominent en nombre tant comme employées que comme clientes.

Dans un congrès tenu en Ontario en 1978 sur le thème de la santé des femmes au travail[2], des chercheuses ont relevé certaines maladies professionnelles chez les coiffeuses et les esthéticiennes.

D'une part, l'obligation de se montrer constamment polies et affa-

1 L'auteur, bien qu'elle n'ait pas considéré le poids supplémentaire du double emploi, fournit par aileurs un guide instructif qui a l'avantage d'être écrit en français. Nous référons les intéressés(es) à cet ouvrage : *Risques à la santé chez la femme au travail - Vue d'ensemble,* Conseil consultatif de la situation de la femme, Ottawa, octobre 1976, 155 p.

2 Conférences données à l'*Ontario Institute for Studies in Education.*

bles avec le public, sans jamais manifester leur fatigue ou leur impatience, conduit aussi à un état de tension nerveuse. Par ailleurs, la position debout entraîne l'apparition des varices. Le peu de ventilation dans les salons rend dangereux l'emploi des produits chimiques. En fait, peu de produits contenus dans les fixatifs sont bien connus en raison des brevets émis pour les formules qui sont tenues secrètes.

Cette contrainte rend les recherches sur ces produits très difficiles à effectuer. Malgré cette limite, le National Institute of Occupational Safety and Health (NIOSH) des États-Unis a trouvé que les esthéticiennes avaient 2 fois plus de problèmes pulmonaires que les femmes de la population en général. Plus les femmes travaillaient dans des salons de petites dimensions, la plupart du temps moins bien organisés et moins bien ventilés, plus les risques de développer des troubles pulmonaires (dont le cancer) étaient élevés. On a mis en évidence le potentiel cancérigène du polyvinyl (utilisé dans les fixatifs), la composition de certains colorants qui contiennent des agents mutagènes et les problèmes de peau associés à l'utilisation de la plupart des produits usuels dans les salons de coiffures.

Tableau 45

Travailleuses et travailleurs d'hôpitaux : les risques du milieu

Risque	Sources, effets, précautions
I- Infections	
Infections	Le contact avec des cas non diagnostiqués, avec des objets potentiellement infectiogènes, la manipulation routinière d'objets contaminés sont des sources d'infection.
Hépatite virale	Le travail dans les unités d'hémodyalise, dans les cliniques dentaires, dans les laboratoires et le contact avec les usagers des drogues. Le port des gants est sm2800li0800iopendant toute manipulation du sang et des aiguilles.
Tuberculose	Contact avec des cas non diagnostiqués.
Virus Herpès simplex	Le contact avec la salive, particulièrement avec les patients trachéomisés provoque des lésions douloureuses à la peau.
Rubella virus	Dans les unités pédiatriques. Dangers imminents pour la femme enceinte.
Bacille gram-négative, contaminants fécaux	Les germes contenus dans les selles sont source de polyo et de typhoïde.
Staphylocoque	Les infections par ce micro-organisme sont endémiques dans les hôpitaux.

Tableau 45 (suite)

II- Gaz, produits chimiques dangereux	
Ozone	Gaz émis par certains équipements thérapeutiques munis de lampes au mercure. Extrêmement irritants pour les poumons. La ventilation est nécessaire. Effets nocifs possiblement semblables à ceux des rayons X.
Gaz anesthésiques : (cyclo-propane, divinyl ether, ethyl chloride, ethyl ether, fluoroethyl ether, ethylène)	Peuvent causer des avortements spontanés. Peuvent affecter les réflexes et augmenter les risques d'accidents.
Acides inorganiques et alkalis	Très irritants pour le nez et pour l'appareil respiratoire supérieur. Irritants aussi pour la peau.
Xylène	Peut irriter et endommager la peau, peut être absorbé à travers l'organisme. Peut aussi affecter la composition du sang.
Chlorinate d'hydrocarbone	Utilisé dans le nettoyage à sec. Toxique pour le foie. Cause différents cancers chez les animaux. Une ventilation adéquate doit être exigée.
Sulfide d'hydrogène	Irritant, peut endommager gravement le système respiratoire si l'individu est exposé à une forte concentration.
Mercure métallique	Utilisé dans les laboratoires. Quelques vapeurs de ces gouttes affectent le système nerveux et les reins.
Composés du phénol	Facilement absorbés par la peau et très irritants.
III- Environnement physique	
Micro ondes	Ces ondes sont émises par certains fours, certains appareils diathermiques. Peuvent causer des cataractes aux yeux. Les individus porteurs de pace makers ou de prothèses métalliques doivent éviter le contact.
Lasers	Utilisés dans certaines procédures chirurgicales et dans certains laboratoires. Éviter le contact avec les yeux en raison de l'apparition possible de cataractes.

Tableau 45 (suite)

Radiations ionisantes : Rayons X et autres	Peuvent causer des brûlures, peuvent entraîner des malformations chez les nouveaux-nés, risques de cancer. On croit que les effets sont cumulatifs. Toute exposition inutile doit être évitée. Un guide pour manipuler les appareils doit être disponible sur les lieux de travail. Le port de vêtements protecteurs est essentiel.
Bruit et vibration	Les employés de service et les préposés à la buanderie sont particulièrement exposés aux bruits qui sont une source de stress physiologique. La circulation peut être affectée par de trop fortes vibrations.
Rayons ultraviolets	Utilisés dans certaines procédures de stérilisation. Peut brûler la peau et provoquer l'apparition de cataractes.
Chaleur et stress	Les employés de buanderie en sont particulièrement victimes. Peut affecter le coeur et la circulation. Un contrôle régulateur de la chaleur doit être installé.
IV- Problèmes de peau	
Infection des ongles	Les personnes qui lavent la vaisselle, les aides infirmier(ère)s doivent protéger leurs mains d'une humidité prolongée. L'usage de gants protecteurs est recommandé.
Dermatites Allergies	Les préposés aux cuisines en manipulant la nourriture, et les infirmières en appliquant des médicaments sont vulnérables aux allergies et dermatites.
Dermatites Irritations	Les savons, les détergents, les phénols sont irritants. L'usage d'huiles adoucissantes est recommandé.
V- Autres	
Douleurs au dos	Dues à des activités continues et répétées de transport et de soulèvement d'objets lourds.
Coupures égratignures	Dues au contact de seringues et d'objets coupants. Un système impropre pour recueillir les déchets du matériel disposable est souvent une source de blessures chez les préposés à l'entretien. Peut conduire à des infections.
Chutes	Les planchers humides et les espaces occupés par beaucoup d'appareillages mécaniques sont des lieux à risques.
Chocs électriques	Plusieurs pièces d'équipement d'hôpitaux, particulièrement les appareils sur roulette, ne sont pas munis de tige sécuritaire ou suffisamment isolés. Des mesures de sécurité doivent être exigées par les employés.

Tableau tiré de Stellman, 1977, p. 89-92.

Tableau 46

Le travail de bureau : les risques pour la santé

N.B. : La nature exacte et l'étendue des risques du travail de bureau ne sont pas parfaitement connus. Ils peuvent varier d'un milieu à l'autre. Bien que ce travail comporte moins de risques que certaines occupations, les risques sont malgré tout présents et la surveillance de ceux-ci particulièrement par les femmes devrait être une préoccupation des employeurs et des syndicats.

Risque	**Source et commentaires**
Position assise prolongée et continue	Des chaises improprement conçues entraînent des maux de dos, aggravent les hémorroïdes, les veines variqueuses et affectent le système circulatoire.
Fatigue musculaire et mentale	Tant l'ennui qu'une concentration excessive entraînent la fatigue. La fatigue des yeux est due à un éclairage inadéquat, insuffisant ou éblouissant.
Bruit	Une concentration trop élevée des bruits comme dans le milieu des techniciens(nes) en informatique (keypunch) est nuisible à l'appareil auditif qui peut être atteint de manière irrémédiable. D'autre part, un milieu isolé, trop calme, sans présence humaine amène du stress et trouble la communication.
Fatigue musculaire	Le travail à la dactylo et à la perforation peut causer des crampes aux tendons de la main dues à la surutilisation des petits muscles des doigts. Ces crampes peuvent prendre un caractère aigu.
Ozone	Les photocopieuses et certains « switchboards » émettent des gaz toxiques qui sont une forme concentrée d'oxygène. Caractérisés par une légère odeur, ces gaz provoquent l'irritation des yeux, du nez et le mal de gorge. Des ventilateurs sont une solution de rechange efficace.
Spores, poussières	Travailler près d'une bouche d'aération peut être nuisible : ces bouches propulsent des poussières cancérigènes. Les appareils à air conditionné mal nettoyés ou mal ajustés entraînent des allergies chez les personnes susceptibles.
Methanol et ammoniaque	Utilisés dans différents solvants pour les photocopieuses : ces substances sont irritantes pour les yeux, le nez et la gorge.
Solvants organiques	Trouvés dans différents appareils de reprographie et plusieurs produits que l'on trouve dans les bureaux.

Tableau tiré de Stellman, 1977, p. 104.

Tableau 47
Risques pour la santé chez les travailleuses(eurs) de buanderie

Facteur de risque	Source et commentaire
Stress dû à la chaleur	L'humidité et la chaleur de l'environnement sont une sérieuse cause de stress, lequel entraîne des torts parfois irréparables au système circulatoire, particulièrement dans les endroits où la climatisation est inexistante. Les périodes de repos et le contrôle du climat de l'air sont essentiels.
Bruit	Perte auditive.
Produits chimiques	Les savons, les eaux de javel, les désinfectants ont causé des irritations de peau, surtout si les mains sont humides.
Infection et exposition aux produits toxiques	Les vêtements contaminés et l'exposition à certains nettoyeurs sont une source d'infection et de dermatites.
Accidents	Certains appareils comme les extracteurs, une mauvaise installation électrique, les planchers mouillés, sont aussi des sources d'accidents et de dommages parfois graves et irréversibles.
Stress	Une station debout prolongée, le transport d'objet lourd, le pliage, les déplacements des piles de linge entraînent des douleurs au dos et d'autres problèmes musculo-squelettiques.

Tableau tiré de Stellman, 1977, p. 131.

Le travail domestique est-il sans danger?

Malgré le fait que près de la moitié des femmes soient sur le marché du travail rémunéré, la plupart sauf exception exécutent du travail domestique. C'est pourquoi nous avons cru pertinent d'insérer ici les résultats de différentes recherches ayant pour objet les risques du travail domestique. Ces risques concernent surtout le *travail ménager* et *toutes les femmes y sont exposées.*

Il est usuel de penser que le travail domestique n'est pas un travail qui comporte des risques élevés d'accidents et de dangers pour la santé. Tel n'est pas le cas. Une enquête menée par Carmela Di Rocco, médecin, a démontré qu'il existe effectivement des maladies du travail ménager. Cette enquête est basée sur les données d'un centre de santé de femmes en Italie (Vandelac, 1978) :

> 23% des femmes souffraient de dermatites et d'eczéma. Ces problèmes peuvent se compliquer vue l'utilisation des savons, les risques de blessures aux mains, les détersifs et les caustiques.

21% des jeunes femmes et 50% des plus âgées souffraient de rhumatisme.

20% des femmes souffraient de problèmes de circulation, surtout les varices. Ces problèmes sont attribuables aux longues heures passées debout.

2% souffraient d'alergies respiratoires.

Jack Siemiatycki (1980), dans une étude épidémiologique réalisée sur 1 200 foyers québécois, nous fournit un certain nombre de renseignements sur les symptômes qu'ont déclarés des femmes de ces foyers. L'auteur ne mentionnait pas l'occupation de ces femmes mais nous tenons pour acquis, dans le contexte social actuel, qu'elles accomplissent toutes du travail ménager. Dans les 12 mois qui précédaient l'enquête, les femmes ont déclaré en plus grand nombre :

Des maux de reins :	(27,5% F et 18,3% H)
De la raideur aux jointures :	(21,9% F et 13,0% H)
De la nervosité :	(39,6% F et 27,7% H)
Des maux de tête :	(14,7% F et 8,1% H)
De la faiblesse :	(14,1% F et 7,7% H)

Ces données ne démontrent pas de façon évidente le rapport entre de tels malaises et le travail domestique mais elles permettent d'en faire l'hypothèse.

Quant aux accidents du travail ménager, ils existent : ce sont les brûlures, les blessures, les coupures ; ces accidents sont souvent dus à la multiplicité des tâches à accomplir simultanément. À la quantité du travail et aux risques d'accidents se rajoutent la répétition et l'isolement qui peuvent devenir difficiles à supporter sur le plan de la santé mentale.

Le périodique du *Women's Occupational Health Resource Center* (1979) des États-Unis a publié récemment la liste des problèmes qui sont liés au travail domestique. Nous reproduisons ici certains tableaux mettant en relief les dangers des produits que les ménagères utilisent couramment et les accidents qu'entraînent certaines tâches (tableau 48).

Tableau 48
Dangers de certains produits utilisés par les ménagères

Substance	Danger	Prévention
Nettoyant pour évier	Brûlure	Porter des gants. Suivre les directives sur les étiquettes. Attention aux mélanges de nettoyants (ex.: javel & nettoyeur de drain) qui produisent des gaz très toxiques.
Nettoyant à four	Irritation	Utiliser les produits qui contiennent les éléments chimiques les moins nocifs. Porter des gants. Suivre **attentivement** les indications des étiquettes.
Ammoniaque	Irritation des yeux et des poumons. Si mélangé avec javel, émanation d'un gaz très toxique. Peut affecter le larynx et de très fortes concentrations entraînent la mort.	Ventiler les pièces où sont utilisés ces produits
Javel	Émanation d'un gaz si utilisé avec d'autres nettoyants	Les nettoyants pour les toilettes ne doivent jamais être utilisés avec les eaux de javel.
Aérosol	Irritant pour les poumons. Plusieurs groupes de consommateurs préoccupés de l'environnement ne les recommandent pas pour des raisons écologiques	Utiliser dans des endroits ventilés
Cire à plancher, polis à meuble	Irrite les voies respiratoires	Utiliser dans des endroits ventilés
Nettoyeur liquide	Cause des irritations. Contient des solutions dangereuses. Certains sont cancérigènes pour les animaux.	Réduire les contacts directs avec ces produits. Utiliser dans des endroits ventilés.
Pesticide	Dangereux pour le système nerveux	Ne pas laisser au contact de la peau. Éloigner des enfants, des animaux, de la nourriture. Ne pas utiliser à l'extérieur s'il y a du vent.

Source : Women's Occupational Health Resource Center (1979).

Santé mentale

Un autre aspect peu étudié de la santé au travail est la question de la santé mentale, dimension pourtant extrêmement importante. L'insatisfaction, le stress, l'isolement sont ainsi des situations qui peuvent entraîner avec le temps des troubles mentaux. L'insuffisance des revenus amène parfois angoisse et dépression. Il serait certainement intéressant d'étudier de ce point de vue l'incidence très forte des troubles psychiatriques chez les femmes.

Encore plus ignorée est la question du harcèlement sexuel qui est le lot de nombre de femmes sur le marché du travail. On sait que les supérieurs hiérarchiques sont en général des hommes et que ces derniers peuvent utiliser leur position pour obtenir des femmes des services qui ne sont pas inclus dans les définitions de tâche. Leurs pressions peuvent se traduire par des remarques ou familiarités mais dans certains cas vont jusqu'à mettre en jeu la sécurité d'emploi des travailleuses.

Le harcèlement peut également venir de collègues masculins, notamment lorsque des femmes se retrouvent minoritaires dans un milieu donné. Ces petits événements fréquents, sans nécessairement affecter l'équilibre de celles qui les vivent, sont une atteinte à leur intégrité physique et mentale et les maintiennent dans une situation d'impuissance. La dénonciation et la sensibilisation à cette réalité sont des mesures préventives que les femmes peuvent utiliser [1].

Les dangers pour l'appareil de reproduction

Les risques que comportent certaines activités pour la reproduction sont habituellement pensés comme des problèmes particuliers aux femmes. Historiquement, bien que la législation servait à protéger les femmes, elle fut plutôt utilisée pour écarter les femmes de certains emplois. Non seulement les femmes étaient vues comme « plus faibles » que les hommes, mais elles étaient les gardiennes de la prochaine génération et devaient donc être l'objet de mesures spéciales.

Ce type d'argumentation prévaut encore largement dans notre société et a été remis en question par des recommandations du Conseil consultatif canadien sur la situation de la femme. Cette recommandation fut émise en 1980 et proposait au gouvernement canadien un amendement à la Charte des droits et au Code du travail, afin de « prévenir toute discrimination dans l'emploi qui serait reliée à des facteurs touchant la physiologie et la reproduction, incluant donc la capacité de reproduction, la grossesse et la naissance ».

---

1 Le Conseil consultatif sur la situation de la femme au Saskatchewan a émis récemment un dépliant d'information sur le harcèlement sexuel au travail.

Bien que l'analyse des risques de certaines occupations vis-à-vis de la reproduction fut utilisée à des fins politico-idéologiques, on ne peut passer sous silence que ces risques existent effectivement. Ils touchent le moment de la conception, la fonction sexuelle, la grossesse elle-même ainsi que la période après la naissance.

Au moment de la conception, ce sont les agents toxiques que l'on identifie comme les facteurs de risque les plus importants : la stérilité partielle ou totale est la conséquence la plus grave qui ait été notée par les chercheurs. Ces agents toxiques ont aussi le pouvoir d'atteindre la fonction sexuelle et d'entraîner des baisses de libido et l'impuissance. Les cancers de l'utérus et de la prostate sont également fréquents. On a aussi remarqué des mutations [1] qui sont la source de certaines anomalies à la naissance.

Les risques de certaines occupations pendant la grossesse sont probablement ceux qui ont été les plus étudiés jusqu'à maintenant. Les conditions de vie actuelles font que nombre de femmes occupent des emplois rémunérés pendant leur grossesse. Leur organisme fournit alors un excédent de travail en raison du poids qu'elles prennent. Il s'agit d'un processus normal qui, dans la majorité des cas, n'occasionne pas de maladies. Dans des conditions saines, l'organisme féminin évoluera sans problèmes.

La principale conséquence de cette modification de l'organisme chez la femme enceinte est l'augmentation du volume sanguin ; ceci se produit dans le but de subvenir aux besoins du foetus. Le travail du coeur augmente et l'utérus, qui lui aussi augmente de volume, comprime certains vaisseaux sanguins. Cette compression affecte la circulation et l'accumulation du sang dans les jambes provoque l'enflement des pieds et des chevilles. L'exercice est le meilleur remède à ce petit inconvénient (Al-aidroos et Mergler, 1979). Malheureusement, un certain nombre d'emplois que les femmes occupent exigent peu ou pas de déplacement, le meilleur exemple étant le travail de bureau.

Le système respiratoire de la femme enceinte exige 20 à 30% de plus d'oxygène : elle a donc besoin de lieux bien ventilés. Les gaz, les vapeurs toxiques demandent aux reins plus d'efforts pour être éliminés. Al-aidroos et Mergler (1979, p. 87) ont traduit un tableau de Jeanne Stellman tiré du livre *Women's work, women's health,* tableau qui présente quelques exemples des dangers qui entourent la femme enceinte dans différents lieux de travail (tableau 49).

La plupart des produits chimiques traversent le placenta par le système sanguin, particulièrement pendant les premiers 60 jours de la grossesse, et les substances tératogènes peuvent causer des dommages au foetus.

1 Modification du matériel génétique dans les cellules sexuelles.

Une substance tératogène est susceptible de causer des malformations au foetus et de provoquer des avortements spontanés, bébés mort-nés, etc.

Les employeurs axent la plupart du temps leurs mesures préventives en fonction surtout de la protection du foetus et, en second lieu, de la mère. Pourtant, on oublie très souvent le rôle que l'homme joue dans la reproduction et ce rôle, bien qu'il soit moins évident que celui de la femme, est aussi important. Comme le dit Donna Mergler :

> *« Les gènes contenus dans les spermatozoïdes ou les ovules peuvent être endommagés par des produits toxiques même avant la conception. Le plomb, le chlorure de polyvinyl (composante des plastiques), les virus, et les radiations sont des exemples de produits qui endommagent les gènes. Donc, si l'un ou l'autre des parents est*

Tableau 49

Exemples de certains dangers qui entourent la femme enceinte dans les lieux de travail

Système affecté	Dangers	Travail où on peut les retrouver
Les poumons: lors de la grossesse, il entre plus d'air dans les poumons, absorption plus grande de produits toxiques.	Gaz toxiques, vapeurs toxiques, poussières.	Travailleuses agricoles, relieurs, teinturiers, techniciennes en art dentaire, coiffeuses, techniciennes de laboratoires, personnel de salles d'opération, travailleuses dans le textile, etc.
Le sang: diminution de fer et des globules rouges.	Solvants, tels benzine et autres aromates, hydrocarbures chlorinés, monoxide de de carbone, teintures d'aniline, amines et nitrates, métaux (plomb, nickel), pesticides.	Industrie pharmaceutique, manufactures de batteries, industrie du caoutchouc et de la mise en conserves, coiffeuses, esthéticiennes, relieurs et textile, etc.
La circulation sanguine : volume augmenté de 30-40%, vaisseaux élargis.	Station assise ou debout trop longtemps, activités trop pénibles, stress, nitrates et produits chimiques.	Travailleuses à la chaîne, commis, infirmières et aide-infirmières, concierges, secrétaires, employées de buanderies et d'hôtels.

Tableau traduit par Al-aidroos et Mergler, 1979, p. 87.

Version originale in Stellman, 1977, pp. 171, 172.

exposé à un de ces produits, leurs organes reproducteurs peuvent être affectés et leur bébé éventuel peut être anormal » (Al-aidroos et Mergler, 1979, p. 87).

Le plomb est un exemple de produit toxique qui affecte tant les hommes que les femmes. Dans la population nord-américaine, les travailleuses du plomb d'une usine ont vu, sur 43 grossesses, 81% de leurs enfants mort-nés ou anormaux. Les femmes des travailleurs du plomb, sur 32 grossesses, ont vu 62% de leurs enfants mort-nés ou anormaux. Le tableau 50 prouve que les hommes ne sont pas à l'abri des dangers pour leur système de reproduction ; on ne saurait attribuer aux seules femmes les dangers du travail sur la reproduction. On ne saurait non plus utiliser ce prétexte pour exclure les femmes de certains emplois. On doit plutôt penser à organiser le monde du travail pour celles et ceux qui s'y trouvent, et s'y trouveront.

Tableau 50

Effets de certaines occupations sur le système de reproduction masculin

Agent	Effets
Benzène	Les hommes exposés à ce produit ont un pourcentage significativement plus élevé d'aberrations chromosomiques. Effets génétiques possibles sur la progéniture.
Cadmium	Le chloride de cadmium peut induire de sérieux dommages aux tissus des testicules et même provoquer la stérilité chez les animaux. Des dommages au système sanguin et aux organes génitaux ont été observés chez les humains.
Plomb	L'exposition au plomb peut entraver la spermatogénèse chez les humains, notamment en réduisant la quantité du sperme.
Manganèse	Impuissance et abaissement de la libido.
Kepone	Une forte exposition à ce produit provoque la stérilité.
Denterium oxide	Les souris ayant été exposées à cette substance sont devenues stériles. Aucun résultat actuellement chez les humains.
Radiation Rayons X	Une étude menée chez un échantillon d'hommes en contact avec les radiations (Japon) a relevé une forte incidence de stérilité et d'aberrations chromosomiques chez ces derniers.
Rayons gamma	Stérilité chez les souris.
Chaleur excessive	Affecte la fertilité des hommes.

Traduction d'un tableau tiré de Stellman, 1977, p. 177.

En réalité, l'argument de la spécificité biologique des femmes comme raison de leur exclusion de certaines activités doit être réévalué. Hommes et femmes sont soumis à des risques : c'est l'exposition aux substances dangereuses qui doit être éliminée, tant pour les hommes que pour les femmes.

Le contrôle de la *source* de ces risques est la meilleure façon de les éviter, mais un contrôle rigoureux et efficace nécessite de grandes remises en question et des choix économiques importants. Seules des organisations collectives préoccupées par la santé au travail ont le pouvoir d'améliorer la situation que nous connaissons. Aux États-Unis, un mouvement se dessine qui s'enracine dans le mouvement plus général de santé des femmes : il s'agit de l'implantation des "women's occupational health resource centers", lesquels sont des regroupements de personnes autour des questions relatives à la santé des femmes au travail (Fatt, 1978). Le but est d'informer et de s'organiser afin de trouver des solutions originales. Notons qu'au Québec, c'est actuellement à l'intérieur des syndicats que l'on retrouve le plus d'activités dans ce domaine, bien que la santé des femmes ne soit pas là le centre des actions et interrogations mises de l'avant [1].

Un numéro des Cahiers du GRIF (1976) a été consacré à la santé au travail. À l'intérieur de ce numéro, Françoise Collin, fondatrice et directrice des Cahiers, a communiqué une réflexion enrichissante dont nous tenterons ici de faire part.

L'auteur cerne la manière dont le corps se rebiffe, les différentes résistances (qui peuvent se traduire par des maladies) au système de production dans lequel se retrouvent les hommes et les femmes. L'organisation du travail, visant à une productivité maximale, ne tient pas compte des exigences du corps, particulièrement du corps des femmes. Les buts du travail productif provoquent ainsi le rejet des individus non productifs : le sort réservé aux vieillards en est un exemple criant.

Cette organisation du travail dans le cadre de la société industrielle fait que, lorsqu'on veut établir des mesures progressistes pour protéger la santé des femmes au travail, il s'agit toujours de mesure d'exception. L'exemple du retrait préventif de la femme enceinte au travail est significatif. Cette mesure qui permet à une femme de se retirer d'un poste qui présente un danger pendant une grossesse ne remet pas en cause la source du danger.

Françoise Collin remarque que plutôt que d'élaborer constamment

---

1 Il se fait de plus en plus de travail dans les organisations syndicales autour de la question de la santé. Il faut souligner ici l'existence de recherches menées par l'UQUAM avec des travailleuses(eurs) suite à une entente avec les centrales syndicales.

des mesures d'exception pour les femmes, il serait plus judicieux de repenser le monde du travail en « réinsérant la dimension du féminin dans l'organisation du monde du travail ». Ceci signifie que la distribution du temps de travail pourrait être complètement restructurée, non en termes d'insertion des femmes en vertu des exigences de la productivité, mais en fonction d'une revalorisation des exigences et du potentiel qu'a en réalité la structure même du corps des femmes.

Le corps féminin fonctionne en partie on le sait par des cycles, cycles qui, dans le monde du travail, n'ont point leur place. Le temps des menstruations, le temps de la grossesse, le temps de la ménopause sont niés, font figure d'anomalies ou pire, sont l'objet de mépris. Les différents cycles qui régissent la vie biologique des femmes ne trouvent pas de nom, ni d'insertion significative dans le social. La présence de ces réalités dérange et perturbe la linéarité, la finalité de la production. Elles sont des obstacles au profit. Ces obstacles sont écartés par l'insertion sans condition dans le marché de l'emploi, insertion par laquelle notre société ne subit aucune perte, puisqu'elle exige maintenant des femmes une triple production : la production privée (domestique), la production sociale (marché de l'emploi) et le travail de la reproduction.

Ce refus d'adaptation dont fait preuve notre société contraint les femmes à une position « d'appendice », au sens où la population féminine peut, selon les besoins du marché, « bénéficier » des « avantages » du monde du travail. Mais ces « avantages » ne vont pas toujours, on le sait, dans le sens des exigences réelles des femmes. Elles trouvent souvent un travail insatisfaisant et peu payant. Elles s'inscrivent au banc du double emploi. La négation de leur réalité et la peur du changement qu'amènerait une adaptation réelle des structures sociales à la présence des femmes déterminent toutes ces mesures d'exception dont elles sont l'objet.

Ces mesures sont surtout dangereuses en période d'instabilité économique puisqu'on peut toujours leur servir l'argument « qu'elles coûtent trop cher ». L'exemple des dividendes et avantages sociaux versés en période de grossesse est clair : ces gains obtenus à force de luttes et de revendications seront-ils positifs à long terme ou serviront-ils de prétexte aux employeurs comme ce fut déjà le cas pour ne pas engager les femmes parce qu'elles ne sont pas rentables aux entreprises? Au Québec pourtant, les coûts de ces mesures sont très peu élevés et le prix payé pour soutenir des individus en période de « non-productivité » est encore moindre que le prix payé par toute la collectivité pour assurer les avantages des classes supérieures ou des groupes privilégiés ; prenons simplement l'exemple des déductions d'impôt. Cela, les femmes le savent de plus en plus.

Cette situation d'exception qu'on accorde aux femmes, non gracieusement il va sans dire, détourne toute remise en question globale de notre organisation sociale et plus particulièrement, de l'organisation du monde du travail. Une conception plus humaine, où la réalité des femmes ne serait pas niée, ni jetée en appendice, voilà ce que les femmes demandent et voilà ce qu'une approche positive du vécu particulier des femmes pourrait nous apporter. Une société pour les besoins des personnes, et non pas une société qui travaille contre le corps des femmes.

Résumé

Dans ce chapitre, différentes questions relatives à la santé des femmes au travail sont abordées. Une insistance particulière est mise sur les relations entre l'apparition du stress et l'absence de contrôle sur l'environnement, situation partagée comme on le sait par de très nombreuses femmes. Des informations sont présentées sur certains des dangers présents dans des secteurs d'emploi où se retrouvent le plus grand nombre de femmes ainsi que dans le travail domestique qu'exécutent la grande majorité d'entre elles, que ce soit comme tâche principale ou secondaire. Des questions sont soulevées sur le peu d'attention qui est accordé au danger que représentent certaines conditions de travail pour la capacité de reproduction des hommes. Le chapitre se termine par une réflexion globale sur les efforts actuels entrepris pour améliorer la santé au travail, souvent axés sur des mesures d'exception plutôt que sur une remise en question de ces milieux.

Chapitre 6

Le mouvement de santé des femmes

Nous avons élaboré dans les précédents chapitres une critique et une analyse de la situation des femmes vis-à-vis des services médicaux. Cette analyse montre que dans toutes les sphères de leur vie, les femmes doivent affronter la médicalisation croissante de leur existence. Cette médicalisation est le fruit d'une conjugaison de divers facteurs, qu'il s'agisse du professionnalisme, du développement technologique, du développement des services, du pouvoir médical comme tel. Toutes ces forces interagissent et entraînent pour les femmes la situation qu'on connaît. La méconnaissance dont on a jusqu'à présent fait preuve vis-à-vis des conséquences de cette organisation sur la santé des femmes devrait être chose du passé. Il faut ouvrir l'avenir à des voies nouvelles, plus progressistes, plus favorables à l'épanouissement physique et mental des femmes de toute la population.

Nous avons également critiqué la définition savante de la santé, lorsque celle-ci est vue comme absence de maladic ; nous avons également interrogé la place de l'environnement par rapport à la réalité des nombreux problèmes de santé que semblent rapporter les femmes aux médecins.

En effet, pour questionner de manière critique le rapport des femmes avec les services médicaux, nous nous devions de remettre en question les bases même du discours médical, qui s'articule autour d'une différence qu'il propose entre la santé et la maladie. Une fois cette séparation admisc, on définit la maladie comme un ensemble de symptômes objectifs dont les liens avec l'environnement et les conditions d'émergence ne sont pas considérés. Pourtant, depuis au moins vingt ans, avec le succès de la médecine psychosomatique, le rôle de l'environnement est de plus en plus admis comme fondamental dans l'apparition des maladies.

La médecine sociale, la médecine du travail, la psychiatrie communautaire ont aussi à leur manière interrogé l'environnement. Cependant, ces nouvelles approches médicales ont peu remis en question le rôle même de la médecine dans l'apparition des maladies, ce que les sciences sociales, en fonction de leurs instruments d'analyse et de leur position critique, ont su réaliser.

Certains sociologues ont ainsi mis de l'avant que l'observateur c'est-à-dire le médecin, participe au processus d'apparition des maladies, ce qui revient à replacer la position du médecin dans l'environnement, plutôt qu'à l'extérieur comme observateur neutre, objectif, scientifique... L'apport principal de la sociologie a été de dévoiler ce processus et de montrer que « le symptôme » ne serait pas seulement présent chez la personne malade mais qu'il serait inhérent à la relation thérapeutique. La lecture des événements opérée par le soignant devrait ainsi tenir compte de la présence même du thérapeute et de son rôle propre (Dupuy, 1975). Ceci signifie que le médecin pourrait jouer un rôle actif dans l'accroissement du taux de morbidité que l'on constate depuis quinze ans au Québec et ceci en raison de la médicalisation, soit l'extension du pouvoir médical à des sphères de plus en plus nombreuses de la vie [1]. La sexualité, l'accouchement, la ménopause en sont des exemples connus.

La maladie ne serait pas uniquement un ensemble fini des symptômes dénombrés par le médecin, mais une objectivisation de la plainte du soigné et une relecture des faits à la lumière de la compréhension médicale. Elle est donc aussi un fait de langage. Cette relecture, vu la position économique et politique du médecin, a pour conséquence un contrôle relatif de la plainte qu'émet le soigné. Ce contrôle se cristallise dans l'exercice du pouvoir médical en institution, par le contrôle légal que le médecin a sur l'intervention et par le rôle hégémonique de son intervention. Le médecin sait (sanction scientifique), peut (sanction légale, sanction de corporation), décide (conditions d'exercice en hôpital et ailleurs) et intervient dans un sens précis.

Cette logique vient donc ébranler un certain nombre de vérités bien établies sur le rôle que tient le médecin dans l'environnement du malade. Par exemple les femmes, plus nombreuses comme soignées, n'occuperaient pas cette position parce qu'elles sont plus faibles biologiquement ou parce que leur nature les contraint à une morbidité particulière, mais parce qu'un ensemble de procès sociaux, auxquels participeraient les médecins, les incite à utiliser en plus grand nombre les services médicaux. Ces procès s'articuleraient autour de deux pôles, le premier étant l'infériorité socio-économique des femmes et le deuxième étant la médicalisation croissante que connaît la société québécoise. Ces deux pôles sont d'égale importance et l'effet conjoint de ceux-ci détermine à long terme l'accroissement de la morbidité dans la population féminine.

Cette réflexion s'inscrit dans une conception globale de la maladie et des institutions qui l'abordent ; les conditions socio-économiques des femmes et les conditions d'exercice du pouvoir médical sont parties d'un même ensemble social, donc d'un même environnement, si on

---

1 Cette extension augmente les risques d'iatrogénèse, bien qu'on ne puisse établir de liens de cause à effet. L'iatrogénèse se définit comme le processus d'apparition de maladies dont le médecin est responsable. Par exemple, le milieu hospitalier est ainsi reconnu comme un facteur de risque vis-à-vis certaines infections.

entend bien sûr l'environnement de l'humain comme « l'espace de son entière expérience, englobant toute chose abstraite ou concrète : la nature sous ses aspects multiples, la société, le mode de vie, l'histoire, les rêves et les souvenirs du peuple » (Sasseville, 1977, p. 3).

Cette discussion nous permet d'introduire notre propos en ce qu'elle énonce certains principes de base des hypothèses d'alternatives pour la santé des femmes. En effet, si on accepte que le pouvoir médical participe à l'accélération du taux de morbidité dans la population féminine, on ne saurait se limiter à rechercher l'établissement de politiques sanitaires visant à améliorer les conditions de vie des femmes, ce qui n'attaquerait qu'un pôle de l'environnement.

Traditionnellement, l'identification des facteurs causals dans la distribution des troubles dans une population favorisait la mise en place de politiques sanitaires permettant de prévenir les maladies. Tel fut le cas de la vaccination. Aujourd'hui, il est souvent reconnu que l'environnement social est un facteur de première importance dans l'apparition des maladies ; il est cependant très difficile d'établir des politiques qui aient pour but de changer cet aspect de l'environnement, compte tenu de la lourdeur (politique, administrative, financière) impliquée par de tels changements. Quand on veut changer l'environnement, on remet souvent entre les mains des individus la responsabilité de ces transformations. La lutte contre la cigarette est un exemple bien connu.

Malgré cela, un grand nombre d'individus de toutes couches sociales continuent de réclamer des changements profonds et désirent un réaménagement qui permette non seulement de diminuer l'incidence de la morbidité mais aussi de la prévenir. Pour ce, on doit agir à tous les niveaux de l'organisation sociale qui entraînent la morbidité. Quant au rapport des femmes avec les services médicaux, les politiques de santé doivent donc porter autant sur les conditions de vie des femmes que sur la pratique médicale.

Il est reconnu que le rôle socio-médical a longtemps été de participer à l'intégration des individus à leur environnement, malgré les contraintes de cet environnement (Sasseville, 1977). Il peut être louable de vouloir maintenir un certain équilibre entre les individus et leur environnement. Toutefois, un nombre croissant d'individus commencent à contester les effets négatifs de l'industrialisation (stress, pollution, etc.) et considèrent qu'il faut questionner l'ensemble des conditions de vie et de travail plutôt que de développer une médecine favorisant l'adaptation des individus à ces conditions souvent néfastes pour la santé.

Par ailleurs, nous avons discuté des liens existant entre les inégalités socio-économiques et le niveau de santé. Il est partout clairement démontré que les femmes constituent une majorité opprimée et exploitée, trop souvent soumise au savoir et au contrôle abusif du pouvoir médical.

Selon cette perspective, le rôle socio-médical devrait dépasser le seul cadre de l'adaptation des individus à leur environnement pour atteindre la dimension critique. Cette dimension permettrait aux femmes de reconquérir collectivement leur corps et leur santé. C'est dans ce cadre critique que s'inscrit le mouvement de santé des femmes.

Le mouvement de santé des femmes : problématique

La nouvelle approche que veut proposer le mouvement de santé des femmes se base sur un certain nombre de principes qui impliquent une reformulation des concepts de maladie, de santé, de soins, de cure, etc. Ces principes seraient, grosso modo, les suivants :

Démédicalisation

Réappropriation du corps

Mise en circulation de l'information

Multiplication des ressources autres que médicales, ce qui augmenterait les possibilités de choix pour les femmes

Développement des mécanismes d'intervention des usagères dans les lieux de décision du réseau et dans les institutions

Exigence des services non existants mais nécessaires

Développement de mécanismes autonomes d'intervention féministe en santé.

Ces grands principes ont été énoncés par la plupart des féministes préoccupées par la santé des femmes en Occident. Ils prennent différentes teintes selon les tendances idéologiques qui se cotoient à l'intérieur du mouvement.

Certaines, plus libérales, défendent davantage l'égalité d'accès aux soins dans le système, l'égalité en emploi dans les services de santé et la critique du patronat médical. D'autres, plus radicales, pensent que la société actuelle est basée sur l'exploitation, l'oppression et l'appropriation des femmes. Cette dernière approche a contribué à l'éclosion phénoménale des centres de santé pour les femmes ainsi que des groupes de conscience et d'auto-santé. Cette approche soutient par ailleurs que le système de soins actuel défend les intérêts socio-économiques de groupes particuliers et que la course au profit des grandes compagnies entraîne la dépendance croissante des femmes vis-à-vis des services de santé (Fee, 1975).

Quelles que soient les approches, toutes s'accordent sur un point : les conditions sociales décrites précédemment ont permis et permettent la perte de contrôle graduelle du corps des femmes parallèlement à la médicalisation de leur vie. Les femmes qui y militent considèrent que cette perte de contrôle et cette médicalisation se déploient au détriment de leur autonomie et de leur santé. Au détriment de leur autonomie parce qu'il y a entrave au libre usage de leur corps, au détriment de leur santé parce que certaines pratiques sont parfois dangereuses ou certainement contestables. L'exclusion systématique des femmes dans les structures de pouvoir médicales a contribué à l'évacuation de la tradition des femmes comme soignantes, donc à la réduction du contrôle propre aux femmes sur leur corps et leur santé (Ehrenreich, 1974).

En effet, depuis que la médecine contrôle le savoir et l'intervention sur le corps, ce qui en Amérique veut dire à peu près 80 ans (Renaud, 1977 ; Ehrenreich, 1974 ; Cochrane, 1977), les femmes n'ont pas pu contribuer à l'élaboration du savoir médical. Elles ne furent que l'objet d'une science masculine ; leur savoir fut exproprié et leur connaissance de leur corps considérée comme fausse et dépourvue d'objectivité (Ehrenreich, 1974 ; Howell, 1978).

Le mouvement de santé des femmes veut ainsi briser le mythe de l'objectivité absolue en médecine et redonner aux femmes de pouvoir et le savoir sur leur propre corps [1]. À cette fin, une kyrielle de solutions ont été mises de l'avant depuis 10 ans par le mouvement qui tente de transformer la place des femmes vis-à-vis des services de santé en agissant sur l'ensemble des contraintes socio-culturelles identifiées comme sources du malaise des femmes.

Le mouvement s'est inspiré d'un nombre important de sources : il s'inscrit autant dans la lutte pour les droits civils aux États-Unis (Marieskind - Ehrenreich, 1975) que dans l'ensemble des contestations actuelles de la médecine (Crawford, 1980). Il s'enracine aussi dans le mouvement écologique et autogestionnaire (Racine, 1977 ; Collin, 1976).

C'est aux États-Unis que le mouvement a pris le plus d'ampleur. Un article de Marieskind et Ehrenreich (1975) a très bien cerné l'histoire du mouvement.

Les auteurs situent vers 1830 les origines du mouvement populaire pour la santé. Ce mouvement impliquait des travailleurs des couches populaires et des femmes. Ce mouvement autonomiste réclamait une totale redéfinition de la santé. Vers 1960-1970, deux mouvements populaires distincts sont nés autour des questions de santé aux États-Unis.

---

1 Mentionnons ici qu'à l'intérieur même du discours médical certains débats existent quant au statut scientifique de la médecine.

L'un, issu du mouvement des Noirs était centré dans les ghettos urbains des minorités ethniques ; l'autre issu du mouvement des femmes était actif dans plusieurs villes (Fatt, 1978). Les deux mouvements que l'on associe souvent, avaient des préoccupations différentes. Le premier n'a jamais questionné la nature même des soins, orienté qu'il était sur une demande accrue de services médicaux.

> *"(...) the community health movement did not challenge the "disease orientation" of medical care. Nor did the movement challenge the privatized manner in which health care is "consumed" or the hiearchical relationships involved in the production and consumption of care"* (Marieskind, Ehrenreich, 1975, p. 35).

Les femmes de leur côté centrèrent leurs luttes sur la réappropriation du corps par le biais des revendications concernant l'avortement, la contraception etc., soit les aspects de la santé qui les concernaient spécifiquement. Dans les groupes de conscience ressortait toujours la même constante : on peut demander l'égalité autant qu'il est possible, cette égalité ne peut être obtenue sans le contrôle du pouvoir de reproduction. Pour ce, on ne pouvait revendiquer davantage de soins médicaux mais plutôt une reformulation et une réorganisation complète des services pour la santé. On voulait produire soi-même sa propre définition de la normalité, élaborer son propre mode de connaissance. Il est clair que le mouvement de santé des femmes ne pouvait plus uniquement réclamer de futures « réformes sanitaires ». La médicalisation de la vie des femmes et la justification de leur exclusion comme de leur infériorisation par les arguments de la médecine ont littéralement forcé les féministes à faire de la santé une question globale.

Au fond, c'est à la base même de l'édification du sexisme (justification biologique de l'inégalité sociale des femmes) que l'on s'attaque ; les féministes posent la question de la nature du système de soins, de ce qu'il pourrait être et de ce qu'il devrait être.

Points saillants du mouvement de santé des femmes au Québec

Au Québec, le mouvement de santé des femmes est plus récent. Plus récent que celui des États-Unis, et encore plus récent que le mouvement européen (répandu en Italie, en Allemagne, en France et en Angleterre). Comme nous le verrons plus loin, des luttes ont été menées par des femmes qui commençaient à se regrouper depuis plusieurs années. Toutefois ce n'est que depuis le milieu des années soixante-dix que le mouvement s'est intensifié et a multiplié ses facettes, ses tendances, ses styles d'intervention. On pourrait identifier grossièrement quatre grandes préoccupations qui, loin d'être l'objet de regroupements marginaux semblent assez largement partagées dans la population. Ces quatre préoccupations seraient l'humanisation des soins à l'accouchement et à la naissance, la santé mentale, l'avortement et la contraception, et enfin, les centres de santé. Ces préoccupations se raccrochent à d'autres, comme celles de la déprofessionnalisation, mais se particularisent dans leur version féministe par le thème de la réappropriation du corps.

Nous tenterons dans ce qui suit de retracer de manière *très globale* l'historique du mouvement de santé des femmes au Québec. Cet historique sera lacunaire et non exhaustif : notre souci se limite à dégager les grandes tendances du mouvement afin d'esquisser par la suite certaines prospectives.

Humanisation des soins à l'accouchement et à la naissance

De nombreux articles de journaux ont soulevé l'opinion publique sur la question de l'accouchement. Qu'il s'agisse de ceux de Catherine Lord (« Accoucher est une fête » dans *Châtelaine*, oct. 75), de Yanick Villedieu, (« Mieux naître » dans *Québec Science*, sept. 1977), de Monique De Gramont (« La révolution douce de la maternité de Pithiviers » dans *Châtelaine*, oct. 1979), ou d'Astrid Gagnon (« Et si le progrès passait aussi par la sage-femme? » dans *Perspectives*, 2-10 nov. 1979), pour ne citer que ces derniers, on peut sans risque affirmer qu'ils ont permis de rendre publiques une série de questions posées par des femmes à la médecine sur la réalité actuelle de l'accouchement. L'intensification des procédés de haute technologie et les relations sociales qu'elles impliquent dans le milieu hospitalier, doublées d'une conscience féministe grandissante ont sûrement permis l'éclatement au grand jour de la révolte des femmes. Cette révolte prend plusieurs formes, axées sur l'importance de pouvoir librement *choisir* les modalités de son accouchement.

Un numéro de *C.L.S.C. Santé* (« Accoucher à son goût ») en 1978 et la publication d'un dossier sur la santé et de statistiques sur les césariennes par le C.S.F. *(Égalité et Indépendance)* ont stimulé la circulation d'une information différente, comme des regroupements de femmes dans tout le Québec, protestant contre la médicalisation. « Mieux naître » de Chicoutimi, « Abitibiennes enceintes », « Le Comité d'humanisation de l'accouchement et de la naissance » de Québec, sont de ceux-là. C'est pendant cette période qu'ont débuté certaines expériences comme l'insertion de la méthode Leboyer dans les salles d'accouchements d'hôpitaux (v.g. Hôpital Christ-Roi à Québec).

À l'automne 1977 prenait forme à Montréal un groupe composé de représentantes de différentes régions du Québec. Le groupe, portant le nom de *Naissance-Renaissance,* avait pour but l'humanisation des soins à l'accouchement, la démédicalisation, la création de maternités et la légifération pour le retour des sages-femmes. En mai 1979, un colloque organisé par l'Association de santé publique ventila le débat et les médecins présents à ce colloque cherchèrent à justifier la nécessité de leurs interventions. Quelques femmes présentèrent alors un autre point de vue. Marie-Claude Jouvet, auteur de *Mon accouchement c'est mon affaire,* fit une intervention particulièrement remarquée. Au même moment, certains centres ont dû modifier l'organisation de leurs soins : un exemple est la création de la « chambre des naissances » à Amos. L'expansion de la méthode Leboyer fut aussi une autre forme de réponse des médecins face à la protestation grandissante.

Pour différentes raisons que nous n'analyserons pas ici, le premier groupe qui avait formé Naissance-Renaissance s'étiola mais un second noyau prit forme récemment et conserva le nom *Naissance-Renaissance,* cette mobilisation a eu lieu après la fermeture d'une clinique de maternité privée de Montréal. Le Dr E.C. Tucker, médecin montréalais, avait en effet ouvert une clinique privée de maternité où il était possible d'obtenir des accouchements dans des conditions plus humanitaires et où de plus on pouvait bénéficier des services d'une sage-femme. La Corporation professionnelle des médecins a exercé des pressions qui ont conduit à la fermeture, quoique non définitive, de cette clinique.

C'est le 2 avril 1980 que se sont réunies pour la première fois à Montréal ces femmes intéressées aussi à la réinsertion de la sage-femme. Ce groupe endossa une demande de subvention au Secrétariat d'état pour la finition d'un film sur la naissance par Sylvie Van Brabant. Par la suite, une réunion de ce groupe avec tous les autres groupes de femmes impliqués dans l'humanisation des soins dans la province donna lieu à un projet qui devait éventuellement leur permettre de s'incorporer sur une base provinciale.

Les médias ont joué un rôle important surtout dans le débat autour de l'accouchement à la maison. En effet, la légalité et le droit d'exercice de la sage-femme dans nombre de pays occidentaux font l'envie des femmes du mouvement qui sont par ailleurs des sages-femmes, des infirmières, des usagères, des praticiennes des C.L.S.C. C'est auprès des centres hospitaliers que leurs pressions sont le plus dirigées, surtout à l'extérieur de Montréal. Les revendications sont parfois aussi fondamentales que le simple droit d'accoucher dans sa région.

Poursuivant comme objectif premier la possibilité pour les femmes d'accoucher comme elles le veulent, les militantes travaillent à la fois pour une meilleure information, pour la démédicalisation et pour le retour des sages-femmes.

Parallèlement à la fondation de Naissance-Renaissance, des colloques régionaux faisant suite au premier colloque de mai 1979 ont été organisés par l'Association de santé publique du Québec à l'aide d'une subvention accordée par le ministère des Affaires sociales [1]. Quelques jours après le lancement de ces colloques, sous le thème « Accoucher ou se faire accoucher », la Corporation des médecins lançait une brochure [2] en réponse au document de l'ASPQ et qui cherchait avant tout à contrer le mouvement en faveur de l'accouchement à domicile.

Mouvement de santé mentale

La santé mentale des femmes est depuis 1978 un front de lutte important pour le mouvement de santé des femmes. Le livre de Yanick Villedieu *(Demain la santé,* 1976) fut la première publication d'importance contestant le système de santé au Québec depuis l'implantation des régimes d'assurance universelle, et comportait un chapître intéressant sur la question des femmes (« Être Indien, être femme »). La publication de *Te prends-tu pour une folle madame chose?* par un collectif coordonné par Marie Savard, a aussi permis l'élargissement du débat. Enfin, la diffusion de statistiques sur les taux de dépression et de psychiatrisation des femmes ainsi que sur les traitements par électro-chocs à travers la province *(Égalité et Indépendance,* C.S.F., 1978), eurent l'effet d'aviver le débat ce qui entraîna beaucoup de praticiennes (psychologues, travailleuses sociales) à remettre en question les conditions de leur pratique vis-à-vis des femmes. Ce débat est très lié aux grands courants internationaux contestant la psychiatrie institutionnelle.

D'autres groupes [3] travaillaient parallèlement sur la consommation des médicaments stimulés qu'ils étaient par certaines informations circulant au Canada anglais et aux États-Unis. Le constat de tous ces groupes en ce qui concerne les femmes était le suivant : elles prennent plus de médicaments, utilisent plus de services, sont-elles plus malades pour autant et que révèle cette situation?

Par la suite, la Corporation des travailleurs sociaux organisa un atelier sur les thérapies féministes. C'est cependant la sortie du vidéo *Va te faire soigner, t'es malade* [4] qui suscita le véritable coup d'envoi du mouvement. Ce vidéo présente une conférence préparée par Roxane Simard avec l'aide de Louise Malette, toutes deux psychologues à Louis-Hyppolite-Lafontaine. Cette conférence sur « Les femmes et la folie », soutenait l'analyse qui suit :

---

1 L'ASPQ a publié à cette occasion le document « Accoucher ou se faire accoucher ».

2 « Mieux accoucher, mieux naître ».

---

3 Ex : Le comité-médicaments de Pointe-Saint-Charles, le groupe « La magie de la pilule » à Jonquière, l'étude du centre des femmes sur les femmes déprimées.

4 Un ouvrage vient d'être publié sous le même titre par Louise Guyon, Louise Nadeau et Roxanne Simard, aux éditions Stanké.

Les filles sont socialisées différemment des garçons et les conditions de cette forme de socialisation les empêchent de s'affirmer, de devenir autonomes, indépendantes ;

Une fille qui devient une femme normale est une adulte malade (inspiré de Broverman) ;

Les thérapeutes contribuent à perpétuer les stéréotypes en associant « femme normale » à « épouse modèle » et « bonne mère de famille ». Ils contribuent à normaliser le double standard de santé mentale pour les femmes.

La réception fut mauvaise par les psychiatres masculins de l'endroit mais la suite fut plus heureuse. Le vidéo eut un impact très fort. Ses auteurs commencèrent à être invitées partout dans la province et peu à peu le Centre Louis-H.-Lafontaine favorisa la circulation du document. *La Gazette des femmes* publia un article de Nicole Campeau sur les thérapies féministes (vol. 1, no 4), lequel fut utilisé passablement vu le peu d'information disponible en français sur le sujet.

En février, le centre Louis-H.-Lafontaine organisa aussi un mini-colloque d'une journée sur les femmes et la santé mentale utilisant le titre du vidéo pour annoncer au public la tenue de cette assemblée. Louise Nadeau fit une présentation sur les femmes alcooliques et la toxicomanie, André Matteau proposa une analyse sur la sexualité des femmes et Roxane Simard présenta son vidéo. Huit cents personnes vinrent d'un peu partout et une bonne couverture des médias assura la diffusion des idées émises. À cette occasion, une liste de femmes intéressées à la thérapie féministe fut constituée et une première réunion de 35 de ces femmes se tint à Montréal en avril 1980.

Entre temps, l'idée avait muri et l'hôpital Saint-Luc publia un numéro spécial de *Santé mentale au Québec* (1980) sur les femmes et la santé mentale. De nombreuses réunions eurent lieu. À Québec le RAIF (Réseau d'action et d'information pour les femmes) et la FFQ (Fédération des femmes du Québec) organisèrent eux aussi deux jours de réflexion sur la santé des femmes. L'AFEAS (Association féminine d'éducation et d'action sociale) produisit en septembre et en octobre 1979 un dossier sur la santé mentale et un autre sur la consommation des médicaments.

Parallèlement fut publié un numéro spécial de *C.L.S.C. santé :* « Vers une saine folie » (vol. 3, n° 4, février 1980). En mai 1980 se déroulèrent deux événements d'importance inégale mais tous deux significatifs quant au mouvement. Le premier fut la présentation de différents textes par un collectif de psychologues féministes (formé pour l'occasion) à l'Association scientifique de modification du comportement, puis au Théâtre expérimental des femmes. Des articles suivirent ces événements, dont celui de Monique De Gramont « Naître femme et tomber malade » *(Châtelaine,* septembre 1980). Le second fut le colloque « Les femmes et la folie » de l'hôpital Douglas. Ce colloque réunit encore une fois 800 participants, à 95% des femmes et sur ce nombre, moins de 10 psychiatres furent présents. La psychanalyste française Luce Irigaray suscita beaucoup de controverses et néanmoins aussi beaucoup d'intérêt. Un second colloque a été organisé pour mai 1981 axé cette fois sur des solutions.

Au mois de juin 1980 eut lieu la seconde rencontre des femmes intéressées à la thérapie féministe. De ces rencontres sont nées différentes initiatives : groupe de support pour les cliniciennes, diffusion d'une information systématisée, expérimentation des techniques de thérapie féministe. Ce groupe est formé par des intervenantes de Montréal, de Sherbrooke, de Québec et d'ailleurs. Le groupe se réunit régulièrement depuis ce temps et quelques membres de Québec ont formé leur propre groupe.

Comme on le constate, le dynamisme du mouvement est surtout stimulé par les intervenantes en santé mentale. Cependant le vidéo de Roxane Simard, qui donna le coup de barre décisif au mouvement, circule actuellement beaucoup dans les groupes de femmes à l'extérieur des institutions. Son impact a un effet de conscientisation beaucoup plus fort que n'importe quelle information scientifique sur le sujet. Roxane Simard a en fait replacé sur le plan de la santé des questions qui avaient toujours été traitées par le biais du discours médical et de la pathologie.

Des groupes de femmes organisent par ailleurs des sessions d'information sur la thérapie féministe (par exemple les centres d'aide aux victimes de viol). Cette nouvelle forme d'intervention est de plus en plus connue et utilisée par les militantes et praticiennes.

Avortement

Si l'avortement est une question qui soulève habituellement de multiples débats, c'est qu'il s'agit d'un enjeu fondamental. Soulever la question de l'avortement, c'est soulever un débat qui touche le pouvoir : pouvoir sur la reproduction, sur le corps et la sexualité des femmes. C'est ce qui explique que des femmes en ont fait un enjeu central dans leur lutte (Fallagher, 1980 ; Seaman, 1975).

Depuis toujours les femmes ont recours à l'avortement pour mettre fin à des grossesses non voulues (Shear Wood, 1979) et le développement moderne des méthodes contraceptives n'a pas permis d'éviter ce recours puisque celles-ci sont trop souvent inefficaces, ou nocives ou carrément inadéquates.

On peut expliquer la mobilisation des femmes un peu partout autour du droit à l'avortement et leur solidarité par le fait qu'il s'agit d'une question centrale mais aussi à cause des conditions particulières qui entourent l'avortement. La négation du droit à l'avortement n'implique pas uniquement des grossesses non voulues mais aussi des pratiques souvent dangereuses pour celles qui y ont recours dans ces circonstances.

Des exemples de regroupement autour du droit à l'avortement se retrouvent aux États-Unis, en Europe, mais aussi au Québec. C'est en effet autour de la question de l'avortement que sont nés ici les premiers regroupements de la vague féministe de la dernière décennie. Au tout début des années 1970, un service organisé de références pour l'avortement a suscité à Montréal le regroupement de militantes issues de différents groupes. De ce regroupement est né le Front de Libération des femmes du Québec dont certains membres créèrent par la suite le Centre des femmes qui assura un service de référence pour les avortements.

En 1973, au moment de l'arrestation de Henry Morgentaler, médecin montréalais qui pratiquait des avortements dans sa clinique, et des perquisitions qui entourèrent cette arrestation, un comité de défense s'est constitué autour du médecin. Des militantes de ce comité ont alors créé parallèlement, dans le but de se donner leur propre instrument, le Comité de lutte pour l'avortement et la contraception libres et gratuits (Comité de lutte, 1975) qui s'occupa essentiellement de référence et d'information concernant l'avortement en utilisant le réseau de certains médecins québécois et en poursuivant pendant un court temps la référence à l'étranger, tout en s'appuyant progressivement sur l'élargissement des possibilités d'avortement à travers le réseau des hôpitaux anglophones du Québec. Outre cet exigeant travail d'information auprès des femmes et outre l'organisation de services d'avortement adéquats, le Comité de lutte axa progressivement son intervention sur le développement politique de la lutte en provoquant le regroupement des multiples organisations impliquées, ce qui devint la *Coordination nationale pour l'avortement libre et gratuit*.

En 1979, le Comité interrompit complètement son service de référence (repris par d'autres instances) et centra tous ses efforts sur le travail amorcé au niveau de la Coordination nationale pour l'avortement, c'est-à-dire le regroupement d'organismes engagés dans la lutte pour dépénaliser l'avortement et assurer des sevices adéquats d'avortement et de contraception au Québec, dans le cadre d'une analyse féministe de la situation générale des femmes (maternité librement consentie, congés maternités, garderies gratuites, etc.).

On peut donc dire qu'au Québec, comme cela s'est vécu ailleurs notamment en Europe, la question de l'avortement, à la fois par l'enjeu qu'elle représente et par le sentiment de nécessité qui amène les femmes à s'entraider, a joué un rôle catalyseur dans la lutte des femmes.

Alors que de leur côté les femmes se regroupaient pour se donner des services, la résistance du pouvoir établi s'est manifestée. À cet égard, il faut à nouveau rappeler qu'avant que ne s'organisent des réseaux de référence et des services, les femmes avaient recours à l'avortement mais de façon cachée. C'est en soulevant le problème sur la place publique que les militantes ont provoqué l'organisation de la riposte. Celle-ci se fit pendant quelques années sur le plan juridique et, une fois les obstacles réduits sur ce plan (avec l'abandon des poursuites contre Morgentaler en 1976), c'est plutôt au plan de l'implantation des services que s'est manifestée la résistance.

En 1977, quand le gouvernement du Parti québécois annonça son projet de mise sur pied de cliniques de planning offrant différents services, dont celui de l'avortement, dans au moins un centre hospitalier par région, plusieurs ont pensé qu'une étape était franchie. Tout en ne s'attaquant pas à l'élément fondamental des revendications des femmes, à savoir, l'abolition des comités d'avortement thérapeutique pour qu'elles puissent elles-mêmes prendre leur décision (articles 251, 252 du Code criminel), la tentative d'organisation des services cherchait à augmenter l'accessibilité des services. À ce moment-là en effet, près de 90% des avortements thérapeutiques étaient effectués dans les hôpitaux anglophones. Après trois ans de tentatives d'implantation de ces cliniques, le résultat est très mince.

Une enquête réalisée par la Coordination nationale pour l'avortement libre et gratuit et publiée en septembre 1980, analyse la « résistance tranquille du pouvoir hospitalier » face aux démarches du ministère des Affaires sociales. Cette analyse fait bien ressortir comment le bloc de résistance le plus solide est celui des médecins, notamment par le biais des conseils de médecins et dentistes (CNALG, 1980). Dans certaines régions, notamment l'Outaouais, la confrontation du MAS avec le pouvoir hospitalier constitue une véritable épopée (CNALG, 1980).

Au début de 1981, plusieurs régions sont encore privées de services dans les centres hospitaliers. C'est seulement dans les régions de Québec, de Montréal métro, du Saguenay-Lac Saint-Jean, du Nord-Ouest et des Cantons de l'Est, que l'on peut parler d'accessibilité des services.

Aussi, même si l'on peut dire que les services d'avortement sont plus accessibles qu'il y a cinq ans, ce qui permet qu'ils se fassent dans de meilleures conditions, toute la question est fort loin d'être réglée. Ainsi, les délais à l'intérieur desquels une demande peut être reçue sont très restrictifs dans certains hôpitaux. Les avortements sont pratiqués dans la plupart des endroits seulement si la grossesse n'a pas dépassé dix ou douze semaines. Quant aux avortements tardifs, ils sont devenus pratiquement inexistants. D'autre part, fait très inquiétant, il semble que la pratique des avortements dans les centres hospitaliers ait déjà à certains endroits les caractéristiques de la pratique médicale que nous dénonçons, à savoir la surmédicalisation.

Ainsi, les médecins favoriseraient les interventions plus importantes et auraient recours à l'anesthésie générale dans des cas où elle n'est pas nécessaire (CNALG, 1980).

Sur la question de l'avortement comme sur celle de l'ensemble du contrôle de la fécondité, la lutte doit continuellement tenir compte des nécessités immédiates et des situations urgentes. Ainsi, même si les services offerts dans les cliniques de planning suscitent des critiques en termes de qualité des soins, et même si le développement de ces services risque d'en augmenter la médicalisation nous ne pouvons ignorer les besoins des femmes dans l'immédiat. Malgré toute la controverse, les services d'avortement sont devenus accessibles dans certaines régions, ce qui n'était pas le cas il y a quelques années.

Toutefois, la lutte pour l'avortement n'est pas strictement une lutte pour des services d'interruption de grossesse, mais bien également pour la réappropriation du corps ; parler d'avortement c'est parler de sexualité et de reproduction. Les efforts faits par les féministes dans le but de développer de meilleures connaissances de leur corps et des méthodes d'intervention qui peuvent être nécessaires sans être traumatisantes sont issues de ces préoccupations.

C'est cette conviction du droit de contrôler son corps qui fait de l'abolition des articles 251 et 252 du Code criminel un enjeu fondamental. Ces articles sont à l'origine de la mise sur pied des comités thérapeutiques qui doivent donner leur accord pour qu'une femme puisse obtenir un avortement.

Comme le souligne le Committee for Abortion Rights and against Sterilization Abuse (CARASA), l'approche globale de la reproduction permet de faire le lien entre le retrait du droit d'avoir des enfants par l'absence de services et la stérilisation forcée observée dans les populations pauvres, et le refus du droit à avoir des enfants (CARASA, 1979). Dans les deux cas, pour des raisons d'ordre politique ou socio-économique, on exerce un pouvoir sur les femmes, sur leur corps et leur capacité reproductrice.

La lutte pour l'accessibilité aux services est donc intrinsèquement liée à cette lutte de pouvoir. Dans le contexte québécois actuel l'urgence de certaines situations peut parfois le faire oublier. Or, les deux fronts de lutte s'imposent dans la mesure où des services sur lesquels les femmes n'ont aucun contrôle risquent d'être un autre lieu de médicalisation à leur dépens.

Les centres de santé des femmes

Les centres de santé des femmes ont constitué le prolongement et l'élargissement du débat et de la lutte sur la contraception et l'avortement. Ils ont en effet permis de développer une approche féministe collective, polyvalente et multiforme concernant toute la problématique de la réappropriation du corps des femmes, en approfondisssant et en dépassant les questions liées à la sexualité et au contrôle de la fertilité.

En effet, tout en continuant de faire un large travail de vulgarisation et de transmission théorique des connaissances concernant la contraception, les centres de santé ont souvent permis aux femmes de développer une véritable pratique alternative sur la base d'une connaissance concrète de leur corps, grâce notamment à l'auto-examen collectif, à l'apprentissage de la mesure et de la pose du diaphragme, etc. Tout en apprenant à regarder et à connaître ce corps trop souvent interdit ou médiatisé par le geste des hommes, amants, maris ou médecins, ce partage intime et collectif conduit généralement à des discussions beaucoup plus larges sur la sexualité, sur les manifestations d'ordre psychosomatique et sur l'ensemble des problèmes de santé, liant ainsi directement santé, condition féminine et environnement.

Dans la pratique, les centres de santé se sont donc largement préoccupés de contraception, d'avortement et de problèmes gynécologiques, mais ils se sont aussi intéressés au développement de pratiques de santé alternatives (massages, homéopathie, etc.). Ils ont aussi contribué aux expériences d'humanisation de l'accouchement et de la naissance, se sont préoccupés des problèmes liés à la ménopause, à la surconsommation des médicaments, alors que certains ont axé davantage leurs préoccupations au niveau de la psychiatrie, de la thérapie féministe ou se sont penchés sur les « maladies industrielles » du travail féminin salarié et/ou ménager.

Les centres de santé féministes ont souvent été mis sur pied par des collectifs d'auto-santé intervenant d'abord soit à l'intérieur des centres de femmes ou encore ayant une pratique « itinérante », i.e. se réunissant dans les maisons privées et faisant occasionnellement des sessions d'information et des rencontres d'auto-suffisance et d'auto-examen dans d'autres groupes féministes. Ces centres de santé impliquent des investissements financiers relativement importants et une permanence minimale ; leur développement a donc été fortement lié aux ressources financières des mouvements féministes de chacun des pays et aux rapports qu'ils pouvaient entretenir avec le système de santé publique. Ainsi, il était plus facile aux États-Unis de développer une imposante infrastructure de santé féministe alternative (plus de 400 centres), en compétitionnant avec le système lucratif de soins et en obtenant parfois des subventions ou des dons privés, alors qu'en Italie les femmes ont dû occuper des édifices municipaux et assurer bénévolement le développement de leurs projets.

Mises sur pied à la toute fin des années 60, ces pratiques alternatives ont connu un large essor à la suite de la publication de *Notre corps, nous-mêmes,* livre féministe sur la santé des femmes rédigé par le collectif de santé de Boston. Cet ouvrage vendu à plus de deux millions d'exemplaires et traduit notamment en italien, en français, en espagnol, en allemand, etc., a permis de diffuser largement les grands principes du maintien de la santé.

Ce mouvement de santé des femmes a connu au Québec les clivages politiques et nationalistes propres aux mouvements sociaux des années 1970-1975. Ainsi, d'un côté un groupe issu de l'Université McGill publiait dès 1968 d'intéressantes brochures sur les méthodes contraceptives (Le *Birth Control Handbook* a été largement utilisé par les anglophones canadiens et américains) et les maladies transmises sexuellement. Le centre de référence des femmes, d'abord composé d'une majorité d'anglophones, offrait un service de consultation, certaines consultations étant collectives, et de référence pour l'avortement auquel s'adressaient à ce moment des américaines, l'avortement étant encore illégal aux États-Unis (comme ici d'ailleurs). Quelques années plus tard, se formait le "Women's health collective", premier groupe d'auto-santé féministe anglophone largement inspiré de la pratique américaine.

Du côté francophone, la collaboration amorcée à l'intérieur du Centre de référence avec le noyau anglophone fut de courte durée. Ce travail qui se poursuivit toutefois à l'intérieur du Front de libération des femmes du Québec (F.L.F.Q.), fut repris à la mort de celui-ci par des exmembres du F.L.F.Q. qui créèrent le Centre des femmes. Ce premier centre du « Nouveau féminisme » à avoir pignon sur rue s'occupa surtout d'information et de référence au niveau de la contraception et de l'avortement, faisant à la fois un travail de formation sur la contraception et l'avortement au niveau de militantes féministes, intervenant à l'occasion pour donner des cours sur la contraception à des groupes d'étudiants en médecine, dirigeant les femmes vers des médecins montréalais qui pratiquaient alors des avortements clandestins au risque d'une répression, particulièrement forte, organisant des voyages d'avortement aux États-Unis, bref, palliant aux carences et répondant aux besoins les plus pressants et les plus immédiats, avec des ressources extrêmement limitées.

En outre, l'équipe du Centre des femmes s'occupa pendant plusieurs années de développer les analyses féministes, de rendre compte des luttes des femmes au Québec et ailleurs, intervenant à la fois dans des assemblées publiques, dans les médias d'information et publiant pendant plusieurs années le journal féministe : « Québécoises Debouttes ». Ce travail d'information et de diffusion se poursuivit de façon différente par la suite grâce à la troupe du Théâtre des Cuisines et aux Éditions du Remue-ménage, alors que l'intervention au niveau de la contraception et de l'avortement s'élargit grâce à la création du « Comité de lutte pour l'avortement libre et gratuit » et à la mise sur pied du Centre de santé des femmes du quartier. Ajoutons enfin que dès le début des années 1970, le Centre des femmes commença à s'occuper activement de l'organisation politique du débat sur l'avortement en participant activement au Comité de défense du docteur Morgentaler.

Au moment où le Centre des femmes cessa ses activités, d'autres groupes avaient déjà pris la relève tant au niveau du travail de sensibilisation qu'au niveau de la santé. Le Centre de santé des femmes du quartier, créé en 1975 était en fait le premier centre francophone de santé des femmes au Québec. Inspiré à la fois par les courants d'auto-santé américains, les critiques théoriques sur la santé comme celles d'Illich, du groupe d'intervention santé en France ou encore du Mouvement pour la liberté de l'avortement et de la contraception (M.L.A.C.), ce Centre était aussi influencé par la pratique des cliniques populaires de santé et faisait de son intervention au niveau de la santé des femmes l'axe principal d'une intervention plus large de conscientisation féministe au niveau des ménagères du quartier où il s'était implanté.

Cette volonté d'implantation et d'intégration parmi les femmes du quartier Plateau Mont-Royal explique le choix d'une pratique médicale relativement conventionnelle dans le cadre de l'auto-santé, c'est-à-dire s'appuyant sur une pratique de médecine générale. Le travail des médecins était toutefois soutenu par une large équipe para-médicale intervenant de façon croissante tant au niveau de la constitution des dossiers médicaux que des prélèvements ou de la préparation de cours sur la santé des femmes. Outre cette consultation régulière et le travail soutenu d'intervention avec un groupe de 40 femmes mères, chefs de famille et assistées sociales, l'équipe élabora des dossiers sur différents problèmes (vaginites, surconsommation médicale, troubles nerveux, etc.), offrant un service de documentation et de prêt de livres, collabora à de nombreux cours et rencontres sur la santé des femmes et sur la contraception, et modifia la pratique médicale en sensibilisant les femmes à l'aspect collectif de leurs problèmes, tout en essayant d'en analyser les sources réelles tant sur le plan économique et politique qu'au niveau de la perte du contrôle de leur propre corps.

Relativement ralenti dans son développement à cause des divergences internes, des débats opposant alors les groupes de quartiers et les groupes féministes aux organisations politiques d'extrême-gauche naissantes, le Centre s'est intéressé occasionnellement à l'auto-santé mais n'en a pas fait son axe principal de développement de peur de se couper de sa clientèle cible. Ce centre, qui prend actuellement un nouvel essor, songe notamment à offrir des services d'avortement en raison des difficultés d'implantation des cliniques de planning dans les centres hospitaliers.

Le collectif d'auto-santé

Il y a quelques années, un groupe de femmes de Montréal mettait sur pied un collectif d'auto-santé, plus souple et plus léger au niveau de son infrastructure que le Centre de santé des femmes du quartier et s'inspirant plus directement de la pratique américaine de l'auto-santé.

Ce collectif n'est pas une clinique mais un centre d'information où sont offerts des cours abordant différents thèmes.

> « *Le but de ce travail est de reprendre l'importance que les femmes ont pu avoir par le passé, dans le système de santé, et de pouvoir en arriver à reconquérir l'art de guérir leur propre corps* » (Gaucher, Trottier, Guilbault, 1977, p. 76).

À cette fin, à l'instar des "self-help clinics" américaines, les femmes du collectif mettent de l'avant l'auto-examen des seins et du col de l'utérus.

L'idée de l'auto-examen vise à procurer aux femmes un maximum d'autonomie, à rendre réciproque la relation femme-médecin, à partager le savoir. Il y a à peine deux ans, s'est ouvert à Québec un autre Centre de santé pour les femmes où on met de l'avant les pratiques auto-gérées de santé, d'avortement, de contraception et de santé mentale, tout en développant un travail soutenu d'auto-formation de l'équipe, d'intégration de nouvelles militantes et d'intervention auprès des groupes de femmes, ou encore d'actions face à certains organismes québécois de santé. Un centre a également démarré à Sherbrooke et des groupes de femmes préparent de tels projets à Trois-Rivières et à Hull.

Les Centres de santé de femmes considèrent que la pratique médicale actuelle ne peut qu'aliéner les femmes, les rendre plus dépendantes et plus soumises au pouvoir médical. Ils préfèrent donc offrir eux-mêmes certains services, entre autres gynécologiques, jugés insatisfaisants dans les institutions traditionnelles. Pour les femmes de ces centres, le sexisme dominant de l'univers médical, le professionnalisme croissant, l'usage abusif de la technologie et des médicaments, le peu de considération, voire le mépris des usagers(ères), la lenteur des planifications gouvernementales sont autant de facteurs qui les poussent à assurer elles-mêmes des services qui respectent les grands principes du mouvement de santé des femmes, dont la démédicalisation, la liberté de choix et le contrôle des usagères sur les services qu'elles utilisent.

Encore souvent forcées de pallier les carences des services du réseau, notamment les services d'avortement (et cela malgré les efforts soutenus de certains centres hospitaliers), les centres québécois de santé des femmes tentent quand même de développer une série de pratiques alternatives et novatrices. Les services d'avortement qu'ils offrent ne sont pas toutefois qu'un palliatif puisqu'ils essaient là aussi de développer à la fois une approche et une pratique alternative. Non seulement exercent-ils une fonction critique à l'intérieur du système actuel de soins, mais ils tentent de développer une approche globale, polyvalente, collective et auto-gérée de la santé. Par leur caractère même, ces centres constituent aussi un important lieu d'expérimentation, d'analyse et de recherche.

Au Québec, on se doit de souligner les efforts effectués par des travailleuses du réseau institutionnel dans le but d'apporter des changements à la situation actuelle. Que ce soit pour l'humanisation de l'accouchement, pour l'accessibilité aux services d'avortement, pour la démédicalisation ou la santé mentale, on retrouve dans les C.L.S.C. et dans les centres hospitaliers des travailleuses qui luttent de l'intérieur du réseau. Dans plusieurs cas, elles ont servi et servent de piliers pour des groupes extérieurs au réseau qui exercent des pressions. Ainsi, des femmes ont choisi de s'inscrire dans le réseau pour agir et on en retrouve de plus en plus qui se définissent comme féministes. Plusieurs ont choisi les C.L.S.C. pour y développer une véritable pratique de santé communautaire. On ne peut ignorer cet aspect car des personnes-ressources ont sacrifié la possibilité de participer dans les centres de santé pour travailler dans les C.L.S.C., y voyant un lieu important pour le changement social.

On peut également souligner dans cette même orientation la démarche faite par des infirmières syndiquées depuis 1980. La Fédération des SPIIQ (Syndicats professionnels d'infirmières et infirmiers du Québec) a en effet proposé à ses syndiquées en 1980 une approche différente de leurs problèmes de travailleuses en y intégrant à la fois la dimension des rapports entre hommes et femmes et celle des classes sociales. Appuyée par la grande majorité de ses délégués(es), la Fédération entend remettre en cause l'organisation actuelle des services infirmiers (notamment l'existence de l'Ordre des infirmières et infirmiers du Québec). Un des premiers postulats de cette remise en question est que les infirmières sont d'abord des femmes et que leurs luttes doivent s'articuler en considération de cette réalité.

Quelques points saillants du mouvement américain

La deuxième vague du mouvement des femmes a actuellement dix ans. Plusieurs numéros spéciaux des grandes revues féministes du monde entier ont été consacrées à l'histoire récente du mouvement. La parution du livre de Sheryl Burt Ruzek *The Women's Health Movement* (1978) est une tentative pour cerner le mouvement de santé des femmes aux États-Unis, en considérant les acquis et les blocages de ce mouvement qui a maintenant, lui aussi, ses dix ans. Il n'est pas question ici d'en réécrire l'histoire, ce qui dépasse largement les cadres du présent chapitre, mais plutôt de dégager en quelques lignes les points marquants de l'évolution du mouvement américain. Nous devons aux américains la source inspiratrice de beaucoup de nos actions et sur certains plans, certaines de leurs démarches actuelles méritent d'être connues davantage. C'est le but de la présente partie.

Nous nous inspirerons pour faire ressortir les points clefs d'auteurs tels que Fatt (1978), Ehrenreich (1974), Ruzek (1978), Marieskind et Ehrenreich (1975) et Fee (1975) [1].

Le travail des groupes et centres de santé des femmes peut se classer sous trois catégories :

transformation de la conscience

distribution de services

changements des institutions.

Certains groupes peuvent ne retenir qu'un de ces buts, d'autres en choisissent deux ou les trois à la fois (Fruchter et al., 1977). En 1973, une étude conduite par Health Right, un collectif de New-York, dénombra environ mille projets actifs d'un bout à l'autre des États-Unis.

Il est à noter que c'est en 1969 que la plupart des auteurs situent l'origine du mouvement récent de santé des femmes [2], soit à partir de la première publication de *Our bodies ourselves* (1969) par le colectif de santé de Boston. Le grand succès qu'avait eu le cours que donnait alors

1 Pour celles que l'histoire du mouvement de santé des femmes intéressent, l'ouvrage de Sheryl Ruzek est de loin le plus intéressant et le plus complet.

2 La première phase de ce mouvement se situant à la fin du siècle dernier, voir Ehrenreich (1975) et Fatt (1978).

ce collectif facilita la publication de l'ouvrage maintenant connu au Japon, en Amérique du Sud, en Europe et dans toute l'Amérique du Nord. Ce qui veut dire qu'en cinq ans seulement les groupes se sont multipliés, souvent avec des moyens matériels minimums. En 1970, a existé un collectif illégal d'avortement aux États-Unis. Ce collectif était situé à Chicago et portait le nom de Jane. L'absence de services adéquats et l'aspect central que représente la revendication du droit à l'avortement pour les femmes a permis l'existence du groupe qui pendant quatre ans a procédé à 11 000 avortements clandestins, tous faits dans les meilleures conditions sanitaires. La clinique était entièrement dirigée par des femmes. Quatre années plus tard, la légalisation de l'avortement était chose faite en Illinois et le groupe fut dissolu (Bart).

En 1970, Carol Downer, 39 ans, ménagère et mère de six enfants était alors conseillère pour l'avortement. Réalisant à l'intérieur de sa pratique la dimension collective de ses interventions, elle fonda avec d'autres conseillères un groupe de conscience. Une fois le groupe formé, elle constata comment ces femmes avaient un besoin urgent de connaître leur anatomie.

L'auto-santé (self-help) est née en 1971 quand Carol Downer a fait pour la première fois au Everywoman's Bookstore de Los Angeles, une démonstration où elle-même examinait son utérus avec un spéculum, le visualisant avec une lampe de poche et un miroir (Simpson, 1980).

Elle s'associa ensuite avec Lorraine Rothman, mère de cinq enfants. L'idée de clinique autogérée était née. Leurs clientes et elles réalisèrent par la suite qu'il était possible de reconnaître une infection avec des connaissances anatomiques de base, de déceler un stérilet déplacé (Dreifus, 1977). Comme le dit bien Dreifus "Why should a woman go to a gynecologist every time she developed monilia, why couldn't she learn to recognize the symptoms and use simple home remedies for their cure?" (Dreifus, 1977, p. 28). Carole Downer et Coleen Wilson furent, à un moment, accusées de pratique illégale de la médecine ; Downer plaida non coupable et subit un procès qui fit les manchettes. Elle fut acquittée (Ruzek, 1978). C'est pendant cette période importante que Ellen Franckfort écrivit *Vaginal Politics* (1972)[1]. Les techniques de l'extraction menstruelle, la diffusion de techniques douces en contraception, l'avortement autogéré firent ensuite leur chemin. On pourrait dire que c'est cette période du développement du mouvement américain qui, jusqu'à présent, a le plus influencé le style d'action des Québécoises, bien que le travail des Américaines ne soit pas le seul à atteindre nos frontières.

1 Traduit en français et publié au Québec sous le titre « *La politique vaginale* », aux Presses libres en 1974.

En 1969, alors que le mouvement en était encore à ses balbutiements, un sénateur américain, Gaylord Nelson du Wisconsin, tint une série de discussions publiques sur les contraceptifs oraux. Médecins et scientifiques furent invités. Aucune femme n'était présente. Des féministes de Washington ainsi que Barbara Seaman, l'auteur du célèbre "The doctors case against the pill" (1969) se rendirent sans invitation à ces débats et demandèrent que les « vrais experts » puissent intervenir. L'incident eut un écho national et fit monter la conscience populaire sur les dangers éventuels de la contraception orale. Les neuf ans qui suivirent cet incident furent consacrés par Barbara Seaman à défendre les droits des femmes face aux dangers des hormones oestrogènes. Barbara Seaman est une des figures les plus importantes dans la fondation du *National Women's Health network*.

Le *National women's health network* fut fondé en 1975 par les féministes américaines les plus actives dans le domaine de la santé : Barbara Seaman, Mary Howell, Alice Wolfson, Phyllis Chesler et Belita Cowan. Ce groupe a été conçu comme coordination nationale afin d'influencer de l'extérieur les politiques nationales en matière de santé. L'organisation, non lucrative, surveille également l'activité de certains organismes comme la F.D.A. (Food and Drug Administration). En mai 1976 a eu lieu la première rencontre du Network qui a établi ses orientations d'action en matière de santé pour les femmes (Ruzek, 1978, p. 156). Il s'agissait de :

santé maternelle et infantile
médicaments
rôle de l'État en matière de santé
viol et violence
droits en matière de santé pour les femmes
droits en matière de santé pour les adolescents(es)
problèmes spéciaux des femmes autochtones, des minorités ethniques et des handicapées
santé mentale
santé au travail
alcoolisme et toxicomanies chez les femmes
les femmes comme soignantes.

Le Network se définit comme une organisation de consommatrices uniquement préoccupées de questions de santé. Il est basé sur la participation de ses membres qui, chaque année, doivent renouveler une cotisation. Ses membres sont soit des participantes actives du mouvement, soit des sympathisantes de toutes conditions sociales, allant des ménagères aux femmes scientifiques. C'est d'abord et avant tout un organisme de pression, de mobilisation et d'information, réunissant les intérêts de tous les groupes et centres de femmes pour la santé[1]. Le bureau de direction actuel comprend 14 membres, dont les fondatrices. Il réunissait en 1980 plus de 1 000 organisations locales (projets spéciaux, centres et cliniques, groupes de professionnels et groupes de consommateurs(trices).

Dans ces groupes, on peut mentionner la présence du collectif "Our bodies, ourselves", la "Coalition for the medical rights of women", "l'American college of nurse-midwiwes", le "Feminist women's health centers", pour n'en retenir que quelques-uns.

Le réseau s'est jusqu'à maintenant particulièrement fait remarquer dans ses actions contre le DES (médicament prescrit pendant la grossesse et considéré comme responsable de cas de cancer chez les filles des femmes qui l'ont consommé) et la stérilisation involontaire, par ses actions pour la légalisation de l'avortement et du cap cervical (moyen de contraception qui s'apparente au diaphragme et qui n'est pas accepté par les autorités américaines). En plus de ses actions en matière juridique et légale, le réseau publie un petit journal bimensuel *(Network News),* organise des rencontres nationales et supplée aux demandes individuelles si nécessaire. Il publie également des brochures[2] sur des sujets importants comme le cancer du sein ou la stérilisation. Son originalité est de réunir en une seule force politique la pluralité et la diversité des interventions politiques féministes en matière de santé. L'importance de ce rassemblement est énorme puisqu'il permet aux femmes de se donner une voix auprès du gouvernement tout en maintenant une structure organisationnelle locale et autonome. Tous les petits groupes disséminés à travers le pays forment ainsi un réseau d'action communautaire et de pression politique d'une force sans précédent dans l'histoire du mouvement des femmes. En même temps, il permet de renforcer des groupes plus marginaux, plus petits, dont l'originalité et la pertinence de l'action risquent moins de se perdre en raison des ramifications. La force de ce réseau est exemplaire. Écouté et respecté, il n'en est pas moins un instrument dynamique pour le mouvement, entre autres parce qu'il permet une circulation systématique de l'information ainsi qu'un échange d'expérience et le développement d'actions collectives tant sur le plan économique, juridique que politique.

D'autres organisations nationales moins spectaculaires que le NWHN existent aussi aux États-Unis tel le "Women's occupational health cen-

---

1 La plupart des informations que nous avons sur le NWHN proviennent de dépliants et de documents distribués par cette association.

2 Liste incluse dans la bibliographie.

ter" ou le "Healthright" [1]. Toutes ces organisations utilisent des stratégies qui visent à changer de l'intérieur le système de soins mais aucune n'attaque cependant les racines économiques du problème (Ruzek, 1978, p. 146). D'autres stratégies existent aussi pour que les femmes puissent répondre à leurs besoins ailleurs que dans les organisations nationales et les groupes locaux. Tels sont les listes sélectives de médecins, les pressions directes, le refus de certains soins, etc. Comme le dit Sheryl Ruzek :

> « *La croissance du mouvement de santé des femmes, son étendue et son enracinement sont des indices positifs qui nous font croire que les femmes peuvent transformer elles-mêmes le système de soins à partir des petites organisations locales jusqu'aux grandes organisations nationales. Du « lobbying » à l'éducation publique, en passant par les actions légales contre certains professionnels et la demande du contrôle par les femmes de certains aspects du système de santé, les féministes actives participent à un procès de changement social qui ne saurait avoir lieu dans le cadre de petites actions individuelles.* » (Traduction libre) (Ruzek, 1978, p. 180).

Un autre élément à mentionner est le caractère internationaliste du mouvement. En témoignent les prises de position du NWHN par rapport aux stérilisations involontaires des femmes noires ou hispaniques et sur la question du « dumping » pharmaceutique dans les pays du Tiers-Monde (envoi de produits retirés du marché américain aux pays « sous-développés ». Cette préoccupation est extrêmement intéressante et donne un caractère dynamique à la direction du mouvement. Un échange d'information régulier avec l'Europe contribue aussi à développer le réseau qui tend à dépasser les frontières de l'Amérique anglo-saxone.

Quelques exemples européens

Malgré le fait que la dépendance médicale, la surconsommation des soins et l'abus des médicaments semblent moins accentués en Europe qu'en Amérique, malgré les coûts relativement bas des services de santé et les nombreux systèmes de sécurité sociale, de mutuelles et d'assurance-santé, les critiques et les revendications des femmes face à la pratique médicale traditionnelle correspondent largement aux grands courants américains. Le mouvement des centres de santé féministes développé aux États-Unis a d'ailleurs beaucoup inspiré le contenu et la forme des pratiques similaires au niveau de la santé, notamment en Angleterre et en Allemagne.

Ce qui caractérise la pratique européenne est toutefois le très large

---

1 Nous avons tenu à insister sur le NWHN vu l'importance, l'originalité et la pertinence de son action bien que d'autres organisations nationales existent aussi aux États-Unis.

travail entrepris au niveau de la pratique collective et autogérée de l'avortement qui, notamment en Italie et en France, a littéralement servi de base à la pratique des centres de santé et des collectifs d'auto-santé.

Ainsi, en France, la lutte pour la légalisation de l'avortement entreprise par le MLAC (Mouvement pour la liberté de la contraception et de l'avortement) a d'abord pris la forme d'un vaste réseau de voyages d'avortement en Angleterre et en Hollande. Mais les problèmes économiques et l'impossibilité absolue pour certaines femmes de franchir les frontières ont lentement amené les militantes du MLAC à développer une pratique clandestine relativement large de l'avortement.

Le caractère clandestin de cette pratique les incita à inventer une technologie efficace mais simple et légère, susceptible d'être transportée facilement dans les appartements privés où se pratiquaient les avortements. Ces moyens furent de plus en plus perfectionnés au cours de l'évolution de cette pratique. Par ailleurs, on était d'une extrême vigilance puisque tout problème posé au cours de l'avortement risquait d'avoir de fâcheuses conséquences non seulement pour les femmes avortées, mais aussi pour toute l'équipe et l'ensemble de la lutte aurait pu alors être sérieusement discréditée. Ainsi, non seulement cette large pratique permettait à de nombreuses femmes de connaître et de développer une pratique collective d'avortement, non seulement cette pratique rendait en fait la loi caduque, mais elle permettait de développer concrètement des méthodes souvent plus douces, plus légères, plus directement contrôlées par les usagères, tout en démontrant que les avortements pouvaient se dérouler dans un climat de confiance et de solidarité.

Cette complicité traversait d'ailleurs les frontières puisque ce sont ces premières équipes du MLAC qui, à leurs frais et toutes les fins de semaine pendant six mois, sont allées former les équipes d'avortement en Italie, équipes qui ont développé l'avortement au niveau des CISA (Centre Italien pour l'Avortement et la Stérilisation) et des centres de santé des femmes. Le même scénario fut ensuite repris à une plus petite échelle pour la formation des militantes au Portugal.

Il faut d'ailleurs souligner que si nous assistons actuellement à un espèce de Nouvel Ordre Européen de l'avortement, les différents pays commençant à resserrer leurs législations et fermant progressivement leurs frontières aux étrangères qui ne bénéficient pas encore de la législation dans leur propre pays (ex. : Espagne et Portugal), il demeure que la solidarité entre les féministes européennes a largement contribué aux premières victoires législatives concernant l'avortement et a fortement influencé tout le développement du mouvement de santé.

Ainsi il était fort intéressant de voir, lors de la première rencontre internationale des centres de santé pour les femmes tenue en juin 1977 à Rome, à quel point la circulation internationale de l'information constituait un atout majeur pour mener cette bataille féministe au niveau de la santé. Ce travail de liaison, assuré notamment par la publication des textes du "Network" américain, a en effet non seulement permis aux centres d'échanger des informations sur leurs modes d'organisation et de financement, sur le développement de leur pratique, de leurs recherches et de leurs expériences, mais leur a permis de s'opposer plus efficacement au dumping pharmaceutique, d'identifier les produits dangereux (DES, stérilet Dalkon Shield, etc.) et d'élever leurs critiques et leurs analyses au niveau de l'ensemble des problèmes de santé.

Contradictions et difficultés du mouvement

Nous avons vu de manière vraiment succinte quels sont globalement les moyens que les femmes se sont donnés pour répondre au sexisme et à la médicalisation opérée par le système actuel de santé. Cependant, malgré l'étendue du mouvement, les résultats des actions concrètes sont lents à venir et les préjugés fortement enracinés.

Le mouvement est ainsi souvent accusé d'être subjectiviste et antiscientifique. Il est vrai qu'il est souvent difficile de séparer les acquis de la science des préjugés sexistes. Trop souvent, les débats entre médecins et féministes tournent en bataille de statistiques qui occultent l'essence même des revendications. Ce que les féministes demandent aux médecins c'est, au fond, d'être plus scientifiques et plus rationnels (Ehrenreich, 1975).

Fondamentalement, il s'agit d'une reformulation complète de la conception de la santé et de l'intervention sur le corps des femmes, où seraient intégrés le *savoir objectif* à *l'expérience subjective, le curatif* et *le préventif* (Ehrenreich, 1975). L'idée n'est pas ici d'importer des technologies étrangères de pointe à une clientèle passive mais de combiner une technologie moderne et douce avec la réappropriation du savoir et des techniques que des femmes elles-mêmes ont expérimenté selon leur tradition. Il s'agit de socialiser la relation thérapeutique, de rendre signifiant l'échange collectif entre patientes, d'apprendre collectivement la technologie. C'est que la médiation de la technologie doit être socialement appropriée plutôt qu'imposée dans une relation de pouvoir unilatérale.

Cependant, tous les changements ne se font pas sans contradictions. Un des problèmes les plus graves qu'ait rencontré le mouvement de santé des femmes est la récupération des termes légaux des victoires acquises. Par exemple, une victoire quant à l'avortement signifie aussi que, dans le cadre de notre société, ce seront par la suite les spécialistes, notamment les médecins, qui définiront la qualité des soins à prodiguer (Marieskind et Ehrenreich, 1975).

Le thème de la santé est un thème unificateur pour les femmes qui va au-delà de certaines divergences idéologiques qu'emprunte le mouvement des femmes. Bien que ce thème regroupe une quantité très diversifiée d'intérêts progressistes, il reste que le mouvement fait face à des blocages qu'on ne saurait ignorer. La difficulté de regrouper les femmes de différents niveaux socio-économiques, la minimisation de l'importance de la maternité chez certaines féministes, l'homogénéité d'âge et de culture des femmes du mouvement (femmes blanches de classe moyenne entre 20 et 40 ans) sont des sources de difficulté persistantes (Ruzek, 1978). Quoique plus marqués aux États-Unis, ces problèmes se retrouvent également au Québec. Ajoutons à cela la constante marginalité dans laquelle est acculé le bénévolat des femmes, les contraintes financières de chaque jour, et jusqu'à l'image négative véhiculée par certains médias au sujet des interventions féministes en santé [1].

Dure réalité quand on sait comment la condition socio-économique des femmes en est déjà une de marginalité, qu'on soit féministe ou non. Oeuvrer dans un centre de santé des femmes comme bénévole en redoublant souvent un autre emploi n'est pas chose facile, surtout si l'usure, en raison de conditions de travail pénibles et des difficultés que comporte la marginalité dans le quotidien, l'emporte sur la conviction. Les centres de santé des femmes sont-ils voués à ces conditions d'existence et de quelle manière pourraient-ils avoir un plus grand impact tout en évitant la récupération?

Question très difficile où toute réduction doit être évitée, où les généralisations sont faciles mais sans lendemain. De plus, l'analyse des problèmes sociaux des femmes par le seul biais de la santé peut conduire à certaines illusions si on n'y allie pas la dimension économique des racines du problème. Cette dimension n'est pas négligeable comme nous l'avons vu dans l'exemple peu reluisant de l'industrie pharmaceutique. On peut tenter de collectiviser la technologie, mais cela arrêtera-t-il pour autant un certain marché économique qui se développe en fonction des intérêts économiques dominants? Des militants des centres de santé et d'autres féministes se soucient du caractère économique des problèmes de désappropriation que nous connaissons, non seulement dans le secteur de la médecine mais aussi dans différents domaines de la vie qui affectent autant les hommes que les femmes.

Cette dimension économique est extrêmement importante parce que, malgré certaines tentatives de gouvernements qui se voudraient progres-

---

1 Article paru dans *Le Soleil,* en mai 1980, sur le Centre de santé des femmes de Québec.

sistes, on ne peut échapper au continent qui est le nôtre, dominé par les intérêts des États-Unis. On ne peut y échapper, même dans un centre de santé de femmes, aussi collectif qu'il puisse être. Ces centres ne prennent-ils pas racine dans un espace déjà construit par les hommes, articulé pour se maintenir et se reproduire dans sa propre logique? (Crawford, 1980).

On peut combattre l'institution médicale en laissant intacte la culture qu'elle représente, on peut constamment « se retirer de la partie » et faire son jeu ailleurs, mais les changements souhaités peuvent-ils selon cette optique être attendus? Réclamer le droit à l'avortement, est-ce seulement réclamer que la technologie actuelle soit utilisée pour les besoins de la population féminine ou est-ce aussi exiger une totale redéfinition des rapports sociaux que sous-tendent les revendications face à l'avortement? Cette redéfinition des rapports sociaux touche pourtant autant l'institution médicale, les producteurs de l'industrie de la santé que l'institution juridique.

C'est pourquoi les revendications et les actions du mouvement de santé des femmes sont peu véhiculées par les médias traditionnels (c.f. numéro spécial, Des luttes et des rires, juillet-août 1980).

Ce sont surtout les médias alternatifs qui font écho aux activités du mouvement. Le peu de moyens d'information originant du mouvement de santé des femmes lui-même, limite grandement la pénétration des idées et des actions du mouvement dans la population féminine, ce qui est un des éléments responsables de l'homogénéité sociale du mouvement, tel que mentionné précédemment.

Cette question de l'information a aussi une autre limite : croire qu'une bonne information en arrive à donner au mouvement un caractère normatif (Crawford, 1980). La santé des femmes devenant une super valeur qu'il faut connaître, défendre et supporter peut créer chez certaines femmes un nouveau sentiment de culpabilité. C'est là tomber trop facilement dans l'idéologie des institutions médicales qui véhiculent déjà le thème de « Ta santé c'est ton affaire et tu en es responsable »...

Le mouvement de santé des femmes connaît certaines contradictions et ses critiques demeurent limitées du fait qu'il s'inscrit dans l'ensemble des contradictions sociales que par ailleurs il dénonce. Les valeurs qu'il propose font aussi partie du système qui est le nôtre et les conditions réelles de changement sont difficiles à cerner. Comme le dit Robert Crawford (1980, p. 23), on ne peut oublier qu'aux choix s'oppose la contrainte sociale.

Réussites et défaites

La position difficile dans laquelle se retrouvent les femmes actives du mouvement ne saurait à elle seule freiner le désir de changement social. L'analyse de ces difficultés ainsi que les nombreux témoignages que peuvent fournir ces femmes à partir de leur « pratique alternative », sont cependant des outils de réflexion et de travail inestimables pour énoncer les perspectives des années à venir. Nul doute que le mouvement a servi et sert encore à engager une mutation des mentalités. Peu de médecins sont actuellement ignorants des revendications féministes et de plus en plus de femmes exigent des soins différents. Mais le féminisme ne peut se limiter à lancer des cris d'alarme. C'est là lui faire jouer un rôle dont bien des féministes ne veulent pas. N'est-il pas de bon ton d'inviter un peu partout « le point de vue féministe sur la question ». Exercice louable mais combien insuffisant devant l'ampleur et la gravité des problèmes soulevés.

Il faut être conscient que c'est en 1969 que fut donné le premier "body course" à Boston et que naquit le mouvement de santé des femmes. C'est malgré les acquis, au plus fort du mouvement (1975-1976), qu'on s'aperçoit que les césariennes, les stérilisations, les hospitalisations en psychiatrie, la consommation d'hormones et de tranquillisants augmentent à un rythme effarant. En 1980, un peu partout dans le monde, l'avortement n'est pas vraiment légalisé et son exercice demeure entre les mains des médecins.

Le droit à l'avortement est pourtant une revendication de la première heure du mouvement au Québec. Au Québec, le rapport préparé cette année par la Coordination nationale porte des conclusions sans ambiguité. Comme le remarque Danièle Simpson dans le *Spécial-Santé* de *Québec-Science :*

> « *En remettant aux médecins, par le biais des Comités thérapeutiques, le pouvoir d'accepter ou de refuser une demande d'avortement, le gouvernement reconnaissait du même coup qu'il n'appartenait pas aux femmes de prendre cette décision. On déplace étrangement les responsabilités puisque le médecin qui est chargé de décider n'aura pas à subir les conséquences de sa décision* » (Simpson, 1980, p. 56).

Il reste toutefois que les revendications ont quand même porté des fruits ; certains centres dispensent des soins et la Fédération des C.L.S.C. a voté dernièrement son appui pour que les C.L.S.C. puissent distribuer les services. Ces acquis sont nécessaires pour dégager les centres de santé d'une demande de services à laquelle ils ne peuvent pas suffire et dont ils pourraient se dégager afin de retenir plutôt leur fonction de centre d'expérimentation et de développement de nouvelles pratiques.

Du côté de la psychiatrie, on a critiqué les diagnostics posés sur les femmes, la facilité avec laquelle on leur pose l'étiquette de dépressive, le peu de ressources vis-à-vis de la violence croissante de la société. La dénonciation par le C.S.F. en 1978 du scandale des électro-chocs aurait vraisemblablement fait diminuer le pourcentage de ces derniers au Québec. Mais, cette diminution n'a pas abaissé par ailleurs le nombre de services psychiatriques ni la consommation de tranquillisants, bien au contraire. Malgré le maintien de ces pratiques, on doit remarquer qu'une grande partie des interventions nouvelles en santé mentale sont réalisées à l'intérieur des institutions.

Du côté de la contraception, dix ans de réflexion et d'essais de toutes sortes allant des recherches scientifiques aux défis lancés à "l'american way of life" ne récoltent pas tous les fruits escomptés. Nombre de féministes tirent des conclusions sur le danger des contraceptifs oraux pour la santé (Seaman, 1977) et réalisent que cette forme de contraception va de pair avec une forme orientée de sexualité [1]. Le contrôle de la recherche dans ce domaine est réalisé à plus de 80% par les hommes (Women's health, no 5) et, on privilégie nettement les recherches sur les contraceptifs durs(chimiques, stérilet), beaucoup plus rentables pour le marché pharmaceutique. Ainsi, en 1976, plus de 70 millions de dollars ont été consacrés aux recherches sur les contraceptifs durs et cela, en dehors des recherches effectuées par les compagnies pharmaceutiques alors que seulement cinquante mille dollars étaient consacrés aux recherches portant sur les contraceptifs doux (diaphragme, condom, cap cervical) (NWHM, 1980C).

La recherche en contraception nous amène à la réalité des statistiques concernant la stérilisation : l'idéologie hospitalière et médicale aidant, des femmes « choisissent » de plus en plus tôt la stérilisation volontaire plutôt que de risquer le cancer à longue échéance et d'assumer quotidiennement les désagréments de la contraception orale. Or, maintes femmes contestent aussi la stérilisation comme moyen de contraception (cf. ligature et hystérectomie). Louise Guyon (1980), dans une conférence faite au colloque sur la santé mentale des femmes organisé par l'hôpital Douglas faisait mention de l'importance de la contraception quand on la regarde comme porte d'entrée ultime dans le monde des services médicaux. Plus qu'un choix, la contraception est une clef maîtresse dans la compréhension de la dépendance des femmes vis-à-vis de l'ensemble des institutions et l'univers médical.

Peu de recherches sont vraiment satisfaisantes et l'efficacité comme

---

1 La question de la sexualité est traitée dans le texte « Réflexions sur la sexualité », présenté à la suite de la présente étude.

la sécurité ne sont pas assurées tandis que les femmes supportent encore le poids de cette responsabilité.

Du côté de l'accouchement, pendant que se développait le mouvement de santé, les femmes accroissaient « en douce » leur dépendance à la technologie obstétricale (Coquatrix, 1980B). La compréhension féministe de la situation n'arrête ni le développement technologique ni l'industrie pharmaceutique : car tout se passe dans une seule et même société où les intérêts et besoins des femmes sont secondarisés. Alors qu'on demandait déjà l'humanisation des soins à la naissance, qu'on voulait le retour de la sage-femme, le taux d'épisiotomies et de monitoring foetal augmentait et continue de le faire et le nombre de naissances considérées comme normales diminue. Malgré tout, quelques progrès ont été réalisés, comme l'implantation de chambres de naissance, la possibilité de cohabitation, des conditions plus humaines, etc.

Les diverses expériences tentées par les groupes de femmes au niveau de la santé connaissent parfois certaines limites où, piégées par les difficultés matérielles et la lourdeur du travail, elles ne peuvent se concentrer sur l'analyse des racines économiques du problème.

On sait que l'idéologie judéo-chrétienne faisait des femmes des êtres « naturellement » près du corps, « naturellement » capables de soigner le corps des autres. C'est que leur condition de procréatrices les rendait « plus près de la vie », paradoxalement, le mouvement d'auto-santé, bien qu'il ait déplacé radicalement certaines questions, place les femmes dans une situation où elles se réapproprient leur corps tout en centralisant encore ce débat sur la question du corps, ce qui mène à certains pièges.

En disant que le privé est politique, les femmes ont compris quel rôle social jouait leur corps comme clef de voûte de leur oppression. Le corps n'est cependant pas étranger à la circulation économique (à la limite, le corps féminin est *aussi* un bien économique) (cf. Irigaray, 1975) et toute analyse, instrument de conscientisation pour le changement des pratiques, ne peut exclure les termes économiques de l'appropriation.

Mary Howell, l'une des fondatrice du "Network" possède une longue expérience comme féministe et médecin. Ayant contribué au mouvement de différentes façons, par des articles théoriques, par son implication dans des cliniques d'avant-garde, elle a poussé une réflexion originale quant aux contradictions que vivent des femmes féministes qui s'insèrent dans les cliniques traditionnelles ou même, qui oeuvrent dans les professions anciennement réservées aux hommes (Howell, 1977, 1978). Ce qu'elle tend à montrer est que les valeurs des professionnels sont totalement opposées aux valeurs féministes. Une femme médecin partage ainsi les privilèges de ses pairs, féministe ou non. Selon Howell, ces contradictions n'empêchent pas de définir son engagement par trois paliers : 1) identification à l'oppression des femmes, 2) revalorisation du savoir des femmes comme celui de « prendre soin » d'un autre, 3) capacité à la mutualité en remplaçant la fonction de contrôle par la fonction de collaboration. Ceci posé comme but, l'auteur énumère les obstacles et dilemmes qui empêchent la concrétisation de ces objectifs : la position de contrôle dans laquelle est le médecin (pour elle, contrôle sur d'autres femmes), les conditions de la pratique médicale dominée par le curatif, la non-accessibilité des ressources alternatives par les usagères très démunies. Se rajoutent à cela, le sexisme de la science-obstétricale et gynécologique (une féministe ne peut logiquement endosser ce savoir).

L'alternative pour la santé des femmes est-elle possible dans le contexte politique et économique actuel? Est-il réellement possible d'obtenir des soins préventifs, non sexistes, en assurant le maximum de sécurité avec une utilisation minimale de la technologie? Est-il possible que les femmes puissent non seulement participer, mais obtenir avec les autres le droit et pouvoir de gérance sur la distribution des soins? Les mécanismes de participation « des divers agents socio-économiques » semblent favoriser l'élite (cf. les comités d'administration des hôpitaux) et les usagers n'arrivent pas à se faire entendre. Où commence l'efficacité d'une intervention féministe en santé?

Ainsi, les centres québécois de santé des femmes se retrouvent continuellement dans un dilemme. En effet, si l'insertion « dans le système » est vouée à nombre d'échecs à plus ou moins long terme, ces centres ne peuvent fonctionner avec la seule bonne volonté. Des subventions signifient-elles une perte d'autonomie? Par ailleurs, existent les subventions indirectes. La collaboration des médecins professionnels aux centres de santé de femmes est en soi une autre forme de dépendance dissimulée : leurs revenus servent de financement mais ils rendent les centres très dépendants de leur collaboration.

Cette indépendance des femmes semble pourtant essentielle à l'assurance de définitions et pratiques qui sont orientées dans le sens qu'elles désirent. L'enjeu énorme des intérêts économiques en cause fait qu'il peut être tentant de « redonner » symboliquement un contrôle politique de la santé des usagers, dont les femmes, en moussant les entreprises coopératives. Ce genre d'initiative, comme on le sait, peut concilier des énergies sans menacer nécessairement l'ordre établi. Le contrôle économique peut en attendant rester le même. D'un autre côté, refuser à la fois les subventions et le bénévolat pour des militantes, c'est demander aux usagères de payer pour les services qu'elles reçoivent alors qu'elles paient déjà pour un réseau public. Ce paiement pénaliserait encore les moins nanties tout en désavantageant les centres face au réseau dont les soins sont gratuits.

Conclusion préliminaire

« Il n'y a pas de « ligne juste » par rapport à notre corps. Il n'y a pas une façon de déterminer quels seraient nos besoins réels, nos forces réelles et nos responsabilités dans une société sexiste - pas plus qu'il y aurait une manière de savoir quelle est la « nature féminine », ou ce qu'elle pourrait être. Comment pouvons-nous véritablement nous connaître quand les seules images que nous ayons de nous-mêmes sont des images créées par une société oppressive? » (Ehrenreich, 1973, p. 88) Traduction libre, tiré de *Complaints and disorders* (1973).

L'articulation entre la question de l'idéologie sexiste et celle de l'usage oppressif de la technologie médicale pourrait se résumer comme suit : la perte de contrôle est le résultat d'un usage politiquement contrôlé de la technologie médicale et la médicalisation est le fruit de la force conjointe du sexisme de l'appareil médical et des conséquences de la désappropriation.

Cette distinction, probablement un peu intellectuelle, nous permet toutefois de relever une coupure entre l'idéologie médicale et la technologie médicale. Cette différence n'est pas toujours évidente puisque pour les femmes lorsqu'on discute de la « perte du savoir sur leur propre corps », on inclut à la fois la perte d'une connaissance, d'un savoir oral, comme la perte de techniques précises elles aussi propres aux femmes et transmises par l'intermédiaire de la culture orale. Cette distinction amène au débat difficile des besoins réels des femmes et de l'importance des facteurs culturels par rapport à ces besoins. En d'autres mots, quelle est la part des facteurs biologiques et des facteurs sociaux dans la situation de femmes dans le domaine de la santé? Dans quelle mesure peut-on vraiment totalement attribuer leur dépendance à des facteurs sociaux, principalement lorsqu'on dit que la dépendance est le fruit direct de la perte de contrôle et de la médicalisation. Ce débat est fondamental parce qu'il est à la base de l'élaboration et de la production d'une alternative.

Dans la pratique traditionnelle, bien que la relation thérapeutique se soit réalisée sans la mutualité des intéressés(es), l'efficacité des techniques et des actes thérapeutiques a su se faire valoir. Les « victoires » en périnatalité (baisse des mortalités infantiles et périnatales), le taux de longévité des femmes, le contrôle plus précis que l'on a acquis face au dépistage des cancers du sein et de l'utérus, s'ils ne sont pas uniquement attribuables à l'avancement de la médecine, doivent à cette dernière quelques bonnes chandelles. Peut-on, au fond, s'approprier cette partie du savoir médical qui serait efficace et utile au maintien de notre santé, tout en se démédicalisant?

Ehrenreich (1977) apporte cette nuance en affirmant que l'auto-santé est une tentative de saisir la technologie sans acheter l'idéologie qui lui est inhérente. Cette appropriation collective de la technologie va de pair avec une reconnaissance de la diversité des besoins de chaque femme, de chaque groupe de femmes, sans distinction de race, de classe ou d'âge. L'appropriation collective de la technologie nous place au coeur même de la contradiction énoncée plus haut, puisqu'il s'agit de reconnaître jusqu'à quel point cette dépendance est attribuable plus à la technologie qu'à l'idéologie sexiste comme telle : comment délimiter cette dépendance? Ces questions sont troublantes et nous avons vu dans l'analyse du chapitre 2 toute la complexité du phénomène.

Le problème est de savoir qui décide des conséquences des problèmes de santé que rapportent les femmes et plus encore, qui décide s'il s'agit véritablement d'un problème de santé. Qui contrôle le contexte social de la naissance, qui contrôle la recherche, qui contrôle la possibilité ou non de poser des actes thérapeutiques? Et quelles sont, en dernier lieu, les mécanismes que pourraient se donner les femmes pour augmenter leur pouvoir d'intervention et de contrôle sur les aspects de leur santé qui les concernent?

Perspectives pour l'avenir

Un réseau de pression

Si des centres de santé de femmes existent en nombre extrêmement restreint, un réseau d'action se propage aussi à l'intérieur des institutions. L'exemple du mouvement de santé mentale est clair. Cette insertion de compromis à l'intérieur des institutions n'a pas empêché l'extension d'une conscientisation formidable des femmes par rapport aux institutions psychiatriques.

Le mouvement Naissance-Renaissance est lui aussi traversé par différentes tendances, certaines femmes préférant forcer les institutions de l'intérieur. Chaque aspect de cette lutte a sa propre problématique et rien ne se tranche facilement.

Le mouvement de santé connaît de multiples portes d'entrée et des modes de pression variés. De même que des femmes choisissent de « donner des services », d'autres désirent aussi forcer les institutions à se transformer. La Coordination Nationale joue sur ce point un rôle-clé puisqu'elle est en ce moment la seule jonction politique centrée sur l'avortement[1] bien qu'elle ne réunisse pas toutes les forces du mouvement.

L'orientation nouvelle des SPIIQ est aussi un élément à considérer. Les infirmières représentent le groupe le plus important chez les travailleuses de la santé et leurs préoccupations récentes rejoignent en partie les préoccupations plus globales du mouvement de santé des femmes. Elles constituent une force particulière comme employées des institutions.

Des centres « expérimentaux »

Les contraintes diverses que peuvent vivre les centres de santé de femmes, les contradictions qui leur sont inhérentes, l'urgence de la situation nous forcent à demander quelles sont les perspectives d'avenir pour le développement d'une pensée et d'une pratique différente pour les femmes. Il est certain que la présence même de ces centres est une question posée à la pratique officielle et que les femmes ne sont pas les seules à la poser. D'autre part, l'action extrêmement riche mais matériellement fragile des organisations parallèles de femmes a un impact incertain face à l'ampleur et à la force du réseau des affaires sociales.

Le fardeau fiscal investi dans les services officiels par les contribuables - femmes y compris - est énorme. Une question surgit : doit-on redoubler les services et quelle est la vocation réelle des centres de santé de femmes? Doit-on « offrir de nouveaux choix aux consommatrices » ou doit-on reconnaître à ces centres l'originalité de leurs fonctions?

Le développement des centres de santé de femmes aux États-Unis s'est fait parallèlement aux institutions officielles, mais il faut souligner qu'aux États-Unis on paie de toutes manières pour les services, alternatifs ou non. Les centres de santé de femmes sont donc de ce point de vue davantage « compétitifs ». La situation qui est la nôtre est quelque peu différente puisque nos services sont gratuits, ce qui place le développement de centres de santé non subventionnés dans une situation précaire[2].

Le développement d'un réseau de services parallèles suit souvent les aléas des besoins spécifiques et ponctuels d'une communauté donnée ; ainsi, les drogues-secours sont apparus à la fin de la décennie précédente et ont disparu quand la population concernée eut entre les mains la documentation nécessaire ainsi que les services attendus dans les institutions. Ce sont des entreprises créées pour les besoins du moment,

---

1 Bien que son discours dépasse le seul cadre de la problématique de l'avortement, son intervention est centrée sur l'avortement.

2 Bien que ces centres survivent de subventions indirectes, c'est-à-dire des recettes des médecins, ils sont quand même liés au régime d'assurance-maladie.

donc temporaires. Le développement d'un réseau alternatif de centres de santé pour femmes pourrait suivre la même ligne, mais la profondeur des changements à opérer dépasse largement le cadre « de nouveaux services à distribuer ». Il est difficile de prévoir leur développement et les forces du mouvement sont probablement sous-estimées.

Une intervention véritablement féministe en santé a la possibilité de se développer librement, surtout à l'extérieur des institutions officielles. Malheureusement, les contradictions auxquelles font actuellement face ces centres et leur position désavantagée vis-à-vis du réseau officiel permettent de s'inquiéter de la viabilité de l'orientation actuelle du mouvement dans le sens d'une implantation « en champignon » de centres alternatifs.

Il faut bien comprendre ici que l'implantation actuelle de ces centres demeure essentielle vu l'inexistence de certains services, notamment ceux relatifs à l'avortement. Ces centres ne peuvent cependant combler à l'infini des services que pourrait donner le réseau officiel au détriment d'autres actions plus novatrices.

Ainsi, le Centre de santé pour les femmes de Québec s'est vu dans l'obligation de répondre à une demande très forte en services d'avortement, alors que son but premier n'était pas de suppléer à des services parfois impossibles à recevoir et pourtant déjà payés à l'État. Cette position de suppléance bloque le développement des centres selon leur fonction alternative.

Le caractère très novateur de l'auto-santé détermine le statut expérimental des centres et cette orientation ne saurait se faire qu'à deux conditions :

que le réseau institutionnel donne les services pour lesquels il est censé être mandaté ;

qu'une infrastructure matérielle existe pour répondre aux besoins réels des centres de santé.

Ces conditions ne sont réalisables - compte tenu des contraintes connues - qu'en fonction de pressions exercées à différents niveaux, pressions déjà existantes. Nous pensons pourtant qu'il serait pertinent pour le mouvement d'intensifier son unité tout en conservant sa diversité.

L'analyse que nous avons faite de la situation ainsi que les constatations précédentes sur le mouvement de santé des femmes nous amènent à dégager certaines perspectives pour ce mouvement.

Des nécessités apparaissent fondées sur la conviction que le droit des femmes à l'autonomie dans la santé est le moteur de la transformation de la situation actuelle. Ces nécessités se situent aux niveaux suivants :

Possibilités de recourir à des ressources « plurielles » et « intégrées » ; plurielles face aux besoins très diversifiés des femmes, et intégrées, c'est-à-dire répondant à une conception globale de la santé des femmes, touchant tous les aspects d'une réappropriation du corps. Ces ressources peuvent se situer : 1) à l'intérieur des institutions, 2) à l'extérieur des institutions, dans des centres de santé de femmes.

Nécessité de mécanismes d'intervention pour les usagères, au niveau de l'orientation des services à l'intérieur des institutions. Ces mécanismes d'intervention devraient pallier au peu de résultat obtenu par le biais des mécanismes traditionnels.

Nécessité d'une certaine concertation pour le mouvement qui, dans sa forme actuelle, se développe selon les besoins d'urgence. La concertation des différentes unités du mouvement pourrait intensifier sa force de pression et d'action, i.e. son efficacité politique, tout en assurant une continuité, une reconnaissance et une information meilleures.

Besoin de développer des mécanismes de défense des droits des femmes pour les protéger de certains abus des professionnels de la santé, des institutions ou d'autres organismes brimant le droit à l'autonomie et à la réappropriation de la santé et du corps des femmes.

La création « en champignon » de centres de santé de femmes au Québec ne va pas sans difficultés et sans contradictions comme il fut souligné plus haut. L'urgence d'obtenir certains services justifie leur développement mais la question de leur permanence reste en suspens. Elle dépendra de la persévérance des femmes qui y travaillent, des besoins de la population féminine, de la réponse (compétitive?) que leur donneront les services officiels, de l'originalité et de la spécificité de leurs interventions. Le progrès d'une pensée et d'une pratique féministe en matière de santé dépend cependant de l'émergence circonstantielle de ces centres qui ne peuvent survivre qu'en fonction d'une infrastructure matérielle solide.

Le mouvement de santé, dans son état actuel, ne se limite pas aux centres de santé[1] et prend de multiples formes auxquelles nous avons fait allusion dans la petite histoire du mouvement. La multiplication des centres de santé de femmes ne saurait non plus, vu leur nombre

---

1 On ne compte en effet que trois centres ouverts en 1981 alors que deux autres devraient ouvrir leurs portes d'ici le début de 1982.

disproportionné par rapport au réseau officiel, répondre à tous les besoins de toutes les femmes, ou pas avant 10 ans dans le meilleur des cas. Certaines choisiront toujours, bon gré mal gré, le compromis du réseau officiel, ce qui souligne l'importance des moyens d'intervention à l'intérieur même de ce réseau.

D'autres pistes peuvent également être ouvertes non seulement dans la recherche de nouvelles pratiques mais dans la recherche d'une nouvelle définition de la santé. Il nous semble qu'une concertation des différentes forces actuellement engagées, tant au niveau de l'information que de l'action, constituerait un atout pour l'élargissement de la lutte pour l'autonomie de la santé des femmes. Cette autonomie globale des femmes dépend organiquement de la réappropriation de leur corps et de leur santé mais, comme le dit si bien Ehrenreich :

> « *Il n'y a aucune manière de retrouver nos corps, quelle que soit la sous-culture que l'on crée à cette fin, parce que se rapprocher ou se réapproprier son corps n'est pas l'essentiel. La « biologie », la « nature », le « corps » ne sont pas l'essentiel. L'essentiel c'est le pouvoir, en ce qu'il nous affecte toutes* ». (Traduction libre, **Complaints and Disorders,** 1973, p. 88).

Résumé

Ce chapitre porte sur le mouvement de santé des femmes. Celui-ci est situé dans le cadre d'une réflexion sur la médecine et l'environnement comme critique du contrôle socio-médical actuel par lequel les femmes ont collectivement perdu le contrôle de leur corps et de leur santé. Les différents éléments de la problématique du mouvement sont étudiés ainsi qu'un historique des points saillants de ses luttes au Québec sur les fronts de l'accouchement, de la santé mentale, de l'avortement et des centres de santé. Le mouvement américain et certains exemples européens sont ensuite présentés pour compléter le portrait global du mouvement.

Une réflexion est par la suite amorcée à partir des contradictions, des réussites et des défaites enregistrées jusqu'ici. Cette réflexion se termine par des indications de ce que pourraient être les perspectives d'avenir du mouvement québécois de santé des femmes.

Deuxième partie

Réflexion sur la sexualité

Lise Dunnigan

FRIGIDITÉ, n.f. Impossibilité pour la femme d'éprouver une jouissance normale au cours de rapports sexuels. (...) la frigidité partielle (...) peut s'observer chez les femmes dites « clitoridiennes », sans jouissance complète par pénétration vaginale (...). La seule façon d'aborder le problème est la psychothérapie, qui, seule, peut supprimer l'état névrotique responsable et permettre à la femme d'accéder à une vie normale.
Petit Larousse de la Médecine, 1976.

Nous voulons rappeler avant de présenter ce texte, que la sexualité et la fonction de reproduction constituent deux bases importantes de l'intervention psycho-sociale, psychiatrique et médicale sur les femmes comme nous l'avons vu à plusieurs reprises dans les chapitres précédents. L'ampleur des moyens utilisés à cet effet par le système de santé actuel et l'ampleur des luttes historiques qui ont permis leur mise en place (exécutions pour sorcellerie, exclusion graduelle des sages-femmes dans plusieurs pays, développement de la gynécologie et médicalisation de toutes les étapes de la vie reproductive...), laissent deviner l'importance de la sexualité et de la reproduction comme base de pouvoir dans les rapports sociaux entre les sexes.

Le présent chapitre constitue donc un regard sur différentes étapes et différentes facettes de la vie sexuelle des femmes et sur le pouvoir que nous avons individuellement et collectivement dans cet aspect de notre existence.

La sexualité sera surtout considérée ici par le biais de la génitalité et de la reproduction mais à la lumière des facteurs socio-culturels qui y sont en jeu.

Une première partie sera ainsi consacrée à l'image de nos organes sexuels et à la négation de l'autonomie et de l'identité sexuelle des femmes à travers les phénomènes des menstruations, de la masturbation, des premiers rapports sexuels, de l'homosexualité et de la violence. Dans une seconde partie, la question du contrôle de la fécondité sera discutée dans son rapport au modèle masculin dominant de la sexualité.

Nous avons procédé pour la rédaction de ce chapitre à l'étude de divers textes, dont la plupart sont rassemblés dans la bibliographie annexée. Des rencontres ont ensuite eu lieu, à partir d'un premier canevas de texte, avec quelques personnes qui s'intéressent déjà à cette question, soit par leur pratique professionnelle, leur expérience personnelle ou les deux [1]. Le texte a également été commenté par plusieurs autres personnes de l'équipe permanente du C.S.F.

Il aurait été préférable d'intégrer les réflexions qui suivent dans chacun des chapitres précédents mais des circonstances matérielles nous ont empêché de le faire. Nous espérons que les références d'une partie à l'autre du document sauront indiquer au moins les liens qu'il aurait été souhaitable de voir.

---

1 Ces personnes sont Marc Chabot, professeur de philosophie ; Dominique Damant, travailleuse sociale et thérapeute ; Jules-Henri Gourgues, coordonnateur des programmes en planning des naissances au ministère des Affaires sociales ; Michèle Guay, sexologue et responsable du programme Sexualité et planning au C.L.S.C. Laurentien ; Andrée Matteau, psycho-sexologue ; Brigitte Novack de la Revue Québécoise de Sexologie ; Nicole Saint-Jean de la clinique des Jeunes St-Denis ; et Ginette Tanguay, animatrice à l'Association de planning de Québec.

Soulignons en terminant que les thèmes reliés à ces questions sont très nombreux et ne pouvaient tous être abordés. Ceux que nous avons touchés auraient eu avantage à être traités de façon plus complète. Ce chapitre n'est donc qu'une amorce de réflexion que nous voulons partager et poursuivre.

Nos corps, nos sexualités

Il fut souligné aux chapitres 1 et 2 comment les femmes reçoivent une socialisation axée sur l'apprentissage de la dépendance, comment notre développement physique et l'image que nous avons de notre corps en sont affectés et comment aussi la formation des intervenants cn santé reproduit les mêmes modèles de féminité.

Ces apprentissages liés au corps féminin se répercutent directement sur notre vécu sexuel. Restrictions corporelles, vulnérabilité physique, attitudes de victime, de séductrice, de mère nourricière, tous ces aspects du rôle féminin nous placent très tôt dans une certaine relation avec notre corps, relation qui prend un sens particulier à chaque étape du développement sexuel.

Les femmes n'ont pas de sexe - Freud, dixit!

Le postulat selon lequel les femmes n'ont pas de sexe mériterait qu'on s'y arrête longuement. Ce principe, principalement analysé par Luce Irigaray (1977), peut paraître insensé quand on songe à l'exposition et à l'exploitation omniprésente du corps féminin dans notre culture. En réalité, cette imagerie est une érotisation du corps féminin comme *objet,* établie uniquement en référence à une sexualité masculine. On n'y retrouve aucune représentation de la sexualité féminine à proprement parler, ni des femmes comme *êtres* scxués.

Au départ, l'enfant qui naît fille est vue comme n'ayant pas de sexe. Pas de sexe qui vaille la peine d'être nommé, identifié. Unc fille est une fille parce qu'elle n'a pas ce que les garçons ont. Cette façon de voir s'applique non seulement au vocabulaire et à l'identification anatomique des organes génitaux féminins, mais également à toute notre conception de la sexualité selon laquelle les femmes n'ont pas vraiment de désirs ou de besoins sexuels propres et doivent plutôt apprendre à satisfaire ceux des hommes pour être sexuellement épanouies. Nous en verrons plusieurs exemples dans ce qui suit.

Comment sont vécues nos menstruations?

Les transformations qui ont lieu dans le corps des adolescents ont de quoi les déconcerter lorsque ceux-ci n'ont reçu aucune information préalable. Les premières menstruations et les premières émissions de sperme peuvent causer de sérieuses réactions d'anxiété et de culpabilité lorsque l'adolescent(e) n'en connaît ni les causes ni la signification.

Les informations que les adolescentes reçoivent ou trouvent d'elles-mêmes à cette occasion ne sont pas toujours de nature à leur donner une image positive de leur corps et de leur fonction sexuelle.

Si les garçons peuvent trouver valorisant le fait d'avoir maintenant une barbe et des poils sur le corps, les filles apprennent de leur côté que ces poils sur leurs jambes et sous leurs bras sont disgracieux et inconvenants. Si les garçons apprennent que leurs érections et leurs éjaculations sont simplement un signe de maturation sexuelle, les filles sont souvent averties qu'à partir de la puberté, leur sécurité est mise en jeu, qu'elles devront faire attention, ne pas se faire « avoir ». La maturité signifie pour elles de nouveaux problèmes à éviter.

Le phénomène des menstruations est souvent vu en soi comme une source d'ennuis, de douleurs, d'odeurs gênantes et de malpropreté. C'est d'ailleurs ainsi que la publicité des tampons et des serviettes féminines présente les menstruations. Le produit vendu est « hygiénique », « désodorisant », « invisible ». Il « redonne confiance en soi » et permet de demeurer féminine, qualités qui sont supposément perdues lorsque le sang coule. Curieux paradoxe que ce flot de sang qui d'une part est le propre des femmes et qui, d'autre part, menace leur féminité et doit être effacé.

Selon Nicole Saint-Jean, qui rencontre des centaines d'adolescentes à Consultation-Jeunesse, l'une de leurs plus grandes inquiétudes est que leurs menstruations se voient ou se sentent. Elles ont surtout peur que les garçons s'en aperçoivent. Cette perception négative d'elles-mêmes se perpétuera souvent toute leur vie, et sera renforcée par les attitudes de mépris ou de rejet qu'elles sentiront, soit dans la répugnance d'un partenaire à avoir des rapports sexuels avec elles durant ces périodes, soit dans une allusion à l'effet des menstruations sur leurs facultés intellectuelles ou sur leur équilibre mental...

Les menstruations sont souvent vécues aussi dans un sentiment de vulnérabilité physique. Le vocabulaire et les croyances populaires concourent à les présenter comme une maladie (je suis « malade », je suis « indisposée »). Il faut éviter l'effort physique ou même s'aliter.

Le fait d'être ainsi « indisposée » suffisait il y a peu de temps à dispenser une élève de se présenter aux cours d'éducation physique. Ces représentations, quoique fondées dans bien des cas, sont aussi en relation avec l'idée selon laquelle les femmes sont fragiles et faites pour souffrir. Le rôle de malade nous sied bien (voir à ce sujet les chapitres 3 et 4) et nous sommes souvent encouragées à nous y tenir.

Il y a probablement des causes objectives à tous ces malaises mais elles sont très peu connues. Les douleurs menstruelles peuvent être en rapport avec nos habitudes alimentaires. Elles peuvent aussi être reliées à l'anxiété que crée le flux menstruel, surtout lorsque celui-ci est abondant (Paige, 1973), par association avec le sang qui coule des blessures. Cette association est d'autant plus forte lorsqu'on ignore le processus physiologique en cause.

On doit remarquer que la recherche en ce domaine est à peu près inexistante. Les douleurs menstruelles sont communes à un grand nombre de femmes alors que certaines n'en éprouvent à peu près pas.

Des comparaisons transculturelles ont révélé que là où les menstruations sont considérées comme une punition divine, comme un signe de l'infériorité ou de l'impureté de leur sexe, les femmes ressentent généralement plus de malaises physiques (Paige, 1973). On a ainsi observé des différences à cet égard entre des femmes américaines de différents groupes religieux. Par ailleurs, l'anthropologie a montré qu'il existe des sociétés où les femmes ne connaissent rien de tel [1].

Bref, au delà d'un processus biologique auquel la science s'intéresse peu, il semble bien exister un lien entre l'ignorance et le rejet que subit toute la sexualité féminine, et la façon dont nous vivons nos menstruations.

Autonomie sexuelle et masturbation, ...deux poids, deux mesures!

La masturbation demeure une pratique interdite et culpabilisante, voire inconnue dans la vie de bien des gens. Les femmes ont été victimes d'une répression particulièrement violente sur ce plan. La négation du sexe et de la jouissance des femmes n'est pas surtout demeurée théorique. Des ouvrages médicaux proposaient la clitoridectomie comme traitement de la masturbation féminine jusqu'en 1930, (Tavris, 1977). La dernière intervention de ce genre, officiellement rapportée aux États-Unis, ne date que de 1952 et fut pratiquée sur une enfant de 5 ans (Ehrenreich et English, 1978). Nous ne sommes donc pas si loin que nous le croyons de certaines cultures africaines où des femmes sont excisées et infibulées chaque année pour garantir leur honorabilité aux yeux du futur époux.

Les données sont très incomplètes sur la fréquence de la masturbation comme comportement. Mais, en se basant sur les chiffres de Kinsey et sur quelques études moins étendues mais plus récentes, John Gagnon croit qu'il est possible de dire que :

« *(...) avec l'âge, l'incidence et la fréquence de cette activité chez les*

---

1 En étudiant un échantillon international de cultures, Paige et Paige (cités par Tavris, 1977) ont rencontré des endroits où les femmes ne savaient même pas de quoi on leur parlait lorsqu'on leur décrivait les symptômes communs rapportés dans notre littérature.

deux sexes tendent à se rapprocher (...). Cependant, durant l'adolescence et les premières années de l'âge adulte, chez les célibataires en particulier, environ 2 à 3 fois plus d'hommes que de femmes se masturbent et ils le font 2 à 3 fois plus souvent que ces dernières », p. 156, traduction libre, (Gagnon, 1977).

La masturbation est parfois mentionnée dans certains manuels d'information sexuelle comme une étape normale du développement sexuel des garçons, et passée sous silence en ce qui concerne les filles. D'autres ouvrages, inspirés de la théorie freudienne, ont fait croire aux femmes que la masturbation (masturbation clitoridienne précisément) est un comportement viril en soi et ne peut que développer chez elles des attitudes masculines.

Selon Nicole Saint-Jean, bon nombre d'adolescentes considèrent que leur corps ne leur appartient pas et sont convaincues de devoir laisser aux garçons l'entier privilège d'explorer ce corps et d'y éveiller la sexualité, répétant ainsi le scénario de la Belle au Bois dormant.

Tout ceci a des implications énormes sur la vie des femmes, dans la mesure où leur connaissance d'elles-mêmes comme êtres sexués est limitée aux formes de rapports que leur proposent (ou imposent) les hommes. Il est ainsi difficile pour elles de développer une connaissance réelle de leur sexualité ou une quelconque forme d'autonomie érotique (L'Heureux, 1978).

Premiers gestes sexuels, virginité et contraception

La règle de la virginité avant le mariage pour les femmes n'est plus aussi forte qu'autrefois mais elle se perpétue encore dans certains milieux et les femmes semblent avoir plus de réticence que les hommes à l'abandonner. Selon l'enquête de Hunt (1974) :

« *60% des hommes et 37% des femmes jugent que le coït pré-marital est acceptable pour un homme, même quand il n'y a pas de rapport affectif profond, mais seulement 44% des hommes et 20% des femmes accordent le même privilège aux femmes* ».

De plus en plus, l'affection profonde et l'amour remplacent le mariage comme condition justifiant les relations pré-maritales pour les filles. D'autres milieux véhiculent des conceptions moins restrictives et moins marquées de double-standard.

Par contre, les médias de masse et la culture adolescente véhiculent aussi une règle inverse : à partir d'un certain moment, ce sont celles qui n'ont pas encore eu de relations sexuelles qui se sentent anormales.

L'accessibilité de la contraception est un argument vite utilisé et parfois suffisant pour amener une adolescente indécise à se soumettre à cette nouvelle norme.

L'argument est mauvais parce que la contraception n'est pas si accessible qu'on le croit pour les jeunes. Plusieurs se sentent vaguement coupables d'y songer et auront une ou plusieurs relations sexuelles non protégées en se disant à chaque fois qu'elles ne recommenceront plus et qu'elles n'en ont pas encore besoin. Au moment où elles décident d'en obtenir, elles peuvent craindre de voir leur médecin de famille à ce sujet et ne pas savoir où s'adresser. Les services conçus particulièrement pour les jeunes ne sont pas nombreux ; il arrive que des adolescentes ne connaissent même pas l'existence de l'infirmière scolaire. De plus, l'argument ne tient pas compte des risques que comportent certains moyens contraceptifs, sur lesquels nous reviendrons plus loin et auxquels les adolescentes sont particulièrement exposées.

Enfin, certaines données laissent croire que mis à part les problèmes inhérents à la contraception, les adolescentes ne se sentent pas toutes confortables dans le contexte de « libération sexuelle » que nous connaissons. Les travaux de Judith Bardwick (1971) sur les aspects conflictuels de la sexualité tendent à démontrer que si d'autres générations de femmes ont refusé les relations pré-maritales par crainte de perdre l'homme qu'elles aimaient, plusieurs jeunes filles y consentent aujourd'hui pour la même raison.

Près du quart des jeunes femmes américaines et scandinaves interviewées par Christensen et Gregg (1970) ont avoué qu'elles avaient cédé à la force ou à un sentiment d'obligation plutôt qu'à leur propre désir, lors des premiers rapports sexuels ; seulement 2% des jeunes hommes ont donné la même réponse. De tels résultats donnent une idée surprenante de la place qu'occupe la contrainte dans la vie sexuelle des femmes. Pourquoi en est-il ainsi?

Après plusieurs années d'entrevues auprès d'étudiants des deux sexes de niveau collégial, Carol Roberts (cité par Tavris, 1977) a établi une liste des difficultés dont ceux-ci se plaignaient le plus souvent en rapport avec la sexualité. Voici de quoi les filles se plaignaient le plus :

la peur d'être enceinte ;
la peur d'être violée ;
être "séduite" et ensuite rejetée ;
être rejetée après avoir dit non ;
se masturber sans l'accepter soi-même ;
être physiquement répugnante à un partenaire ;
la peur de perdre l'estime de soi ;

la peur d'être trop attachée lorsque ce sentiment n'est pas partagé ;

la culpabilité face aux relations pré-maritales ;

être poussée à avoir les relations sexuelles, quand on n'en a pas envie ;

la peur de ne pas satisfaire son partenaire ;

la peur d'être frigide.

Alors que ces jeunes femmes parlaient surtout de leur peur, de leur insécurité et de leur culpabilité, les jeunes hommes exprimaient plutôt leur insatisfaction face à l'autre sexe :

difficulté de trouver une partenaire ouverte à des expériences sexuelles variées ;

devoir être toujours « en chasse » (on the hunt) ;

ne pas toujours pouvoir avoir des relations sexuelles quand on a envie ;

les femmes qui agacent, sans vouloir aller plus loin sexuellement ;

les femmes qui refusent de prendre la responsabilité de leur propre sexualité ;

les femmes qui utilisent leur attrait sexuel pour manipuler les hommes ;

la trop grande pudeur des femmes ;

les femmes passives ;

les femmes agressives;

l'obligation de leur dire qu'on les aime quand ce n'est pas vrai ;

les femmes qui croient qu'on connaît tout sur le sexe ;

la difficulté de communiquer ses sentiments et ses besoins durant le rapport sexuel.

Les contradictions sont flagrantes mais tout concorde au fond. Les hommes se plaignent des femmes, qu'elles soient trop pudiques ou trop « sexy », trop passives ou trop agressives. Ils ne trouvent pas assez de femmes pour faire l'amour aussi souvent qu'ils le veulent ou de la façon dont ils le voudraient. Les femmes ont peur d'être rejetées, qu'elles disent non ou qu'elles disent oui, et elles font l'amour alors qu'elles n'en ont pas envie. Le commentaire de Tavris sur ces données est cru :

> « *Les femmes plus que les hommes, se servent du sexe pour obtenir de l'amour ; les hommes se servent de l'amour pour obtenir du sexe* », (Tavris, 1977, p. 68).

Il s'agit d'une généralisation assez grossière, mais qui traduit bien le fossé qui existe entre les sexes et que certains appellent « la complémentarité ».

Dans un ouvrage sur la socialisation aux rôles sexuels, Selma Greenberg (1978) fait justement un lien entre cet écart au niveau des besoins affectifs et la position différente de chaque sexe dans la hiérarchie sociale. Dans une situation d'inégalité, ce sont toujours ceux qui ont moins de pouvoir qui doivent apprendre à observer et à réagir correctement aux signes de plaisir ou de mécontentement chez ceux qui sont plus haut dans la hiérarchie. Bien qu'il soit naturel en soi, le besoin de rapprochement et d'harmonie avec les autres est donc d'une plus grande nécessité pour les femmes si elles veulent survivre dans une société où les hommes ont plus de pouvoir.

> « *C'est souvent la raison pour laquelle on observe entre les filles et les garçons (...) un besoin inégal de relations privilégiées (meaningful relationships)... C'est aussi ce qui produit l'insécurité généralement plus grande des femmes dans les relations hétérosexuelles... Alors qu'on peut penser que nos pratiques courantes d'éducation conduisent les filles à devenir des personnes qui ont trop besoin des autres, on peut aussi penser qu'on apprend aux garçons à être des personnes qui n'ont pas assez besoin des autres* », (Greenberg, 1978, p. 218).

Selon Nicole Saint-Jean, les conditions de vie créées par les grandes polyvalentes ont accentué ce problème chez les jeunes. Ceux-ci se retrouvent loin de chez eux, déracinés de leur milieu, dans une immense bâtisse où chacun court d'un endroit à l'autre selon son horaire. Dans un tel environnement, les filles ressentent encore plus durement le manque de rapprochement, de contacts, le besoin d'être importantes pour quelqu'un. Elles sont alors en situation de se laisser imposer une sexualité où leurs propres désirs ne sont pas déterminants.

Ginette Tanguay, qui est infirmière scolaire et membre de l'Association de planning de Québec, partage avec d'autres personnes la conviction que les adolescents développent une sexualité plus stéréotypée qu'autrefois, dans le sens où la disparition de certains interdits conduit les jeunes à connaître plus rapidement la pénétration vaginale ; souvent ils s'y limitent et n'explorent pas d'autres formes de contacts sexuels qui permettraient aussi d'atteindre l'orgasme ou de jouir d'une intimité physique.

Libération sexuelle ou imposition du modèle masculin?

L'observation des formes mêmes de la sexualité telle qu'elle se présente dans notre culture, nous permet de voir un lien direct avec le rôle et le statut social des femmes. Depuis le milieu des années '60 environ, on entend parler de révolution sexuelle et de libération sexuelle et il est vrai qu'en un sens, nous sommes entrés dans une époque plus permissive. Cependant, nous devons constater que les définitions du rapport sexuel n'ont pas beaucoup changé au cours de cette évolution. Ce qui était interdit ne l'est plus mais les choses se passent toujours selon le même modèle.

Ce qui a peut-être le plus changé, c'est qu'on considère la sexualité comme une réalité plus importante et que de plus en plus de gens la conçoivent maintenant selon des critères qu'ils n'arrivent pas à satisfaire eux-mêmes. Ainsi Shaver & Freedman (1976), d'après une enquête à laquelle ont participé 52 000 personnes, ont découvert qu'un grand nombre de personnes pensent que la plupart des gens du même sexe et du même âge qu'eux ont un plus grand nombre de partenaires sexuels et de plus grandes satisfactions sexuelles qu'eux-mêmes.

On voit par là que la révolution sexuelle a modifié nos attentes et nos exigences encore plus que nos comportements réels ; mais on voit aussi que l'évaluation de notre vie sexuelle se fait encore principalement en fonction de valeurs et de critères reliés au modèle sexuel masculin. Le rôle de l'homme dans l'activité sexuelle, calqué sur ses fonctions sociales, est caractérisé par l'activité, la performance, la domination ; il exige que l'homme conquière et s'approprie la femme, qu'il mesure ses érections, comptabilise ses orgasmes et ses partenaires, contrôle et organise la montée du plaisir, qu'il concentre son énergie au niveau génital pour mieux la contrôler, etc.

Et c'est habituellement à l'intérieur de ce même modèle qu'on présente aux femmes la « libération sexuelle » ou qu'on mesure leur degré d'émancipation : c'est-à-dire selon le nombre de leurs orgasmes, la fréquence de leurs relations sexuelles, la diversité de leurs partenaires, leur rapidité et leur facilité à jouir par simple pénétration vaginale, etc. Il n'y a pas l'ombre d'une révolution dans ce phénomène, mais bien une absorption intégrale du modèle masculin dominant par les deux sexes.

Homosexualité féminine et mentalité sociale

L'homosexualité est une réalité que nous connaissons très mal. Quelques enquêtes, peu nombreuses et critiquables à bien des égards, ont tenté d'évaluer la proportion d'homosexuels dans la population. Les résultats s'avèrent peu significatifs puisqu'ils dépendent de la définition qu'on donne de l'homosexuel(le).

Ainsi, on peut estimer le nombre d'adultes exclusivement homosexuels à 3 ou 4% chez les hommes et à 2 ou 3% chez les femmes. Par contre, bien des gens qui se définissent comme homosexuels ont déjà eu des relations hétérosexuelles à un moment de leur vie et le contraire est également vrai ; si on considère alors le nombre de personnes qui ont eu au moins un contact homosexuel avec orgasme au cours de leur vie, le pourcentage augmente à environ 25% chez les hommes et 10%

chez les femmes. Les personnes qui ont eu des contacts homosexuels sans orgasme ou qui ont éprouvé une attirance homosexuelle au cours de leur vie sont encore beaucoup plus nombreuses (Gagnon, 1977).

La fréquence des relations ne révèle pas non plus la signification de l'expérience vécue : une personne peut avoir une activité hétérosexuelle régulière toute sa vie et trouver cependant une satisfaction plus grande au cours de rencontres homosexuelles très rares.

Ce qui précède nous permet de comprendre que l'homosexualité n'est pas un phénomène quantifiable ni restreint à un certain nombre d'individus dans la population. Elle peut constituer un aspect de la vie sexuelle de tout le monde à divers degrés.

Venons-en maintenant aux attitudes sociales face à l'homosexualité féminine. Ces attitudes ont aussi une implication dans la vie de toutes les femmes, quelle que soit leur orientation sexuelle. On peut penser que le lesbianisme est moins réprimé que l'homosexualité masculine, en invoquant le fait que les femmes peuvent se toucher, s'embrasser en public, danser ensemble, habiter ensemble, etc. sans qu'on s'en offusque trop, alors qu'on ne le tolère pas chez les hommes. Mais ce qu'il est important de comprendre, c'est qu'en réalité, on accepte ces comportements entre femmes *justement* parce qu'on ne les perçoit pas comme sexuels.

Le lesbianisme est plus profondément nié que l'homosexualité masculine dans le sens où on n'y croit même pas. La sexualité entre femmes est incompatible avec les conceptions établies selon lesquelles le désir, l'énergie sexuelle viennent de l'homme et que la femme n'a de sexe en elle-même que lorsqu'elle reçoit celui de l'homme. Des participantes au colloque sur l'homosexualité, qui avait lieu à Montréal en avril 1980, rapportent d'ailleurs que les lesbiennes y ont exprimé leur mécontentement devant cette attitude d'ignorance et de négation de la sexualité des femmes, qui constitue à leurs yeux une aliénation plus fondamentale encore que la discrimination. Et c'est là que se trouve la conclusion importante à tirer pour les hétérosexuelles : cette aliénation nous la partageons toutes au même titre (c'est-à-dire en tant que femmes) quelle que soit notre orientation sexuelle.

Le droit d'être sexuelle toute la vie

La vie sexuelle des femmes ne s'arrête pas au premier enfant, ni à quarante ans, ni à la ménopause, ni même à soixante-quinze ans. Elle traverse différentes étapes dans des conditions parfois heureuses, parfois difficiles, où se révèlent encore d'autres éléments du rapport entre les sexes.

Ainsi, la période de la grossesse peut amener la découverte d'une sensibilité et d'une énergie nouvelle dans son propre corps ou d'une intimité nouvelle avec le conjoint. Mais il arrive souvent qu'elle crée une brisure dans l'image sexuelle des femmes. Michèle Guay et Ginette Tanguay témoignent de la difficulté des femmes enceintes à se percevoir elles-mêmes et à être reconnues par leur conjoint et leur entourage comme aussi sexuelles qu'en d'autres temps. L'image de la mère semble entourée d'une auréole qui la rend intouchable ; la femme-mère s'oppose encore à la femme-séductrice, ou tout simplement à la femme sexuée. Il est surprenant mais peut-être le paradoxe n'est-il qu'apparent, que les problèmes de violence conjugale se déclarent souvent au moment d'une grossesse. Les transformations de son corps peuvent affecter son sentiment d'être désirable. Son insécurité devient encore plus grande lorsque le conjoint vit au même moment une première relation extra-maritale, ce qui n'est pas rare selon Michèle Guay. Enfin, même si les plus récents « guides de la future maman » abordent cette question de façon plus ouverte, bien des médecins considèrent encore l'activité sexuelle des femmes enceintes comme un embarras en trop.

La maternité apporte une image de sexualité réduite, de spécialisation dans un rôle. Des réponses à ces difficultés existent mais supposent que les couples acceptent d'explorer de nouveaux rapports entre eux et soient soutenus au besoin dans cette démarche.

D'autres changements ont lieu dans l'activité sexuelle des femmes avec les années. Diverses études concordent sur le fait que la fréquence des rapports accuse une diminution régulière à partir d'une moyenne de 3 ou 4 fois par semaine autour de l'âge de 20 ans, jusqu'à une fois par semaine et moins vers la cinquantaine. Par contre, la fréquence des orgasmes suit une courbe différente qui atteint un maximum de 1 ou 2 par semaine entre 25 et 50 ans (Gagnon, 1977).

Ces données ne sont évidemment que des moyennes et plusieurs femmes suivent sûrement une évolution tout à fait autre. Mais elles indiquent cependant une tendance importante, soit que les femmes ont en général des rapports sexuels moins fréquents mais plus satisfaisants après l'âge de 25 ou 30 ans.

Par ailleurs, le nombre d'orgasmes ne mesure pas non plus de façon adéquate la satisfaction que l'on peut tirer de notre sexualité. Il est possible que les femmes, en découvrant progressivement leurs désirs, jouent un rôle plus actif dans la rencontre avec leur partenaire en même temps que les réactions de celui-ci prennent avec l'âge un rythme moins précipité, ce qui peut permettre des échanges plus agréables.

Une autre étape particulière du développement sexuel se produit aux environs de la ménopause. Cette étape est importante dans la mesure où les femmes associent leur vie sexuelle et leurs fonctions reproductrices. Certaines seront délivrées de la peur d'être enceinte et apprécieront d'autant plus leurs activités sexuelles. D'autres au contraire auront l'impression que ces mêmes activités perdent leur sens, ou qu'elles ne sont plus femmes à partir du moment où elles ne sont plus fertiles. Les réajustements que nécessite par ailleurs la transformation de leur rôle familial et social vers cet âge peuvent aussi affecter leurs besoins et leurs réactions sur le plan sexuel.

Finalement, on doit reconnaître que les conditions de vie des femmes âgées ne sont pas des plus favorables. Le droit à une vie sexuelle leur est apparemment retiré, comme aux hommes d'ailleurs. Le sexologue J.-H. Gourgues, qui a rencontré des personnes âgées et des travailleurs oeuvrant dans les centres d'accueil, croit que le troisième âge est une période où la sexualité est encore plus réprimée qu'à l'adolescence. Non seulement on la désapprouve et les institutions ont des pratiques de ségrégation et de surveillance qui rendent très difficile la recherche d'intimité, mais de plus, les tentatives de rapprochement amoureux sont ouvertement ridiculisées dans bien des cas.

Ces obstacles à l'expression de la sexualité touchent les femmes plus durement. Elles vivent plus longtemps que les hommes et forment donc la majorité des personnes âgées. Les hommes de leur âge sont en union avec des partenaires un peu plus jeunes, ce qui est rarement possible pour elles[1]. L'ouverture à l'homosexualité est encore moins grande il va sans dire. D'autre part, l'image physique des femmes âgées est en contradiction avec les modèles féminin alors que la valeur des hommes comme partenaires sexuels n'est pas asservie aux mêmes critères de jeunesse et de beauté.

Enfin, les femmes âgées forment le groupe social le plus pauvre de notre société, ce qui est souvent associé à de graves problèmes de santé et d'isolement. Au bout du compte, ce sont les contraintes économiques et sexuelles de toute leur existence qui se déploient avec l'âge, dans toutes leurs conséquences.

Exploitation sexuelle et violence

On ne peut pas passer sous silence l'exploitation sexuelle et la violence dans lesquelles baigne la vie des femmes. Le corps des femmes se vend bien et le pouvoir social et économique des hommes leur permet d'acheter. Que ce soit sur papier, sur écran, en personne, « à votre table » ou encore dans un lit à tant la demi-heure, elles se vendent, mais ce ne sont pas surtout elles qui deviennent les plus riches.

1 En 1976, 74% des hommes âgés de 65 ans et plus vivaient maritalement, alors que 38% des femmes du même groupe d'âge se trouvaient dans cette situation. (Source : Statistique Canada, Recensement du Canada de 1976, catalogue 92-825, tableau 227).

Ce commerce répond à des besoins, dit-on. Il procure un accès au corps féminin pour les trop vieux, les trop laids, ceux qui trouvent trop « fatiguant » d'entrer en relation avec une femme, ceux qui n'ont pas le temps, ceux qui autrement nous violeraient (ce qui est faux), ceux qui veulent de la variété, ceux qui veulent apprendre comment faire, etc. Mais tout ça ne nous dit rien sur la sexualité des femmes. Tout ça nous dit plutôt comment elles sont vues par les hommes à certains moments. Cet accès au corps féminin est revendiqué comme un droit des hommes.

D'ailleurs, l'exploitation sexuelle ne se reconnaît pas toujours à l'échange d'un corps contre un montant d'argent. Sur le marché du travail « ordinaire », dans le mariage et dans les fréquentations à tout âge, on retrouve des conditions qui font que des femmes renoncent à leur corps et leur jouissance en échange de la sécurité matérielle ou affective que peuvent leur offrir les hommes.

La mesure de la violence que subissent les femmes ne peut pas être facilement circonscrite. Elle va du meurtre, de la torture sexuelle et du viol, en passant par le harcèlement sur la rue et au travail, jusqu'à la peur qu'on ressent chez soi quand on est seule. Les relations sexuelles douloureuses ou non désirées mais auxquelles on consent par lassitude ou pour ne pas déplaire sont un prolongement de cette même violence. Il est normal que dans un pareil contexte, les femmes aspirent parfois à une sexualité plus libre mais conservent un réflexe de méfiance sur ce terrain où elles se sentent souvent comme des animaux en temps de chasse.

Les questions que pose la violence sexuelle sous toutes ses formes sont obscures mais fondamentales. Est-elle issue du pouvoir socio-économique des hommes ou est-elle au contraire la base de ce pouvoir? Le partage du pouvoir entre hommes et femmes ne nous conduirait-il qu'à une exploitation et une violence « égales » de part et d'autre? La violence est-elle un moyen pour les hommes d'obtenir des satisfactions sexuelles ou est-elle l'ingrédient même de leur plaisir, inscrit au départ dans les modes d'apprentissage de leur sexualité?

Reproduction, sexualité et pouvoir

Le pouvoir d'enfanter demeure, malgré tous les changements sociaux, économiques et technologiques amenés par les siècles, la différence physiologique fondamentale entre les hommes et les femmes. Les anthropologues et archéologues disent que dans certaines civilisations anciennes, cette capacité de donner la vie conférait aux femmes un grand pouvoir.

Aujourd'hui, la reproduction de l'espèce est elle-même un processus dont le contrôle social est exercé par les hommes, comme nous le verrons plus loin. Mais elle est encore, dans notre culture, la fonction par laquelle se définit la féminité. Des circonstances économiques et autres font que l'on commence aujourd'hui à reconnaître aux femmes le droit d'être « aussi » des travailleuses, des partenaires sexuelles, des citoyennes, etc. mais la maternité demeure une condition indispensable à une image de féminité entière. Tous les autres accomplissements d'une femme qui n'a pas eu d'enfants sont considérés comme des compensations. Chez celle qui est mère, tout le reste est un surplus qui s'ajoute au principal.

Les filles des années 1980 sont encore fortement imprégnées de ce principe par l'école, les médias et souvent par leur éducation familiale. Ce qu'on appelle « le sentiment maternel » est soigneusement cultivé chez elles dès les premières poupées, alors que le sentiment paternel fait l'objet de bien peu d'attention dans l'éducation des garçons.

Nous avons vu au chapitre de l'idéologie médicale que dans le monde de la santé et particulièrement en santé mentale, cette vision de la femme continue d'orienter la pratique de bien des intervenants.

Dominique Dament, une thérapeute qui travaille avec des femmes, se dit profondément étonnée de voir à quel point le choix de ne pas avoir d'enfants est vécu difficilement, même par des femmes qui ont longuement mûri cette décision. Toute notre culture tend à remettre en cause la validité de leur choix et leur impose de le rejustifier sans cesse jusqu'à la fin de leurs jours.

D'autres encore sont poussées à devenir mères par la pression sociale ou par leurs conditions de vie et sont ensuite ambivalentes devant l'enfant, ce qui peut aussi être très douloureux pour lui, pour elles-mêmes ou, le plus souvent, pour les deux.

L'opinion de Tavris sur cette question est que :

> « *L'idée que toutes les femmes normales veulent et ont besoin d'être mères a causé beaucoup de souffrance et de culpabilité chez les femmes qui ne peuvent pas ou choisissent de ne pas avoir d'enfant. Trop de femmes (et d'hommes) qui auraient été plus heureux sans enfants, ont été poussés à en avoir, et les résultats sont désolants* » (Tavris, 1977, p. 127).

Contrôle de la fécondité : quatre questions

La reproduction étant considérée dans notre culture comme la raison d'être et la première fonction sociale des femmes, le contrôle de cette fonction pourrait logiquement leur appartenir. La réalité est toute autre.

Même si le développement des contraceptifs oraux au début des années soixante a souvent été considéré comme un point décisif dans l'émancipation sexuelle et sociale des femmes, il faut apporter d'importantes réserves à cette affirmation.

En premier lieu, les données démographiques démontrent que la chute du taux de natalité dans les pays industrialisés n'a pas coïncidé avec l'apparition de la « pilule » mais fut amorcée dès le début du siècle (Stellman, 1977). Il ne faut donc pas attribuer aux contraceptifs oraux le mérite (si mérite il y a) d'avoir permis aux femmes de limiter leurs grossesses pour entrer sur le marché du travail. Déjà dans les années trente, les Américaines dépensaient annuellement 219 millions de dollars pour des contraceptifs, souvent en dehors du circuit médical. C'est également dans cette décennie que fut mis au point le premier modèle de dispositif intra-utérin (stérilet), mais il fallut attendre 1959 pour voir la mise en marché d'un modèle assez efficace et supposé sans danger (Sharpe, 1978). Voilà pour l'émancipation sociale.

En second lieu, il n'est pas évident que les contraceptifs oraux et le stérilet ont réellement été les clés de l'émancipation sexuelle des femmes. Ces découvertes ont effectivement transformé nos moeurs et ont probablement sapé jusqu'à un certain point la relation de dépendance vécue par les femmes comme individus, face à des hommes comme individus. Il devenait plus difficile pour les hommes d'être assurés que « leur » femme, étant à l'abri d'une grossesse de façon permanente et invisible, n'allait pas être tentée plus facilement d'avoir des relations extra-maritales ; autrement dit, qu'elles puissent faire comme eux. De ce point de vue, les contraceptifs modernes ébranlaient la relation de propriété à l'intérieur du couple. Mais à l'échelle collective, le compte était bon puisque les femmes devenaient plus disponibles aux rapports sexuels en tout temps, et avec n'importe quel homme. La propriété collective des femmes a donc pu être renforcée par l'affaiblissement de la propriété individuelle.

C'est ici qu'il importe de poser certaines questions sur les lieux véritables du contrôle de la reproduction et sur ce qu'il nous en coûte.

Première question :
À qui appartient le contrôle de la reproduction?

La réponse ne nécessite pas de démonstrations élaborées. Les femmes sont pratiquement exclues des lieux de la recherche médicale en contraception, ainsi que des grandes industries qui financent et orientent ces recherches. Exclues aussi des lieux de législation qui contrôlent la diffusion des moyens contraceptifs. Peu nombreuses encore dans la profession médicale, qui est seule autorisée à donner certains services (prescription d'anovulants, pose de stérilets, stérilisation, insémination artificielle, traitement de l'infertilité, etc.).

Les moyens de contrôler la fécondité sont donc d'abord gérés par des hommes : chercheurs, hommes d'affaires, législateurs, médecins. Ajoutons également les hommes d'Église pour l'autorité importante qu'ils ont sur une bonne partie de la population.

Deuxième question :
Jusqu'à quel point les méthodes connues sont-elles efficaces?

Le tableau suivant [1] indique les taux d'échec théorique et pratique de différentes méthodes contraceptives.

	Taux d'échec théorique %	**Taux d'échec pratique %**
Anovulants	0,34 - 1,5	4,0 - 10,0
Stérilet	1,0 - 3,0	4,0
Diaphragme avec spermicide	2,0 - 3,0	6,0 - 25,0
Condom avec spermicide	0,4 - 1,6	0,8 - 4,8
Contraceptifs vaginaux chimiques	0,4 - 7,6	2,3 - 38,3
Méthodes physiologiques	---------	0,3 - 21,0

Ces chiffres révèlent un écart parfois très grand entre l'efficacité théorique et l'efficacité réelle de certaines méthodes. Ils indiquent également des écarts tout aussi importants entre différentes études ayant porté sur l'efficacité d'une même méthode. Quant aux méthodes physiologiques (thermique, sympto-thermique, Ogino-Knauss, observation de la glaire cervicale), elles constituent une forme de contraception particulière, en ce sens qu'elles permettent seulement de connaître les jours où un coït pourrait occasionner une grossesse. Il faut alors soit utiliser un autre moyen contraceptif ou s'abstenir du coït.

L'efficacité des méthodes mécaniques, chimiques et physiologiques varie de plus selon la connaissance exacte de la méthode et son utilisation correcte et régulière. Même l'efficacité presque absolue des anovulants n'est que théorique puisque sur une période de plusieurs années, n'importe quelle femme se trouvera au moins à quelques reprises en situation d'oublier ou de ne pas pouvoir prendre sa pilule quotidienne.

Il y a donc toujours, à long terme, un risque minimum de grossesse pour toute femme fertile qui a des rapports sexuels avec pénétration selon une fréquence moyenne, quelle que soit la méthode utilisée.

1 Préparé à partir des données citées dans Guay et al. (1979).

Troisième question :
Qu'arrive-t-il lorsque la contraception échoue?

On peut avoir recours à la contraception post-coïtale sous forme hormonale (pilule du lendemain). Cette méthode, en plus d'avoir un taux d'échec de 2 à 4% comporte aussi des effets secondaires plus ou moins graves et demande de préférence la collaboration rapide d'un médecin.

On peut aussi implanter immédiatement un stérilet afin d'empêcher la nidation de l'ovule fécondé, mais ce n'est pas toujours pratiquement réalisable, ni entièrement efficace.

L'extraction menstruelle est une sorte de mini-avortement par aspiration, qui peut s'effectuer assez facilement dans les jours qui suivent la fécondation, mais elle comporte aussi certains risques et n'est pas très répandue au Québec.

L'avortement comme tel reste le dernier recours dans la plupart des cas. On sait le peu d'avortements qui peuvent être obtenus légalement au Québec à l'heure actuelle. En 1975, les estimations variaient de 10 000 à 25 000 avortements par année chez les Québécoises (Comité de lutte et Centre des femmes, 1978), alors que la même année, les hôpitaux effectuaient 5 657 avortements thérapeutiques dont seulement 239 dans les hôpitaux francophones (Comité de lutte, 1978).

Aujourd'hui, la situation est un peu différente. Les cliniques de planning familial des centres hospitaliers sont encore loin de répondre à la demande ; selon les données du ministère des Affaires sociales, les avortements thérapeutiques pratiqués au Québec en 1979 se chiffraient à 8 468 [1]. Mais les cliniques privées effectuent « illégalement » un plus grand nombre d'avortements. L'illégalité ne veut pas dire ici que les médecins prennent vraiment un risque en offrant ces services, puisque l'État les paye par le système de l'assurance-maladie. L'illégalité veut plutôt dire que les femmes sont dans la position de devoir payer au médecin un montant plus élevé pour qu'il « accepte » de les aider, étant donné qu'en principe, elles n'ont pas droit à ce type de service.

Les solutions quand la contraception échoue sont donc actuellement détenues presque exclusivement par les médecins et l'accès à leurs services est limité et dispendieux.

Quatrième question :
À quel prix avons-nous accès au contrôle de notre fécondité?

Un certain nombre de femmes ne peuvent même pas songer aux

---

1 Compilation effectuée par le Service de la statistique, Direction générale de la planification, ministère des Affaires sociales, à partir de la formule 4-2304-138.2 (1979). Avortements thérapeutiques, Statistique Canada.

anovulants. Celles qui souffrent de maladies reliées à la circulation sanguine, de maladies ou malformations cardiaques, de maladies du foie, celles qui ont déjà elles-mêmes ou dans leur famille des cancers du sein, du col de l'utérus ou des fibrômes, toutes ces femmes ne peuvent avoir recours aux contraceptifs oraux sous peine d'aggraver leur condition et/ou de risquer leur vie (Collectif de Boston, 1977). Les fumeuses, les très jeunes adolescentes et les femmes de plus de 35 ans courent aussi des risques particuliers en faisant usage de contraception hormonale.

Le stérilet est lui aussi inaccessible à un certain pourcentage de femmes dont l'utérus rejette spontanément ce corps étranger dès les premières menstruations, ou qui souffrent de saignements et de douleurs parfois très graves suite à son installation. Celles qui peuvent le garder sans trop de malaise voient augmenter leurs risques d'infections utérines et pelviennes, infections qui peuvent aussi aller jusqu'à mettre en danger leur vie ou leur capacité de reproduction. Les problèmes varient en importance selon l'âge de la femme, le fait qu'elle ait ou n'ait jamais eu d'enfant et le type de stérilet utilisé. De plus, les risques de grossesse subsistent (autour de 2% ou 3% pour le modèle en cuivre) et, dans ce cas, la présence du stérilet près du foetus implique des dangers additionnels si la grossesse est menée à terme (Sansfaçon, 1980).

Face à ces deux types de contraception (anovulants et stérilets) des débats orageux ont cours, tant dans les milieux scientifiques que dans la population et devant les tribunaux. Les grandes compagnies pharmaceutiques qui occupent ce marché sont déjà allées très loin pour cacher ou falsifier des données susceptibles de mettre en jeu leurs profits, cela au prix de nos vies [1].

Par ailleurs, bien d'autres médicaments potentiellement dangereux, l'aspirine par exemple, ne font pas l'objet d'autant de polémiques. Il est possible que la pilule soit une cible privilégiée du fait qu'elle constitue le seul contraceptif théoriquement efficace à 100% et qu'elle semble, à première vue, offrir aux femmes une liberté sexuelle sans précédent.

Devant ces intérêts divergents, les auteurs de « Notre corps, nous-mêmes » sont perplexes :

> « *Trop d'informations contradictoires circulent et rendent notre choix difficile... D'un côté, on cherche à nous effrayer, de l'autre, on minimise les dangers* » (Collectif de Boston, 1977, p. 113).

Pourtant, les dangers sont réels même si les informations biaisées et le manque de recherches ne nous permettent pas de les mesurer tous avec justesse. Les dangers d'une grossesse sont réels eux aussi : 25 décès par

---

1 Voir à ce sujet l'article de Amanda Spake, celui de Tracy Johnston et Mark Dowie et celui de Barbara Seaman, dans "Seizing our bodies" (Dreifus, 1978).

100 000 contre seulement 3 décès dus à des caillots causés par la pilule[1]. Entre deux risques, quel choix avons-nous?

La contraception « douce » c'est-à-dire les méthodes de barrière (diaphragme et condom) et les méthodes physiologiques ne présentent aucun risque pour notre santé. Elles ne sont pas d'une efficacité absolue et peuvent causer certains embarras techniques ou psychologiques, mais de plus en plus de femmes choisissent cette solution après avoir considéré sérieusement les risques de la contraception « dure ». La génération qui, au milieu des années soixante, s'est précipitée sur la contraception hormonale, se retrouvant aujourd'hui désenchantée, se demande à nouveau quelle contraception utiliser pour les vingt prochaines années.

L'efficacité théorique des méthodes douces est quand même assez élevée pour offrir une alternative valable, et si la recherche et l'information étaient plus développées dans ce secteur, on obtiendrait nécessairement une meilleure efficacité pratique. Il est même étonnant que les anovulants et le stérilet aient une telle réputation d'efficacité quand on examine les taux d'échecs pratiques mentionnés plus haut. Malheureusement, l'argent disponible pour le développement de la contraception va aux méthodes « dures » qui permettent de faire les plus grands profits[2].

Le tout dernier choix

Enfin une dernière solution, pourtant la plus évidente, consiste à s'abstenir du coït. Personne ne contestera que cette méthode est d'une efficacité totale, ne comporte aucun risque à la santé et ne coûte absolument rien. Elle est cependant très impopulaire. Comment peut-on croire aux droits sexuels des femmes et considérer l'abstinence comme une façon de contrôler notre fécondité?

C'est ici que nous pouvons découvrir un lien d'une importance fondamentale entre contraception et sexualité. Tout ce qui a été exposé jusqu'ici concernant le rejet et la négation de la sexualité féminine, ainsi que sur l'imposition de plus en plus forte du modèle masculin dans l'évolution des normes sexuelles, tout cela entre en jeu dans notre façon de voir la contraception.

La lutte pour l'avortement et la contraception est depuis longtemps le front le plus tumultueux de la lutte des femmes, l'un de ceux où se retrouve le militantisme le plus engagé. Récemment, des questions de plus en plus nombreuses ont été posées par le mouvement de santé des femmes au sujet de la qualité des contraceptifs et des services de contra-

1 Tiré du British Medical Journal, avril 1968, cité dans Collectif de Boston (1977).

2 La contraception masculine est une alternative très peu explorée, à laquelle il aurait été possible de consacrer plusieurs pages. Voir à ce sujet Ardittė (1976, 1977).

ception, et du droit que nous avons de protéger notre santé et notre vie avant d'enrichir les médecins ou les compagnies pharmaceutiques.

Il serait temps de se demander aujourd'hui si notre sexualité elle-même ne devrait pas être redéfinie. Pourquoi en fin de compte avons-nous considéré l'avortement et la contraception comme des objectifs si fondamentaux pour notre autonomie? La pénétration vaginale est-elle d'une importance assez grande à nos yeux pour que nous acceptions d'y mettre nos vies en jeu? S'en passer pour les quelques jours de fécondité mensuelle équivaut-il à renoncer à toute sexualité?

C'est ce qu'on pourrait croire en examinant le vocabulaire utilisé pour parler de sexualité. Par exemple, quand on parle de rapport sexuel « complet » c'est pour dire qu'il y a eu pénétration et éjaculation : sans cela, le rapport sexuel est incomplet. Quand on parle de « faire l'amour » c'est la pénétration vaginale qui est automatiquement sous-entendue. On parle aussi des « préliminaires » à l'amour, ce qui peut comprendre une infinité de caresses et de contacts de toutes sortes, mais le terme « préliminaires » indique bien que l'on se dirige vers autre chose et que le principal vient après. Bref, non seulement la pénétration vaginale a préséance sur toute autre forme de contacts sexuels, mais elle semble constituer la définition même du rapport sexuel.

Or, il est douteux qu'une telle définition ait été formulée par des femmes. Depuis la publication du rapport Kinsey sur la réponse sexuelle des femmes en 1953, celle des travaux de Masters et Johnson en 1956 et surtout depuis le rapport Hite en 1976, plusieurs indices sont venus confirmer que la sexualité des femmes n'était pas ce qu'avait dit Freud, c'est-à-dire une poursuite désespérée du substitut au pénis que représente le foetus. Ce qu'on commence à comprendre, c'est que la pénétration vaginale est une caresse comme une autre, que certaines préfèrent, mais que d'autres femmes tolèrent, sans plus.

Ce qu'on sait aussi maintenant, c'est que le lieu physiologique de la jouissance féminine est bien le clitoris et non pas le vagin. Par ailleurs, Masters et Johnson soulignaient déjà qu'il n'existe aucun lien direct entre l'orgasme physiologique et l'intensité ou la nature de l'expérience subjective de la jouissance, que ce soit chez l'homme ou chez la femme.

À quoi la pénétration vaginale est-elle donc indispensable? À la reproduction. Et en définissant la féminité par la reproduction, on définira aussi la sexualité féminine en fonction de l'acte qui permet la reproduction. Ce modèle s'harmonise sans problème avec la physiologie masculine puisque chez l'homme, le lieu physiologique de l'orgasme est en même temps l'organe de la reproduction ; mais pour les femmes ce modèle correspond à une aliénation. C'est à partir de lui qu'on a pu faire croire aux femmes qu'elles étaient frigides ou anormales si elles ne jouissaient pas par pénétration et c'est à partir de lui qu'on a nié la possibilité d'une sexualité autonome chez les femmes, que ce soit dans l'auto-érotisme ou dans le lesbianisme. Là où il n'y a pas de pénis, il n'y a pas de sexe.

À quoi sert toute cette idéologie? À première vue, elle sert d'abord à établir la suprématie du sexe masculin. Mais elle a aussi des effets importants sur les rapports de pouvoir et de dépendance entre les sexes.

La reproduction n'est plus aujourd'hui un impératif de survie aussi primordial qu'autrefois. Dans les pays industrialisés, il est maintenant suffisant d'avoir 2 ou 3 enfants par famille pour maintenir l'équilibre démographique, et le système économique dans lequel nous nous trouvons, a besoin des femmes pour fournir une main-d'oeuvre à bon marché. La mise en disponibilité de la main-d'oeuvre féminine (bien que relative et encore discriminatoire) donne aussi aux familles à la fois la possibilité et l'obligation de se procurer sur le marché un certain nombre de biens et services jusqu'alors produits gratuitement par les femmes (nourriture, vêtements, objets usuels, soins de santé et autres). Il serait donc possible et même profitable au système économique, dans son état actuel, qu'une ouverture se fasse sur des normes de sexualité qui déplacent l'accent mis jusque là sur la reproduction.

Au lieu de cette évolution, on assiste à une polarisation des forces autour de la contraception et de l'avortement, c'est-à-dire des moyens qui permettent de contrôler les naissances tout en maintenant une sexualité axée sur la reproduction.

L'hypothèse à laquelle conduisent certains textes féministes et témoignages de femmes sur la sexualité [1] est que la base de la domination des femmes se trouve dans leur dépendance sexuelle des hommes. La question de savoir si cette forme de dépendance est aussi déterminante que la dépendance économique ou celle de savoir laquelle de ces deux oppressions découle de l'autre, ne sera pas débattue ici. Nous aimerions seulement souligner que les mythes qui touchent la sexualité féminine nous interdisent de connaître notre corps, de sentir qu'il nous appartient et d'utiliser toute l'énergie que nous pouvons y puiser.

Par ailleurs, ces mêmes mythes et la dépendance sexuelle dans laquelle ils nous maintiennent créent une barrière de plus entre les femmes, en nous interdisant aussi de considérer dans toute leur importance les liens que nous pouvons développer entre nous. À l'heure actuelle, peu d'entre nous ont la possibilité d'explorer vraiment la profondeur et

---

1 « Le mythe de l'orgasme vaginal » de Anne Koedt (1970), « La politique vaginale » de Ellen Frankfort (1974), « Odyssée d'une amazone » de T-Grace Atkinson (1975), « La petite différence et ses grandes conséquences » de Alice Schwarzer (1977), « L'orgasme au féminin » de Christine L'Heureux (1979). (L'édition originale de ce dernier ouvrage est épuisée.)

la force du rapport qui peut exister entre les femmes. Les hétérosexuelles peuvent le sentir et le soupçonner mais s'arrêtent souvent là où pourrait surgir l'ambiguïté d'un contact sexuel ; la possibilité même confuse, même niée, même inconsciente de l'homosexualité suffit parfois à nous dissuader d'aller trop loin dans nos alliances. Pour bien des gens encore, les féministes sont toutes des lesbiennes et ce qualificatif suffit à disqualifier d'emblée tout ce qu'elles font.

C'est ce point précis qui différencie la lutte des femmes de celle de tous les autres groupes opprimés. Pour la majorité d'entre elles, incluant les militantes féministes, la relation personnelle la plus importante ou la plus intime se vit encore et chaque jour avec un homme. Ceci n'est pas sans affecter profondément la force de solidarité du mouvement des femmes. Nous avons un besoin vital d'intimité physique, de rapprochement et de liens affectifs privilégiés, et l'impossibilité de répondre à ce besoin ailleurs que dans les rapports sexuels avec les hommes limite toujours notre marge de manoeuvre dans les moments où il faudrait concrétiser certains choix politiques face à eux. Quand ce n'est pas par la force ou par le pouvoir économique, c'est par l'amour que la société patriarcale maintient les femmes dans le statu quo et cette chaîne s'est souvent révélée aussi solide que toutes les autres.

Autrement dit, pour revenir à notre question de départ, les forces qui nous empêchent de redéfinir les formes de notre sexualité seraient les mêmes qui perpétuent la division des femmes et leur dépendance sexuelle face aux hommes. Cette constatation nous laisse entrevoir l'ampleur d'une telle remise en cause ; et elle nous donne du même coup une perspective étonnante sur toutes les énergies que nous avons employées à revendiquer nos droits à la contraception et à l'avortement, à l'encontre d'un pouvoir religieux et médical extrêmement puissant, et sur toutes les énergies que nous mettons à dénoncer des industries pharmaceutiques qui nous exploitent et qui nous tuent avec leur contraception dure.

Peu de combats ont sapé autant d'énergies féministes et il n'est pas déraisonnable de se demander si nous nous rapprochons vraiment, dans cette voie, de l'objectif de contrôle de nos corps[1].

Évidemment, dans le contexte actuel en Amérique et en Europe, une telle question peut avoir deux tranchants. Elle ne doit pas nous amener à renoncer à la lutte pour l'avortement et la contraception qui demeurent des droits fondamentaux à conquérir. Elle peut cependant nous permettre de concevoir cette lutte dans une optique différente et surtout de prendre conscience d'une autre lutte qui reste à faire.

---

1 Voir à ce sujet un article récent de Louise Vandelac (1981) dans lequel cette question est posée de façon très claire.

Pour un nouveau regard sur nous-mêmes

Le travail de plusieurs femmes, tant à l'intérieur qu'à l'extérieur du réseau de santé, laisse entrevoir la possibilité de prendre pied peu à peu dans cette recherche d'un plus grand contrôle sur nos corps. Des femmes ont commencé depuis quelques années à échanger des idées sur des questions de contraception et à réfléchir ensemble sur leur façon de vivre leur sexualité. La parution du rapport Hite a été un point marquant pour plusieurs. D'autres ont été amenées à cette préoccupation par leurs propres déboires avec la contraception ou ceux de femmes qu'elles rencontraient autour d'elles.

Elles ont cherché à partager leurs expériences et à mieux connaître leur corps (1970 : premières cliniques d'auto-santé). La seule possibilité de voir l'intérieur de leur vagin au moyen du spéculum a été pour plusieurs la source d'une perception toute nouvelle d'elles-mêmes. En se permettant de voir, de sentir ce vagin auquel seuls les hommes (médecins ou amants) avaient accès jusque-là, plusieurs eurent le sentiment de reprendre possession d'une partie d'elles-mêmes, et surtout de découvrir leur sexe non pas comme un endroit sombre, mystérieux, répugnant mais comme une chose très belle, particulière à chacune par la couleur et la forme, et dont elles pouvaient apprendre à reconnaître les changements périodiques tout au long du cycle menstruel.

Judy Chicago, une artiste américaine inspirée par cette découverte, a mis sur pied une oeuvre impressionnante avec la collaboration de centaines de personnes, pour rendre hommage à 39 femmes de différentes époques, en reproduisant leur vulve d'une façon qui symbolise l'histoire et le caractère de chacune.

Betty Dodson a elle aussi contribué à ce mouvement en publiant une série de dessins [1] qui reproduisent des vulves aux formes aussi variées qu'étonnantes. Elle le fit dans un ouvrage sur la masturbation où elle défend l'idée que l'auto-érotisme peut être une façon pour les femmes de mieux se connaître, de mieux s'aimer, et de mieux pouvoir définir ensuite leurs rapports avec les autres.

Des ateliers sur la sexualité formés par différents groupes au Québec, dans le cadre d'activités de planning, de thérapie féministe, de groupes d'auto-santé ou encore de création ont amorcé des échanges entre femmes, qui laissent croire en leur volonté de se réapproprier la connaissance de leur corps, d'en formuler des représentations auxquelles elles ont le goût de s'identifier et qui leur donnent un sentiment de pouvoir s'aimer.

Ces rencontres permettent de plus de reprendre contact avec une

---

1 Reproduits dans Dodson (1974).

source d'énergie très grande. Le fait de réintégrer en soi la dimension sexuelle et de prendre conscience qu'elle nous appartient à nous au lieu d'être quelque chose en nous qui appartient à d'autres, est la source d'une plus grande force. Ce fut le cas de Bonnie Klein, une cinéaste qui a réalisé un long métrage sur la pornographie. Après avoir terminé le tournage et parlé longuement avec des femmes qui ne vivaient que de cela, elle en est venue à penser que la véritable aliénation de toute cette exploitation commerciale consiste à nous couper de notre sexualité. La lunette pornographique découpe le sexe du reste pour mieux le servir, prêt à consommer et à jeter. En tournant le film, elle a subitement découvert qu'elle avait toujours refusé elle-même d'être une femme sexuelle, en bonne partie à cause des modèles faussés et opprimants que l'environnement lui offrait et auxquels elle refusait de s'identifier. Son rejet d'une sexualité aliénante l'avait forcée à se couper de ses propres forces et c'est seulement au moment où elle s'est permis de poser un regard approfondi sur le monde de la pornographie qu'elle a senti en elle la possibilité de récupérer et de définir elle-même sa sexualité.

Le partage de nos réflexions concernant la sexualité en rapport avec les menstruations, l'auto-érotisme, les rapports avec les hommes, avec les autres femmes, la grossesse, la ménopause, la vieillesse, les images du corps féminin est une démarche qui redonne un pouvoir sur soi, en même temps qu'une source de solidarité et de force collective.

Face au cycle menstruel et à la fécondité, le mouvement d'auto-santé a mis l'accent sur les moyens qui s'offrent à nous d'observer les variations qui en accompagnent chaque phase. Les méthodes dites naturelles de contraception peuvent prendre un autre sens que celui d'un fardeau découlant de l'obéissance à des prescriptions religieuses. Elles peuvent devenir un instrument de connaissance de soi, en même temps qu'une façon de circonscrire les jours durant lesquels on peut faire le choix de procréer, d'utiliser une méthode contraceptive douce, d'avoir des rapports sexuels sans coït, ou de n'avoir aucune relation sexuelle. Cette façon de faire a l'avantage de restituer la responsabilité et le contrôle de la fécondité entre les mains de la femme elle-même, ou du couple s'il y a lieu, plutôt que de créer une dépendance envers une intervention professionnelle. Elle peut aussi être l'occasion de trouver de nouvelles formes de satisfactions sexuelles, lesquelles se répercuteront probablement sur la sexualité vécue en dehors des périodes de fécondité.

Cette option peut paraître actuellement difficile à considérer. D'abord parce que bien des femmes aiment la pénétration et que plusieurs ne concevront pas spontanément la possibilité d'un rapport sexuel satisfaisant sans coït. À ceci on peut répondre que le fait d'avoir une option n'implique pas le refus de la pénétration vaginale, mais plutôt la possibilité de l'écarter, à certains moments, lorsque la contraception nous semble affecter trop grandement notre bien-être. À tout le moins, le seul fait de prendre conscience de cette option peut susciter des réflexions utiles et nous permettre de voir la contraception et ses inconvénients sous un angle nouveau même si on ne change pas nos comportements dans l'immédiat.

D'un autre côté, l'option est peut-être illusoire pour plusieurs femmes qui n'ont pas la possibilité concrète d'éviter la pénétration vaginale comme elles le voudraient. Ce peut être le cas de femmes qui n'ont pas de partenaire régulier et qui craignent d'exposer leurs attentes à des hommes qui risquent de prendre la porte dès la première allusion à ce sujet. Ce peut être aussi le cas de femmes qui anticipent des confrontations qu'elles n'ont pas la force de soutenir, ou même qu'elles n'ont aucun moyen de soulever devant un conjoint qui s'attend à la soumission et qui a les moyens d'exiger par la force ou autrement ce qu'il croit être son dû.

Il y a sans doute un sentiment d'impuissance ou de résignation qui nous a empêché de seulement considérer une remise en question du rapport sexuel, même au beau milieu des luttes et des souffrances que nous devons subir au nom de la contraception. C'est peut-être aussi ce qui fait que seules les féministes homosexuelles ont jusqu'ici pu poser cette question et que les hétérosexuelles s'y sont peu arrêtées. Comme si le fait de vouloir être en relation avec les hommes nous enlevait implicitement le droit de définir les termes de cette relation.

C'est pourquoi la recherche de l'autonomie sexuelle n'est pas qu'un défi individuel, ou alors elle devient le luxe de certaines et un objectif utopique pour les autres. Le partage et la solidarité sont indispensables pour trouver la force nécessaire au changement et pour ne pas dissocier cette recherche des autres terrains où se jouent des rapports de force moins « privés », d'autant plus que cette remise en question ne se situera pas uniquement à l'intérieur des relations amoureuses mais également dans la relation entre femmes et médecins, femmes et gynécologues, femmes et obstétriciens, femmes et thérapeutes ; cette démarche se manifestera également dans la formation des professionnels de la santé physique et mentale, dans la recherche médicale, le développement et la diffusion des connaissances et des pratiques de santé, et dans bien d'autres domaines.

Nous sommes bien conscientes d'avoir posé à travers ce texte des questions difficiles, qui ne sont peut-être pas encore les bonnes, et auxquelles bien d'autres réponses que celles que nous avons tentées pourraient être apportées. Mais les questions ne sont jamais inutiles lorsqu'on les pose avec un réel désir d'engager la discussion, ce à quoi nous espérons avoir contribué.

Annexes

Annexe 1

Répartition des étudiants(es) inscrits(es) au niveau collégial 1, selon la famille de programmes et selon le sexe, Québec, session automne 1978

	Femmes		Hommes	
Famille de programmes	**Nombre**	**%**	**Nombre**	**%**
Général				
Sciences de la santé	3 088	20,6	2 657	15,7
Sciences pures et appliquées	869	5,8	4 409	26,1
Sciences humaines	6 924	46,2	5 767	34,1
Sciences de l'administration	1 124	7,5	2 651	15,6
Arts et lettres	2 983	19,9	1 437	8,5
Total	**14 988**	**100**	**16 921**	**100**
Professionnel				
Techniques biologiques	4 025	31,4	1 027	8,8
Techniques physiques	423	3,3	6 027	51,8
Techniques humaines	1 871	14,6	504	4,3
Techniques administratives	5 780	45,1	3 549	30,2
Arts	718	5,6	574	4,9
Total	**12 817**	**100**	**11 726**	**100**

Source : Ministère de l'Éducation, Bulletin statistique, CEGEP, *Effectifs détaillés d'étudiants*, automne 1978, tableau 8.

Annexe 2

Répartition des femmes diplômées du 1er cycle universitaire selon les secteurs d'enseignement et le sexe, Québec 1977

	Femmes		Hommes	
Famille de programmes	**Nombre**	**%**	**Nombre**	**%**
Sciences de la santé groupe médical	431	5,4	834	8,0
Sciences de la santé groupe para-médical	635	8,0	69	0,7
Sciences pures	643	8,1	1 242	11,9
Sciences appliquées	190	2,4	1 624	15,6
Sciences humaines	2 188	27,6	2 654	25,5
Éducation	2 046	25,9	1 219	11,7
Administration	544	6,9	2 146	20,6
Arts	391	4,9	204	2,0
Lettres	853	10,8	422	4,0
Total	**7 921**	**100,0**	**10 413**	**100,0**

Source : Frenette Lyse, *Diplômés 1977*, M.E.Q., direction des études économiques et démographiques, Québec, août 1979, p. 15.

Annexe 3

Distribution des étudiantes de niveau secondaire inscrites à l'éducation des adultes, par type de formation, Québec, 1977-1978

Type de formation	Nombre	Répartition par formation %	Proportion de femmes dans le secteur %
Formation générale à temps plein	12 348	6,9	55,8
Formation générale à temps partiel	37 839	21,2	57,5
Formation professionnelle à temps plein	6 455	3,6	33,5
Formation professionnelle à temps partiel	12 879	7,2	41,0
Formation socio-culturelle	97 030	54,4	82,7
Cours auto-financés	10 946	6,1	76,0
Activités SEAPAC*	1 034	0,6	46,2
Total	**178 531**	**100,0**	**65,5**

*Service éducatif d'aide personnelle et d'animation communautaire

Source : M.E.Q. Données non publiées fournies par la D.G.E.A., juillet 1980.

Annexe 4

Évolution de la consommation apparente des industries pharmaceutiques, Canada, 1964 à 1977 ('000 $)

	1964	1965	1966	1967	1968	1969	1970
Valeur des expéditions[1]	203 588	233 933	264 192	290 678	313 785	346 058	368 760
Importations	37 340	39 390	44 389	51 838	53 094	66 898	79 791
Exportations	11 110	12 643	16 348	17 581	17 088	22 476	25 668
Re-exportations	1 055	2 470	1 413	2 213	1 739	5 440	6 192
Consommation canadienne apparente	228 763	258 210	290 820	322 722	348 052	385 040	416 691

	1971	1972	1973	1974	1975	1976	1977
Valeur des expéditions	405 289	442 068	500 638	534 741	600 033	642 087	695 870
Importations	80 529	94 472	109 855	144 615	167 379	173 138	220 254
Exportations	24 564	29 322	39 008	40 824	44 406	43 747	49 848
Re-exportations	6 256	7 116	6 689	8 219	7 667	6 486	20 360
Consommation canadienne apparente	454 998	500 102	564 796	630 313	715 339	764 992	845 916

1 Comprend les expéditions des établissements classés dans d'autres industries qui, à titre d'activité secondaire, fabriquent des produits médicaux et pharmaceutiques.

Source : Statistique Canada, Cat. nos 46-209, 65-004, 65-007, 65-202, 65-203.

Annexe 5

Nombre d'examens selon le diagnostic « troubles mentaux »[1], le sexe et l'âge des bénéficiaires et répartition procentuelle par rapport à l'ensemble des diagnostics[2], régime d'assurance-maladie à l'acte, Québec, 1978

	Sexe			
	Femmes		Hommes	
Groupe d'âge	**N**	**%**	**N**	**%**
moins de 5 ans	7 533	0,8	9,723	0,9
5 - 14	13 841	1,3	19,488	1,6
15 - 24	72 167	2,8	46 898	3,2
25 - 34	106 641	4,0	68 726	5,4
35 - 44	101 331	6,1	59 447	6,1
45 - 54	95 988	5,6	59 262	5,6
55 - 64	72 251	5,0	40 939	4,1
65 et plus	78 670	4,0	35 656	2,9

1 Le regroupement des diagnostics a été effectué selon le manuel : Bureau fédéral de la Statistique, *Classification internationale des maladies, adaptées,* 8e révision.

2 Il s'agit de tous les diagnostics posés lors d'examens en cabinet, à domicile, chez les malades inscrits et en centre d'accueil pour le régime d'assurance-maladie à l'acte du Québec

Source : R.A.M.Q., *Statistiques annuelles 1978,* tableau 16, pp. 62, 63.

Annexe 6

Nombre et répartition des services médicaux selon le sexe, Québec, de 1971 à 1978

	Sexe			
	Femmes		Hommes	
Années	**N**	**%**	**N**	**%**
1971	13 440 809	40,5	19 729 891	59,5
1972	14 482 672	40,2	21 625 610	59,8
1973	15 233 327	39,8	22 955 096	60,2
1974	16 227 821	39,7	24 613 025	60,3
1975	18 035 162	39,8	27 295 724	60,2
1976	18 629 432	39,5	28 635 726	60,5
1977	16 997 389	40,8	24 780 832	59,2
1978	17 797 740	40,6	20 671 886	59,4

Source : R.A.M.Q., *Rapports statistiques annuels,* de 1971 à 1978.

Annexe 7
Ouvrages et adresses utiles

Vous trouverez dans les pages qui suivent, quelques titres et adresses qui pourront vous être utiles.

Cette liste n'est pas exhaustive ; nous y avons regroupé les ouvrages et les groupes que nous connaissons comme travaillant soit directement soit indirectement sur le dossier de la santé des femmes.

La liste suit l'ordre suivant :

Périodiques
québécois
américains

Organisations préoccupées par des actions pour la santé des femmes

Québec
Canada anglais
États-Unis
Europe

Des livres alternatifs, des guides pratiques
Des livres alternatifs, de bonnes bibliographies

Périodiques

québécois

Il n'y a pas comme tel de périodiques consacrés à la santé des femmes. Cependant, *CLSC santé* a publié quelques numéros intéressants sur la question. D'autres périodiques traitent également à l'occasion de ce thème. *Santé mentale au Québec,* qui a déjà publié deux numéros spéciaux, *Québec Science, Châtelaine.* L'ICRAF (Institut canadien de recherches pour l'avancement de la femme) publiera une bibliographie sur la santé des femmes et *Atlantis* (la revue de l'Institut) publie parfois quelques articles sur le sujet. Les Cahiers de l'Institut Simone de Beauvoir de l'Université Concordia (Cahiers de la femme) ont publié un spécial santé des femmes.

américains

Boston Women's Health Book Collective, Inc.
Health Packets, Box 192
West Somerville, MA 02144. USA.

Le BWHBC publie périodiquement des documents d'information sur des sujets divers, contenant une revue de presse, des articles scientifiques, des points de vue féministes. Ces documents peuvent être de bons outils de travail pour des animatrices, des chercheuses, des groupes.

- *Coalition for the medical rights of women news,* 4079A 24th Street, San Francisco, CA 94 114. (le journal de l'association).
- *Health/Pac Bulletin,* Health policy advisory center, 17 Murray Street, New York, NY 10007.
- *Health Right,* Women's health forum, 175 fifth avenue, New York, 10010.
- *Network News,* National Women's health network, 1302, 18th Street, N.W., suite 203, Washington, D.C. 20024.
- *Off our backs,* 1724, 20th Street, N.W., Washington, D.C. 20005.
- *Round table reports,* Women and Health roundtable, Federation of professional women, 2000 P St., N.W., Washington, D.C., 20009.
- *Women and health,* Issues in women's health care, SUNY/college at old Westbury, Old Westbury, NY 11568.
- *WONAAC Newsletter,* Women's National Abortion Action Coalition, 150 Fifth avenue, Room 315, New York, NY 10011.

Organisations préoccupées par des actions pour la santé des femmes

Québec

La plus grande partie des groupes se retrouvent dans le Répertoire des groupes de femmes du Québec 1980, publié par le C.S.F.

- Naissance-Renaissance
  Boîte postale 249
  Succursale E
  Montréal (Québec)
  H2T 3A7
- Centre de santé des femmes du quartier
  16, boulevard Saint-Joseph Est
  Montréal (Québec)
  H2T 1G8
  Tél.: (514) 524-3381
- Centre de santé des femmes de Québec
  155, boulevard Charest Est, 2e étage
  Québec (Québec)
  G1K 3G6
  Tél.: (418) 529-0174
- Centre de santé des femmes de Sherbrooke
  146A, rue Sanborn
  Sherbrooke (Québec)
  J1H 1T3
  Tél.: (819) 566-0766
- Atelier Auto-santé
  a/s Anita McKie
  CLSC
  81, rue Gordon
  Sherbrooke (Québec)
  J1H 4Y4
  Tél.: (819) 565-1330

  Projet : Centre de santé - Hull
  Line Godmaire
  Tél. : (819) 235-9338

  Projet : Collectif - Centre de santé
  Christiane Maire
  Association Planning Trois-Rivières
  Tél. : (819) 373-1211

Canada anglais

Nous disposons de peu d'information sur ce qui existe au Canada anglais, à l'exception de l'Ontario, nous vous communiquons ici les groupes connus.

Ontario

- Bay centre for birth control
  901 Bay Street
  Toronto (Ontario)
  M5S 1Z7
  Tél. : 966-7151
  Contact : Marg Cochrane ou
  Joan Little
- Birth control & V.D. centre
  2828 Bathurst Street
  Suite 501
  Toronto (Ontario)
  M6B 3A7
  Tel. : 789-4541
- Canadian abortion rights action league
  Box 935, Station Q
  Toronto (Ontario)
  M4T 2P1
  Tél. : 961-1507
  Contact : Karen Hammond (prés.)
- Central abortion, referral
  and education services,
  180 Boor Street West, suite 603
  Toronto (Ontario)
  M5S 2V6
  Tél. : 921-2151
- Childbirth education association
  33 Price Street
  Toronto (Ontario)
  M4W 1Z2
  Tél. : 924-1628
- Conscious childbirth association
  Locust Hill
  Ontario
  L0H 1J0
  Tél. : 967-9195
  Contact : Theo Dawson
  Chris Sternberg

- Hassle free women's clinic
  556 Church Street, suite 2
  Toronto (Ontario)
  M4Y 2E3
  Tél. : 922-0566
- Home birth task force
  Contact Arlene Thorne
  Tél. : 294-4832
- Immigrant women's centre
  348 College Street
  Toronto (Ontario)
  M5T 1S4
  Tél. : 924-7161
  Contact Stephania Costa

  Self-help collective
  c/o Women's Information
  and Referral Service
  Tél. : 925-1154
- Women for sobriety
  36 Allen Avenue
  Toronto (Ontario)
  M4M 1P4
  Service d'information
  et de référence - YMCA
  Tél. : 925-1154
- Women Healthsharing
  P.O. Box 230, Station M
  Toronto (Ontario)
  M6S 4T3
  Tél. : 968-1363
- Women's clinic
  (Toronto Western Hospital)
  399 Bathurst Street
  Toronto (Ontario)
  M5T 2S8
  Tél. : 369-5934
  Contact : Betty Allan

- Women's counselling,
  referral and education centre
  348 College Street
  Toronto (Ontario)
  M5T 1S4
  Tél. : 924-0766
  Contact : Jackie Yeomans
- Family planning services
  37 Spadina Road
  Toronto (Ontario)
  M5R 2S9
  Tél. : 961-8459
- WCREC (Women helping women)
  348 College Street
  Toronto (Ontario)
  Tél. : 924-0766

Manitoba

- The Women's health clinic
  555 Broadway Avenue
  Winnipeg
  Tél. : 775-0418 (Dawn Masters)

Saskatchewan

- Regina Health Sharing incorporated
  P.O. Box 734
  Regina
  S4P 3A8
  Tél. : (306) 586-9628

Colombie Britannique

- Vancouver Women's Health Collective
  1520 West 6th Avenue
  Vancouver

Nouveau Brunswick

- Programme Auto-santé
  a/s Claire Arsenault
  C.P. 124
  Bathurst
  E2A 3Z2

Nouvelle-Écosse

- Women's Health education network
  Box 311
  Truro
  B2N 5C5

Terre-Neuve

- Women's health education project
  P.O. Box 4192
  St-John

États-Unis

Nous avons choisi les adresses des organisations nationales regroupées sur différents thèmes.

- *Coalition for the medical rights of women,* The Women's Building, 3543 18th St., San Francisco, CA 94110.
- *National women's health network,* Parklane Building, suite 107, 2025 1 St., N.W., Washington, DC 20006.
- *Women and health roundtable,* Federation of organisations for professional women, 2000 P St. N.W., Washington, DC 20005.
- *Women's occupational health resource center,* School of Public health, Columbia University, 60 Haven Avenue, B-1, New York, 10032.
- *Science for the people,* 897 Main Street, Cambridge, Mass. 02139.
- *Network against psychiatric assault/women against psychiatric assault,* 2150 Market St., San Francisco, CA 94114.
- *Program for women in health sciences,* University of California, San Francisco, 1343 Third Ave., San Francisco, CA 94143.
- *Women Acting together to combat harrassment,* c/o FWHC, 1112 Crenshaw blvd, Los Angeles, CA 90019.
- *Therapy Rights Committee,* 215 Park St., New Haven, CT 06511.
- *American Public health association,* standing committee on women's rights, 1015, 18th St. N.W., Washington, DC 20036.
- *National Abortion Rights Action League,* 706 Seven St. SE, Washington, DC 20003.
- *National organization for women (NOW),* 425, 13th St. N.W., suite 1001, Washington, DC 20004.
- *Association for Breast Cancer Detection Earlier* (ABCDE), 1110 S. Dixie Highway, Coval Gables, FL 33146.
- *Breast Cancer Advisory Service,* Box 422, Kensington, MD 20795.

• *Association for childbirth at home,* 47 Ronald Rd, Arlington, MA 02174.

• *Boston women's health book collective,* Box 192, Somerville, MA 02144.

• *American Lesbian medical association* (ALMA), c/o Ambitious Amazons, P.O. Box 811, East Lansing, MI 48823.

• *Association for the study of abortion,* 120 W. 47th St., New York, NY 10017.

• *Association for voluntary sterilization,* 788 Third Avenue, New York, NY 10017.

• *Coalition against sterilization abuse,* c/o TWWA, 244-48 W. 27th St. New York, NY 10011.

• *Committee to end sterilization abuse,* Box 839, Cooper Station, New York, NY 10003.

• *Women's health action movement,* 175 Fifth Ave., Room 1319, New York, NY 10010.

Europe

Nous donnons ici, pour les pays d'Europe, les coordonnées de groupes et collectifs. Les permanentes des collectifs "Notre corps, nous-mêmes", sont une excellente source pour connaître les groupes existants pour chacun de ces pays.

France

• Collectif Notre corps, nous-mêmes
Sophie Mayoux
4, rue Myrrha, 75018, Paris
MLAC (Mouvement liberté, avortement et la contraception)
34 rue Vieille du Temple, 75002, Paris
Tél. : 842-3379 (Maya Surdout).

• MLAC - Aix-en-Provence (intéressant à contacter)
Confédération du planning familial
Paris
Tél. : 584-8418
Planning familial
10, rue Vivienne, Paris
Tél. : 260-9320 ou 742-0264 (Simone Iff)

Grande-Bretagne

• British Our Bodies Our Selves
c/o Angela Philips & Jill Rakusen
62 Albert Palace Mansons, Londres

Belgique

- Femme et médecine du GRIF
  1A, Place Quetelet
  1030 Bruxelles
- GERM (Groupe d'étude et de réforme de la médecine)
  29, rue du Gouvernement provisoire
  1000 Bruxelles
- La Gerbe (animation communautaire)
  39, avenue Louis Bertrand
  1030 Bruxelles
  Tél. : 02-216-74-75

Suisse

- Dispensaire des femmes
  4, rue du Môle,
  Genève
  Tél. : 31.91.14
- Bon Sang
  Bulletin trimestriel contre-information
  Santé des femmes
  Case postale 103
  1211 Genève

Allemagne

- Berlin FWHC
  Post fach : 30 03 68
  1000 West Berlin 36
- Courage (revue féministe qui peut être un point de contact)
  1 Berlin 12
  Bleihtreustrasse 48

Des livres alternatifs, des guides pratiques

La Bible (!) - *Our bodies, ourselves* - collectif de santé de Boston, édité en français, en allemand, en espagnol, en japonais, en anglais. Une copie à venir pour les Amérindiennes. Toujours pertinent en français, édité chez **Albin Michel,** il coûte 22,00 $, moins cher bien sûr en anglais.

Caring for ourselves (an alternative structure for health care) - par Nancy Kleiber et Linda Light, Vancouver, School of Nursing, 1977. Il s'agit d'un reportage sur le *Vancouver women's health collective.* Ouvrage détaillé sur la forme d'organisation du collectif, sa pratique, etc. Intéressant pour un centre de santé de femmes en formation (184 pages).

The new women's health handbook, Coll. London, ed. by Nancy acKeith, 1978, 123 p. - Ouvrage très pratique qui inventorie les multiples possibilités d'alternative, allant de la prévention des maladies du sein, aux questions des menstruations en passant par les problèmes urinaires particuliers aux femmes. Intéressant pour celles qui oeuvrent dans les centres de santé de femmes, celles qui veulent pratiquer l'auto-santé, celles qui travaillent en santé communautaire. Court et facile d'accès.

Seizing our bodies, édité par Claudia Dreifus, New York, 1977, 315 pages. Ouvrage plus général qui consiste en une série de textes sur la santé des femmes. Plus polémique que guide pratique.

Les publications du National women's health network sont d'excellents guides munis de bibliographies selon les thèmes. Neuf publications à date : *Menopause, Hysterectomy, Breast Cancer, Childbirth, DES, Self help, Birth Control, Abortion, Sterilization.* On peut les obtenir au prix de 36,00 $ en écrivant au Network.

Adresse du Network :

National Women's Health Network
Park lane Building
Suite 105
2025 "1" Street N.W.
Washington, D.C. 20006
U.S.A.

Des livres alternatifs, de bonnes bibliographies

Cowan, Belita, *Women's health care,* Resources, writing, bibliographies, Ann Arbor, Ashen Publishing, 1977, 57 pages.

Ruzek, Sheryl, *The women's health movement,* New York, Praeger, 1978, 350 pages. La bibliographie de cet ouvrage sur le mouvement de santé des femmes est une excellente source.

Giard, Luce, *La médecine interrogée. Livres, groupes, expériences,* vol. I-II-III, Bruxelles, Groupe d'étude pour une réforme de la médecine, 1979-1980. Disponible en écrivant directement au GERM : Rue du Gouvernement provisoire 29, 1000 Bruxelles. Thierry Poucet, responsable de l'édition.

Frank, K. Portland, *The antipsychiatry bibliography,* Vancouver, Press Gang Publishers, 1979, 159 pages.

Clark, Lorenne M.G., *Bibliographie sur le viol et plus particulièrement sur la recherche au Canada dans ce domaine,* Ottawa, Division des communications, 1979, 127 pages.

Pethick, Jane, *Battered wives : a select bibliography,* Toronto, Centre of criminology, 1979, 113 pages.

Poucet, Thierry, *Guide bibliographique, sélectif et illustré sur les femmes et la santé,* Bruxelles, GERM, 1976, 34 pages.

Ruzek, Sheryl K., *Women and health care, A bibliography,* Illinois, Northwestern University, occasional papers, no 1, 1976, 76 pages.

Zukerman, Elyse, *Changing directions in the treatment of women : a mental health bibliography,* U.S. Department of Health, Education and Welfare, National Institute of mental health, DHEW publication, 1979, 494 pages.

Green, Deirdre E. and Maggie MacDonald, *Women and psychoactive drug use,* Toronto, R.J. Hall editor, 1976, 177 pages.

Bibliographie

Première partie

Pouvoir, dépendance et santé des femmes

A.C.I.M., **L'industrie pharmaceutique et le Québec,** Ottawa, 1977, 48 pages.

Al-Aidroos, Karen et Mergler, Donna, « Les femmes et la santé au travail », **Cahiers de la femme,** été 1979, vol. 1, n° 4, pp. 86-88.

Ananth, J., "Hysterectomy and Depression", **Obstetrics and Gynecology,** vol. 52, no. 6, 1978, pp. 724-730.

Armitage, Karen J. Schneiderman, Lawrence J. et Bass, Robert A., "Response of Physicians to Medical Complaints in Men and Women", **International Journal of Women's Studies,** vol. 3, no. 2, March/April 80, pp. 111-115.

*Audette, Gisèle, Desmarais, Louise, Isabel, Claudette, Matteau, Andrée, Ménard, Fernande et Pinsonneault, Sylvie, « À pénis éduqué... vagin musclé », **Revue Québécoise de sexologie,** vol. 2, n° 4, 1980, pp. 229-236.

*Bart, Pauline, B., **From those wonderful people who brought you the vaginal orgasm : sex education for medical student,** 1976, document miméographié, 21 pages.

Barker-Benfield, G.J., "Sexual Surgery in late-Nineteenth-Century America", in **Seizing Our Bodies,** Claudia Dreifus, ed. Vintage Books, New York, 1977, pp. 13-41.

Bem, Sandra L., "The measurement of psychological androgyny", in **Journal of Consulting and Clinical Psychology,** 1974, 42, pp. 155-162.

Beresford, S.A.A., Waller, J.J., Banks, MH et Wale, C.J., "Why do women consult doctors? Social factors and the use of the general practitioner", **British Journal of Preventive and Social Medicine,** 1977, 31, pp. 220-226.

Bernard, Jean-Marc, **Analyse de la mortalité infantile et périnatale au Québec, 1965-1974,** Service des études épidémiologiques, ministère des Affaires sociales, Québec, 1978, 43 pages.

Bertrand, Marie-Andrée, « Les femmes, la folie et au-delà », in **Santé mentale au Québec : vers une nouvelle pratique,** vol. IV, n° 2, novembre 1979, pp. 11-24.

---

*Les documents précédés d'un astérisque sont ceux qui nous ont été les plus utiles et/ou qui nous paraissent les plus intéressants parmi ceux que nous avons consultés.

Blanchet, Madeleine et Levasseur, Madeleine, « Périnatalité : bilan et prospective », **Carrefour des Affaires sociales,** vol. 2, septembre 1980, pp. 10-29.

Block, Jeanne H., "Issues, problems and pitfalls in assessing sex differences : a critical review of the psychology of sex differences", **Merill-Palmer Quaterly,** vol. 22, no. 4, 1976, pp. 283-308.

Boutin, Jean-Guy et Bisson, Jean, **Les consommateurs et les coûts de la santé au Québec de 1971 à 1975,** R.A.M.Q., Québec, 1977, 30 pages.

Broverman Inge K. et al. "Sex role stereotypes and clinical judgements on mental health", **Journal of Consulting and Clinical Psychology,** vol. 34, no. 1, 1970, pp. 107.

Brown, George W., Bhrolchain, Maire Ni, et Harris, Tirril, "Social Class and Psychiatric Disturbance Among Women in an Urban Population", in **Sociology,** 9, 1975, pp. 225-255.

Burchardt, Carol J., Serbin, Lisa A., "Psychological Androgyny and Personality Adjustment in College and Psychiatric Populations", **Sex Roles (in press),** 1981, 26 pages.

*Cahiers du GRIF (Les), **Ceci n'est pas mon corps,** Transédition, Bruxelles, n° 3, juin 1974, 88 pages.

*Cahiers du GRIF (Les), **Le travail c'est la santé,** Transédition, Bruxelles, n° 11, avril 1976, 88 pages.

*Campbell, Margaret A., **Why would a girl go into medecine,** The Feminist Press, New York, 1973, 114 pages.

CARASA, **Women Under Attack,** New York, 1979, 70 pages.

Chabot, Raynald, « La situation de la femme alcoolique au Québec », in **Toxicomanies,** vol. 2, juin 1978, pp. 131-141.

Chesler, Phyllis, **Les femmes et la folie,** Coll. Traces, Payot, Paris, 1975, 262 pages.

Christall R., et Dean, Raymond S., "Relationship of sex - role stereotypes and self-actualisation", in **Psychological Reports,** no 39, 1976, p. 842.

CLSC - Santé, **Les médicaments,** vol. 1, n° 3, septembre 1977.

*CLSC - Santé, **Femmes et santé,** vol. 2, n° 1, mars 1978.

*CLSC - Santé, **Accoucher à son goût,** vol. 2, n° 3, octobre 1978.

*CLSC - Santé, **Vers une saine folie,** vol. 3, n° 4, février 1980.

Cochrane, A.L., "World Health Problems", **Canadian Journal of Public Health,** vol. 66, July/August 1975, pp. 280-282.

Cole, K.C., "Can Natural Childbirth Survive Technology", in **Maternal Health and Childbirth,** Resource Guide no 4, National Women's Health Network, 1980, pp. 15-25.

Collin, Françoise, « Le corps se rebiffe », in **Les Cahiers du GRIF,** Bruxelles, n° 11, avril 1976, 88 pages.

Comité de Lutte pour l'avortement et la contraception libre et gratuit, **Dossier spécial sur l'avortement et la contraception libre et gratuit,** mars 1975, A.P.L.Q., Montréal, 46 pages.

Comité sur la rémunération des professionnels de la santé, **Le système des honoraires modulés,** Québec, mars 1980, 319 pages.

Connor, Jane Marantz et Serbin Lisa A., "Children's responses to stories with male and female characters", *Rex Roles,* vol. 4, no. 5, 1978, p. 637-645.

Conseil des Affaires sociales et de la famille, **Rapport annuel 1979-1980** Éditeur officiel, Québec, 1980.

Conseil du statut de la femme, **Pour les Québécoises : Égalité et Indépendance, Éditeur officiel, Québec, 1978, 335 pages.**

Conseil national du bien-être social, **La femme et la pauvreté,** Ottawa, 1979, 67 pages.

Cooperstock, Ruth, "Sex Differences in Psychotropic Drug Use", Toronto Addiction Research Foundation, 1976, Texte préparé pour le symposium "Sex, Culture and Illness", Montréal 1976, 22 pages.

Coordination nationale pour l'avortement libre et gratuit, **L'avortement : la résistance tranquille du pouvoir hospitalier,** Les éditions du Remue-Ménage, 1980, 94 pages.

Coquatrix, Nicole, « Description quantitative de la pratique obstétricale au Québec », Dossier d'information pour les colloques : **Accoucher ou se faire accoucher,** A.S.P.Q., 1980A, pp. 49-70.

Coquatrix, Nicole, « Peut-on humaniser une industrie », **Carrefour des Affaires sociales,** vol. 2, septembre 1980B, pp. 10-29.

Corbeil, Janine, « Les paramètres d'une théorie féministe de la psychothérapie », **Santé mentale au Québec : vers une nouvelle pratique,** vol. 4, n° 2, novembre 1979, pp. 63-86.

*Corea, Gena, **The Hidden Malpractice,** William Morrow and Co., Inc., New York, 1977, 309 pages.

Couillard, Marie, « La femme, d'objet mythique à sujet parlant », **Atlantis,** vol. 5, n° 1, aut. 1979, pp. 40-70.

Crandall, V.C., **Expecting sex differences and sex differences in expectancies : a developmental analysis,** document miméographié, 1978, 10 pages.

Crawford, Robert, **Healthism and the medicalisation of every day life,** document miméographié, 1980, 58 pages.

Davidson, Lynne R., "Medical immunity? Male ideology and one profession of medecine", **Women and Health,** vol. 3, no 3, May/June 1978, pp. 3-10.

Davis, Marta Sue, "Women's Liberation Groups as primary preventive mental health strategy", in **Community Mental Health Journal,** vol. 13, no 3, 1977, pp. 219-228.

DeDobbeleer, Nicole, Contandriopoulos, A.P., et Pineault, R., « Femmes médecins d'aujourd'hui » in **Le médecin du Québec,** juillet 1979, pp. 41-53.

De Gramont, Monique, « L'ablation du sein : dans 1 cas sur 3 on aurait pu l'éviter » **Châtelaine,** vol. 19, n° 7, juillet 1978, pp. 46-52.

*De Gramont, Monique, « La révolution douce de la maternité de Pithiviers », **Châtelaine,** octobre 1979, vol. 20, n° 10, pp. 72-91.

*De Gramont Monique, « Naître femme et tomber malade », **Châtelaine,** (vol. 21, n° 9, septembre 1980-, pp. 38-134

Doherty, Edmond, "Are differential discharge criteria used for men and women psychiatric inpatients", **Journal of Health and Social Behavior,** vol. 19, no 1, 1978, pp. 107-116.

Dohrenwend, Barbara Snell, "Social status and stressfull life events", **Journal of personality and social psychology,** vol. 28, no 2, 1973, pp. 225-235.

Dreifus, Claudia, **Seizing our Bodies,** Vintage Books, New York, 1977, 316 pages.

Duchesne, Louis, « La descendance des générations d'après les recensements canadiens », **Bulletin de l'Assocation des démographes du Québec,** 3 : 1 (spécial), pp. 4-31.

Duchesne, Louis, « Les tables de nuptialité des générations canadiennes construites à partir du recensement de 1971 », **Cahiers québécois de démographies,** 4 : 3, pp. 1-28.

Dunnel, K. et Cartwright, A., **Medecine Takers, Prescribers and Hoarbes,** Rout ledge and Kegan, London, 1972, 182 pages.

Dunnigan, Lise, **Les représentations de l'homme et de la femme dans les manuels scolaires au Québec,** Thèse de maîtrise, Université de Montréal, 1978, 204 pages.

Dupuy, Jean-Pierre, « Le médicament dans la relation médecin-malade », **Projet,** n° 75, 1975, pp. 532-546.

Ehrenreich, Barbara et Ehrenreich, John, **The American Health Empire : power, profits and politics,** Vintage Books, New York, 1970.

*Ehrenreich, Barbara et English, Deirdre, **Complaints and Disorders ; The sexual politics of sickness,** Glass Mountain Pamphlet, no 2, The Feminist Press, 1973, 94 pages.

Ehrenreich, Barbara, "Gender and Objectivity in Medecine", **International Journal of Health Services,** vol. 4, no 4, 1974, pp. 617-623.

Ehrenreich, Barbara, "The Health Care Industry : A Theory of Industrial medecine", **Social Policy,** Special Health Issue, November-December 1975, vol. 6, no 3, pp. 4-11.

*Ehrenreich, Barbara et English, Deirdre, **Sorcières, sages-femmes et infirmières,** Remue-ménage, Montréal, 1976, 78 pages.

*Ehrenreich, Barbara et English, Deirdre, "Complaints and Disorders : The sexual politics of sickness", in Dreifus, Claudia, **Seizing Our Bodies,** Vintage Books, New York, 1977, pp. 43-56.

*Ehrenreich, Barbara et English Deirdre, **For Her Our Good,** Anchor Press-Double day, New York, 1978, 369 pages.

Ehrhardt A. et Baker S., **Hormonal Aberations and their implications for the understanding of normal sex differentiation,** document miméographié, 1973, 17 pages.

Etangh, Claire et Collins, Gene, **Reinforcement of sex type behaviors of the two year old children in a nursery school setting,** miméo Bradley University, miméo, 1975, 13 pages.

Fagot, Beverly I., "Sex differences in toddlers behavior and parental reaction" in **Developmental psychology,** vol. 10, no 4, 1974, pp. 554-558.

Fatt, Naomi, "Women's occupational health and the women's health movement, in **Preventive Medecine,** no 7, 1978, pp. 366-371.

*Fee, Elizabeth, "Women and health care : a comparison of theories", in Dreifus, Claudia, **Seizing Our Bodies,** Vintage Books, New York, 1977, pp. 279-297.

Feldman Jacqueline, « Le savant et la sage-femme », **Impact,** vol. 25, n° 2, avril/juin 1975, pp. 133-145.

Franckfort, Ellen, **La politique vaginale,** La Presse, Montréal, 1974, 245 pages.

Franckfort, Ellen, "Vaginal politics", in Dreifus, Claudia, **Seizing Our Bodies,** Vintage Books, New York, 1977, pp. 263-270.

Frenette, Lyse, **Les diplômés du système scolaire québécois 1972 à 1976,** MEQ, 1979A.

Frenette Lyse, **Diplômés 1977,** MEQ, document 49, août 1979 B, pp. 15-19.

Friedson, Elliot, **Profession of Medecine,** Dodd, Mead and Co. New York, 1973, 409 pages.

Fruchter, Rachel Gillet, Fatt, Naomi, Booth, Panda et Leidel, Diana, "The women's health movement, where are we now?", in Dreifus, Claudia, **Seizing Our Bodies,** Vintage Books, New York, 1977 pp. 271-278.

*Gagnon, Astrid, « Et si le progrès passait par la sage-femme », **Perspectives,** 10 novembre 1979, pp. 2-3.

Gaucher, Dominique, Trottier, Louise-Hélène, Guilbeault, Francine, « Les femmes : monde chéri des bistouris », **Possibles,** vol. 1, n° 2, Hiver 1977, pp. 61-83.

Gaucher, Dominique, **Dans le secteur des Affaires sociales pour les femmes : l'égalité, une lutte à finir,** 1979, document miméographié, 241 pages.

George, Anne, **Risques à la santé chez la femme au travail. Vue d'ensemble,** Conseil consultatif de la situation de la femme, Ottawa, 1976, 155 pages.

Goaverts, **Loisirs de femmes et temps libre,** Éditions de l'Institut de sociologie, Université Libre de Bruxelles, Belgique, 1969, 312 pages.

Goaverts, France, « Sports, émancipation des femmes et féminité », in Landry, Fernand et Orban, William A.R., **L'action physique et le bien-être de l'homme,** Symposia Specialists Miami, 1978, pp. 445-463.

Gomel, Victor, "Profile of women requesting reversal of sterilisation", **Fertility and Sterility,** vol. 30, no 1, July 1978, pp. 39-41.

Gove, W.R. et Geerken, M.R., "The effect of children and employment on the mental health of married men and women", **Social Forces,** 1977, 56, 1, pp. 66-76.

Gove, Walter R., "Sex marital status and suicide", in **Journal of Health and Social Behavior,** vol. 13, June 1972 A, p. 204-213.

Gove, Walter R., "The relationship between sex roles, marital status and mental illness", in **Social Forces,** vol. 51, 1972 B, pp. 34-44.

Gross, Harriet Engel, "Women's changing roles, The gynecologist view", **Women and Health,** vol. 2, no 3, nov/déc. 1977, pp. 9-18.

Gross, Herbert S, Herbert, Myra R. Genell, M.S., Knatterud, L. et Donner L., "The effect of race and sex on the variation of diagnosis and disposition in a psychiatric room", **The Journal of Nervous and Mental Disease,** vol. 148, no 6, June 1969, pp. 638-642.

Guillaumin, Colette, « Pratique du pouvoir et idée de nature, Le discours de la nature [2], **Questions féministes,** n° 3, mai 1978, pp. 5-29.

Guyon, Louise, **Les Québécoises : de la sagesse à la folie,** Conférence présentée au 5e colloque sur la santé mentale, « Les femmes et la folie », Centre hospitalier Douglas, 30 et 31 mai 1980.

Harding, Jim et Wolfe, Nancy, **A non medical perspective on the prescribing of mood modifying and other legal drugs,** 1979, document miméographié, 27 pages.

Haut Commissariat à la Jeunesse, aux Loisirs et aux Sports, **Analyse de la situation de la femme à travers les statistiques actuelles sur le loisir,** Québec, 1979, 22 pages.

Health Pac/Bulletin, "Profits in Medecine", no 7, September/October 1976, pp. 1-19.

Hildebrandt, K.A. et Fitzgerald, H.E., **Adult Perceptions of Infant Sex and Cuteness,** Michigan State University, non daté, document miméographié, 19 pages.

Howel, Mary, "What medical schools teach about women", **The New England Journal of Medecine,** vol. 291, no 6, 1974, pp. 304-307.

*Howell, Mary, "Can we be feminist physicians? Mirages, dilemnes and traps", in **Journal of health Politics, Policy and Law,** vol. 2, no 2, summer 1977, p. 168-172.

Howel, Mary, **Health care and healing : a womanly tradition,** 1978, document miméographié, 19 pages.

Illich, Ivan, **Némésis médical,** Éditions du Seuil, Paris, 1975, 222 pages.

Irigaray, Luce, **Spéculum de l'autre femme,** Éditions Minuit, Collection « Critique », Paris, 1974.

Jackson, M.N., Logerfo, J.P., Diehr, P., Watts, Carolyn A., et Richardson, W., "Elective hysterectomy : a cost benefit analysis, **Inquiry,** vol. 15, sept. 1978, pp. 275-280.

Jacquard, Alfred, **Éloge de la différence : la génétique et les hommes,** Paris, 1978, 217 pages.

Jaubert, Marie-Josée, **Les bateleurs du mal-joli,** Balland, Paris, 1979, 260 pages.

Kajan, Jerome, "The emergences of sex differences", in **School Review** February 1972, pp. 217-218.

Kaplan, Harold I., Friedman, Alfred M., Sadock, Benjamin J., **Comprehensive text book of psychiatry,** Williams and Wilkins Co., Baltimore, 1975, deux volumes.

Kaplan, Janice, **Women and Sports,** The Viking Press, New York, 1979, 192 pages.

Keskiner, Ali, "Advantages of being female in psychiatric rehabilitation", **Archives in General Psychiatry,** vol. 28, May 1973, pp. 689-692.

Keywan, Zonia, "Hospitals : Are they any place to have a baby", **Branching out,** août/sept. 1977, vol. 4, no. 4, pp. 10-14.

Kipnis, D. et Kidden, L., **How failure strikes men and women,** Temple University, paper presented to the American Psychological Association, 1978, document miméographié, 10 pages.

Klafs, Carl E., Lyon, M. Joan, **The Female Athlete,** The C.U. Mosby Co., St-Louis, 1973, 216 pages.

Kutner, N.G. et Brogan, Donna R., "Persistent sources of sex role related stress among women medical students", **International Journal of Women's Studies,** vol. 3, no 1, janv./fév. 1980, pp. 19-27.

Lalonde, Marc, **Nouvelles perspectives de la santé des canadiens, un document de travail,** Ottawa, Ministère de la Santé et du Bien-Être social, 1974, 82 pages.

Lapierre-Adamcyk, Evelyne et Gratton-Marcil, Nicole, « La contraception au Québec », **Canadian Studies in Population,** 2, 1975, pp. 23-52.

Larivière, Jacques, **Some aspects of the marketing of drugs with particular reference to the influence of medecine,** Thèse en administration, McGill, 1967, 257 pages.

Lennane, J.K. et Lennane, J.L., "Alleged psychogenic disorders in women a possible manifestation of sexual prejudice", in **The New England Journal of Medecine,** vol. 288, no 5, 1973, pp. 288-292.

Lepage, Francine, Gauthier, Anne, **La syndicalisation : un droit à acquérir, un outil à conquérir,** C.S.F., Québec, 1981, 300 pages.

Levine, Saul V., Kanin, Louise E. Levine, Eleanor Lee, "Sexism and Psychiatry", **American Journal of Orthopsychiatry,** 44[3], April 1974, pp. 327-337.

Levinson, Charles, **Les trusts du médicament,** Édition du Seuil, Paris, 1974, 159 pages.

Levy, René, "Psychosomatic symptoms and women's protest : two types of reaction to structural strain in the family", in **Journal of Health and Social Behavior,** vol. 17, 1975, pp. 122-134.

Lieberman, Morton A, Solow, Nancy, Bond, Gary, Reibstein, Janet, "The psychotherapeutic impact of women's consciousness-raising groups", **Archives in general psychiatry,** vol. 36, fév. 1979, pp. 161-168.

Lindenmayer, J.P., Steinberg, Maurice D., Bjork, Darla A, Pardes, Herbert, "Psychiatric aspects of volontary sterilization in young childless women", **Journal of reproductive medecine,** vol. 19, no 2, août 1977, pp. 87-91.

*Lord, Catherine, « Accoucher est une fête », **Châtelaine,** vol. 16, n° 10, octobre 1975, pp. 62-90.

Louis, Charles, **Les médicaments et l'industrie pharmaceutique,** Vie ouvrière, Bruxelles, 1973, 226 pages.

Lowe, Marian, "Sociobiology and sex differences", **Signs,** vol. 4, no. 1, 1978, pp. 118-125.

Marerek, Jeanne et Kravetz, Diane, "Women and mental health : a review of feminist change efforts", in **Psychiatry,** vol. 40, nov. 1977, pp. 323-329.

*Marieskind, Helen I. et Ehrenreich, Barbara, "Toward socialist medecine : The women's health movement" in **Social Policy,** vol. 6, sept./oct. 1975, pp. 34-42.

Marinier, Raymonde et al., **Consommation des psychotropes chez les femmes du Québec,** document miméographié, 1980, 26 pages.

Matalenc, Carolyn, "Women as witches", **International Journal of Women Studies,** vol. 1, no 6, nov./déc. 1978, pp. 573-587.

Maycr-Renaud, Micheline et Michelina, Justo, **Sondage relatif aux besoins de la petite enfance sur le territoire du Montréal Métropolitain, vol. 3 : Quelques éléments explicatifs des besoins en matière des services de garde et de santé,** C.S.S.M.M., juin 1979.

*McKinlay, John B., "The sick role - illness and pregnancy', in **Social Science and Medecine,** vol. 6, 1972, pp. 561-572.

McKnight, John, « Le professionnalisme dans les services, un recours abrutissant », in **Sociologie et Société,** vol. 9, n° 1, avril 1977, pp. 7-19.

McRee, Christine, Corder, Billie F, Haizlip, Thomas, "Psychiatrists responses to sexual bias in pharmaceutical advertising", **American Journal of Psychiatry,** 131 ; 11, nov. 1974, pp. 1273-1275.

Mechanic, David, "Socio-cultural and social-psychological factors affecting personal responses to psychological disorder", **Journal of Health and Social Behavior** vol. 16, déc. 1975, pp. 393-404.

Mechanic, "Sex, illness, illness behavior, and the use of health services", in **Journal of Human Stress,** dec. 1976, pp. 29-40.

Mehl, Lewis E. "Home delivery research today - a review", in **Women and Health,** vol. 1, no 5, sept./oct. 1976, p. 3-11.

Melanson-Ouellet, Andrée et Pronovost, Louison, **Études sur les connaissances et les perceptions des services psychiatriques au Québec,** MAS, Éditeur officiel, Québec, 1980, 185 pages.

Migue, J.-L., Bélanger, G., **Le prix de la santé,** Coll. Science de l'homme et l'humanisme, H.M.H. Hurtubise, Montréal, 1972, 238 pages.

Ministère des Affaires sociales, **Pour mieux vieillir au Québec,** MAS, 1980A, 45 pages.

Ministère des Affaires sociales, **Statistiques 1976-1977 et 1977-1978,** 1980B, 135 pages, documents photocopiés.

Ministère des Affaires sociales, **Compilation régionale et provinciale de données factuelles portant sur la situation respective des CLSC au 31 décembre 1979,** Québec, 1980C.

Ministère des Affaires sociales, **Les Affaires sociales au Québec,** 1980D, 224 pages.

Ministère de l'Industrie, du Commerce et du Tourisme, Comité d'étude sur le fonctionnement et l'évolution du commerce au Québec, **Les secteurs d'activités commerciales au Québec, Le secteur pharmacie,** Québec, 1978, 232 pages.

Ministère de l'Industrie, du Commerce et du Tourisme, **Analyse du secteur manufacturier des produits pharmaceutiques au Québec,** Québec, 1979, 124 pages.

Mitchinson, Wendy, "Historical attitudes toward women and childbirth', **Atlantis,** vol. 4, no 2, 1979, pp. 13-34.

Morgan, Suzanne, "Sexuality after Hysterectomy and Castration", **Women and Health,** vol. 3, no 1, janv./fév. 1978, pp. 5-10.

Mosher, Henderson E., "Portrayal of woman in drug advertising and medicare betrayal", **Journal of Drug issues,** vol. 6, no 1, 1976, pp. 72-78.

Mueller, Charlotte F, "Methodological issues in health economics research relevant to women", **Social Science and medecine,** vol. 11, 1977, p. 812-825.

Mueller, Charlotte F, "Women and Health Statistics Areas of Deficient Collection and Integration", **Women and Health,** vol. 4, no 1, Spring 1979, pp. 37-59.

Nadeau, Louise, « Les femmes et leurs habitudes de consommation de drogues » in **La santé mentale au Québec : Vers une nouvelle pratique,** vol. 4, n° 2, novembre 1979, pp. 104-118.

Navarro, Vicente, **Medecine Under Capitalism,** Prodist, New York, 1977, 230 pages.

Nathanson, Constance A., "Sex, illness and medical care", in Social **Science and Medecine,** vol. 11, 1977, pp. 13-25.

National Women Health Network, **Hysterectomy,** Resource Guide no 2, 1980A, 67 pages.

National Women Health Network, **Sterilization,** Resource Guide no 9, 1980B, 74 pages.

National Women Health Network, **Breast Cancer,** Resource Guide no 1, 1980C, 69 pages.

National Women Health Network, **Maternal Health and Childbirth,** Resource Guide no 4, 1980, 85 pages.

National Women Health Network, **Menopause,** Resource Guide no 3, 1980, 57 pages.

National Women Health Network, **DES,** Resource Guide no 6, 1980, 49 pages.

National Women Health Network, **Birth Control,** Resource Guide no 5, 1980, 108 pages.

National Women Health Network, **Abortion,** Resource Guide no 8, 1980, 85 pages.

National Women Health Network, **Self-help,** Resource Guide no 7, 1980, 63 pages.

Newcombe, Freda et Radcliff, Graham, "The female brain : a news psychological viewpoint", **Defining Females,** Ardener S., Croom Helm, London, 1978, pp. 186-200.

Newton, Niles et Baron, Enid, "Reactions to hysterectomy : fact or fiction", **Primary Care,** 3 [4], déc. 1976, pp. 781-801.

Oakley, Ann, **The Sociology of Housework,** Pantheon Books, New York, 1974, 242 pages.

Oakley, Ann, "Cross-cultural practice", in **Benefits and hazards of the new obstetrics,** Clinics in Developmental Medecine, no 64, Spastics international medical publications, London, 1977, pp. 18-34.

Oglesby, Carole A., **Women and Sport,** Lea et Fegiber, Philadelphie, 1978, 256 pages.

Painchaud, Julien, **La stérilisation en pré-ménopause,** document présenté dans le cadre de l'éducation médicale continue, **La préménopause,** Québec, 1979, document miméographié, pp. 13-17.

Peers, W. et Poucet I., **La condition féminine en santé publique,** Lettre d'information du GERM, n° 96, Bruxelles, 1976, 17 pages.

Prather J. et Fidell, L.S., "Sex differences in the content and style of medical advertisements", **Social Science and Medecine,** 9, pp. 23-26.

Proulx, Monique, **Cinq millions de femmes,** Une étude de la femme canadienne au foyer, Conseil consultatif de la situation de la femme, Ottawa, 1978, 48 pages.

Racine, Luc, ''Nouvelles thérapies et nouvelles cultures'', in **Sociologie et Sociétés,** vol. 9, n° 2, oct. 1977, pp. 34-54.

Ratnaw, Rauf et Chew, ''Alternatives to female sterilisation'', **International Journal of gynecology and obstetrics,** vol. 15, 1977, pp. 88-92.

Rawlings, Edna I. et Carter, Dianne K., **Psychotherapy for women - Treatment toward equality,** Charles C. Thomas, Springfield, Illinois, 1977, 477 pages.

Régie de l'Assurance-maladie du Québec, **Statistiques annuelles 1978,** Québec, 1979.

Régie de l'Assurance-maladie du Québec, **Statistiques annuelles 1979,** Québec, 1980.

Reinisch, June M., ''Fetal hormones, The Brain and Human sex differences : a heuristic, integrative review of the recent litterature'', in **Archives of Sexual Behavior,** vol. 3, no 1, 1974, pp. 51-90.

*Reitz, Rosetta, **Menopause, a Positive Approach,** Penguin Books, U.S.A. 1977, 276 pages.

Renaud, Marc, « Crise de la médecine et politiques de santé : les leçons de l'histoire », **Possibles,** vol. 1, n° 2, Hiver 1977, pp. 31-50.

Renaud, Marc, Beauchemin, Jean, Lalonde, Carole, Poirier, Hélène, Berthiaume, Sylvie, **Milieu de travail et activité de prescription,** Communication à l'Association de santé publique, 1978, 15 pages.

Renaud Marc, « Réforme ou illusion », in **Sociologie et Sociétés,** vol. 9, n° 1, avril 1977, pp. 127-152.

*Renaud Marc, Beauchemin, Jean, Lalonde, Carole, Poirier, Hélène, Berthiaume, Sylvie, ''Practice settings and prescribing profiles : The simulation of tension headaches to general practitioners working in different practice settings in the Montreal area'' in **American Journal of Public Health,** oct. 1980, vol. 70, no 10, pp. 1068-1073.

Rich, Adrienne, ''The Theft of childbirth'', in **Seizing Our Bodies,** Claudia Dreifus ed., Vintage Books, New York, 1977, pp. 146-163.

Rickel, Annette V. et Grant, Linda M., ''Sex role stereotypes in the mass media and schools : five consistent themes'', **International Journal of Women Studies,** vol. 2, no 2, March/April 1979, pp. 164-179.

Roeske, Nancy C.A., ''Factors affecting equality of social roles'', in **The Psychiatric Journal of the University of Ottawa,** vol. 3, no 3.

*Rose, Louisa, **Le livre de la ménopause,** Économica, Paris, 1979, 208 pages.

Roy, Jean-Yves, « Les psychiatries contemporaines et leur choix de conscience » **Possibles,** vol. 9, n° 2, oct. 1977, pp. 105-121.

Roy, Jean-Yves, « Classes, oedipe et souffrance », in **Sociologie et Sociétés,** vol. 9, n° 2, oct. 1977, pp. 105-121.

Rubin, F., Provenzano, J. et Luria, A., "The eye of the beholder : parents views on sex of new borns", **American Journal of orthopsychiatry,** vol. 44, no 4, 1974, p. 512-519.

*Ruzek, Sheryl Burt, **The Women's health movement,** Praeger, New York, 1978, 350 pages.

Saillant, Francine, **Étude des facteurs socio-culturels dans l'épidémiologie des troubles psychiatriques chez les femmes de la région de Québec,** Thèse de maîtrise en anthropologie, Université Laval, 1980.

Sasseville, Jean-Louis, **L'environnement et la santé,** Conférence présentée au congrès annuel de l'Association pour la santé publique au Québec, octobre 1977.

Savard, Marie et Collectif, **Te prends-tu pour une folle madame Chose,** Éditions de la Pleine lune, 1978.

Sayers, Janet, "Biological determinism psychology and the division of labor by sex", **International Journal of women Studies,** vol. 3, no 3, mai/juin 1980, pp. 241-260.

Scully Diane et Bart, Pauline, "A funny thing happened on the way to the orifice : women in gynecology text books, **American Journal of Sociology,** 1973, 78, pp. 1045-1050.

Seaman, Barbara, "Pelvic Autonomy : Four Proposals", **Social Policy,** sept./oct. 1975, pp. 43-49.

Seaman, Barbara, "The dangers of oral contraception", in **Seizing Our Bodies,** Claudia Dreifus ed., Vintage Books, New York, 1977, pp. 75-85.

*Seaman, Barbara et Seaman, Gideon, **Women and the Crisis in Sex Hormones,** Bantam Books, New York, 1977, 621 pages.

Seiden, Anne M., "Overview-research on the psychology of women. Gender differences and sexual and reproductive life", **American Journal of Psychiatry,** sept. 1976, pp. 995-1007.

Seidenberg, Robert, "Images of health, illness and women in drug advertising", in **Journal of Drug issues,** vol. 4, 1974, pp. 264-267.

Serbin, Lisa A., O'Leary Daniel K., Kent Ronald N. et Tonick, Illene J. "A comparison of teacher response to the preacademic and problem behavior of boys and girls", **Child development,** no 44, 1973, pp. 796-804.

Serbin, Lisa A., Tonick Illene J. et Sternglanz, Sara H., "Shaping co-operative cross sex-play", **Child development,** no 48, 1977, pp. 924-929.

Serbin, Lisa A., Connor, Jane M. et Citron, Cheryl C., "Environmental control of independent and dependant behaviors in preschool girls and boys : a model for early independance training", **Sex Roles,** vol. 4, no 6, 1978, pp. 867-875.

Serbin, Lisa S., Connor, Jane M., Burchardt, Carol J. and Citron, Cheryl C., "Effects of peer presence of sex-typing of children's play behaviors, **Journal of experimental child psychology,** no 27, 1979, pp. 303-309.

Serbin, Lisa A. et Connor, Jane M., "Sex-typing of children's play preferences and patterns of cognitive performance", **The journal of genetic psychology,** no 134, 1979, pp. 315-316.

Serbin, Lisa A., "Sex role socialization : a field in transition", chapter in Lahay, B. et Kazkin, A., **Advances in clinical psychology,** vol. 3, Plenum Press, 1980.

ShearWood, Corrine, **Human Sickness and Health,** Mayfield Publishing Co., California, 1979, pp. 104-157.

Sherwin, Barbara Brender, **Mood and Behavior changes in hysterectomyzed and ovariectomyzed women receiving hormone replacement therapy : a double-bind, cross-overs, study,** Université de Concordia, document miméographié, 1979, 21 pages.

Siematycki, Jack, **Les conditions de vie et la santé avec références spéciales aux quartiers de bas revenus à Montréal,** janvier 1972, document miméographié préparé pour la Clinique communautaire de Pointe Saint-Charles.

Siematycki, Jack, et Richardson, Lesley, **Les corrélatifs sociaux de la morbidité, tels qu'ils ressortent d'une enquête sur la santé menée à Montréal, Rapport préliminaire,** document miméographié, Institut Armand Frappier.

Simpson, Danièle, « L'exemple des femmes », **Québec-Science,** vol. 12, n° 2, oct. 1980, pp. 54-59.

Sloan, D., "The emotional and psychosexual aspects of hysterectomy", in **American Journal of obstetrics and gynecology,** vol. 131, no 6, 1978, pp. 598-605.

Smith, Dorothy, **Women Look at Psychiatry,** Press Gang Publishers, Vancouver, 1975, 199 pages.

Sormany, Pierre, « Le cerveau a-t-il un sexe », **Actualité,** vol. 5, n° 11, novembre 1980, pp. 35-40.

S.P.I.I.Q. de Québec, **Étude et analyse du système P.R.N.,** Québec, mai 1980, 111 pages.

Statistique Canada, **Répartition du revenu au Canada selon la taille du revenu,** Catalogue 13-207, annuel.

Statistique Canada, **La population active décembre 1980,** Catalogue 71-001, mensuel, Ottawa, 1982.

Statistique Canada, **Causes de décès, 1978,** Catalogue 84-203, annuel, Ottawa, 1980.

Statistique Canada, **Fabricants de produits pharmaceutiques et de médicaments,** Catalogue 46-209, Ottawa, diverses années.

Stellman, Jeanne Mayer, **Women's work, women's health, Myths and Realities,** Pantheon Books, New York, 1977, 262 pages.

Stephenson, Sue et Walker, Gilliam, **Women and the Psychiatric Paradox,** Funded by Health Promotion Directorate, Health and Welfare Canada, 359 pages.

Sternglanz, Sarah H. et Serbin, Lisa A, "Sex role stereotyping in children's Television Programs", in **Development Psychology,** vol. 10 no 5, 1979, pp. 710-715.

Task Force on sex bias and sex role stereotyping in psychotherapeutic practice, "Guidelines for Therapy with women", **American Psychologist,** déc. 1978, pp. 1122-1123.

Tavris, Carol et Offir, Carole, **The Longest War : Sex Differences in Perspective,** Harcourt Bracer Jovanovitch, New York, 1977, 333 pages.

Tran Van, Kim Chi, **Études sur les caractéristiques des travailleuses québécoises,** M.T.M.O., Québec, 1980, 219 pages.

Vandelac, Louise, **L'Italie au Féminisme,** Tierce, Paris, 1978, 251 pages.

Vandelac, Louise, « **Saleté de travail ménager ou décrotter un certain féminisme** »..., Sorcières, nov. 1979, pp. 107-115.

Verbrugge, Lois M., "Females and illness : recent trends in sex differences in the United States", in **Journal of Health and Social Behavior,** vol. 17, déc. 1976, pp. 387-403.

Villedieu, Yanick, **Demain la santé,** Québec-Science, Québec, 279 pages.

*Villedieu, Yanick, « Mieux naître », **Québec-Science,** sept. 1977, pp. 13-23.

Waitzkin, Howard, "A marxist view of medical care", **Science for the people,** vol. 10, no 6, nov./déc. 1978, pp. 31-42.

Wallen, Jacqueline, Waitzkin, H., Stockle, J.D., "Physician stereotypes about female health and illness : a study of patient's sex and the informative process during medical interviews", **Women and Health,** vol. 4, no 2, été 1979, pp. 135-146.

Weiss, Kay, "What medical students learn about women", in **Seizing Our Bodies,** Claudia Dreifus ed., Vintage Books, New York, 1977, pp. 212-222.

Weiss, L. et Meadow, R., "Women's attitudes toward gynecologic practices", in **Obstetrics and Gynecology,** vol. 54, no 1, 1979, pp. 110-114.

Women's Occupational Health Resource Center, **For women who work in the home,** New York, janv. 1979, 4 pages.

Wren, Barry G., "Counselling the hysterectomy patient", **The Medical Journal of Australia,** August 1978, 1, pp. 87-89.

Young, William, C., Goy, Robert W. et Phoenix, Charles H., "Hormones and sexual behavior", **Science,** 143, pp. 212-218.

Zimet, Sara G. et Zimet, Carl N., "Teachers view people : sex-role stereotyping", **Psychological reports,** no 41, 1977, pp. 583-591.

Zola, I.K., "In the name of health and illness : on some sociopolitical consequences of medical influences", in **Social Science and Medecine,** vol. 9, 1975, pp. 83-87.

Bibliographie

Deuxième partie

Réflexion sur la sexualité

Arditti, Rita, "Male contraception" in **Science for the People**, juillet 1976.

Arditti, Rita, "Have you ever wondered about the male pill?" in **Seizing Our Bodies,** Claudia Dreifus, ed., New York, Vintage Books, 1978, pp. 121-130.

Atkinson, T-Grace, **Odyssée d'une amazone,** Paris, Éditions des femmes, 1975, 280 pages.

Bardwick, Judith, **Psychology of women : A study of bio-cultural conflicts,** New York, Harper & Row, 1971,.

Christensen, Harold, Gregg, Christina, "Changing sex norms in America and Scandinavia", in **Journal of Marriage and the Family,** 1970, 32 : 616-627.

Collectif de Boston pour la santé des femmes, **Notre corps, nous-mêmes,** Paris, Éditions Albin Michel, 1977, 240 pages.

Comité de lutte pour l'avortement et la contraception libres et gratuits, **C'est à nous de décider,** Montréal, Éditions Remue-Ménage, 1978, 56 pages.

Comité de lutte et Centre des femmes, **Dossier spécial sur l'avortement et la contraception libres et gratuits,** Montréal, Agence Presse Libre du Québec, 1978, 46 pages.

Dadson, Betty, Liberating masturbation : A meditation on self love, Bettey, Box 1933, New York, New York, 10001, 1974.

Dowie, Mark, Johnston Tracy, "A case of corporate malpractice and the Dalkon Shield", in **Seizing Our Bodies,** Claudia Dreifus ed., New York, Random House, 1978, pp. 86-104.

Dreifus, Claudia, **Seizing Our Bodies,** New York, Random House, 1978, 321 pages.

Ehrenreich, Barbara, English Deirdre, "Complaints and disorders : the sexual politics of sickness", in **Seizing Our Bodies,** Claudia Dreifus ed., New York, Random House, 1978, pp. 43-56.

Francfort, Ellen, **La politique vaginale,** Montréal, Éditions La Presse, 1974, 245 pages.

Gagnon, John, **Human sexualities,** Glenview (Illinois), Scott Foresman & Co., 1977, 432 pages.

Greenberg, Selma, **Right from the start : A guide to non-sexist childrearing,** Boston, Houghton Mifflin Co., 1978, 242 pages.

Guay, M., Rioux, J., Cherniak, D., Michaud, L., **Fertilité-contraception-avortement. Guide pratique (3e document),** Québec, Université Laval, École de service social, 1979, 203 pages.

Hite, Shere, **Le raport Hite,** Paris, Éditions Laffont, 1977, 557 pages.

Hunt, Norton, **Sexual behavior in the 1970's,** Playboy Press, 1974.

Irigaray, Luce, **Ce sexe qui n'en est pas un,** Paris, Éditions de Minuit, 1977, 217 pages.

Kinsey, Alfred et al., **Sexual behavior in the human female,** Philadelphie, Saunders, 1953.

Koedt, Anne, « Le mythe de l'orgasme vaginal », in **Libération des femmes, année zéro,** Paris, Revue Partisans, no 54-55, numéro spécial, 1970.

L'Heureux, Christine, **L'orgasme au féminin,** Montréal, Éditions de l'Univers, 1979, 105 pages, (ouvrage épuisé).

Masters, William, Johnson, Virginia, **Human sexual response,** Boston, Little Brown, 1966.

Paige, Karen, "Women learn to sing the menstrual blues", in **Psychology Today,** septembre 1973, no 7, pp. 41-43.

Sansfaçon, Jean-Robert, "Histoires de stérilets. Le bilan de 10 années d'utilisation", in **Le temps fou,** septembre 1980, pp. 26-34.

Schwarzer, Alice, **La petite différence et ses grandes conséquences,** Paris, Éditions des femmes, 1977, 344 pages.

Seaman, Barbara, "The dangers of oral contraception", in **Seizing Our Bodies,** Claudia Dreifus ed., New York, Random House, 1978, pp. 75-85.

Sharpe, Jean, "The birth controllers", in **Seizing Our Bodies,** Claudia Dreifus ed., New York, Random House, 1978, pp. 57-72.

Shaver, Phillip, Freedman, Jonathan, "Your pursuit of happiness", in **Psychology Today,** août 1976, no 10, pp. 26-29.

Spake, Amanda, "The pushers", in **Seizing Our Bodies,** Claudia Dreifus ed., New York, Random House, 1978, pp. 177-185.

Stellman, Jeanne, **Women's health, Women's Work : Myths and realities,** New York, Pantheon Books, 1977, 262 pages.

Tavris, Carol, Offir, Carole, **The longest war. Sex differences in perspective,** New York, Harcourt Brace Jovanovich Inc., 1977, 333 pages.

Vandelac, Louise, « Contraception autoroute... pour sexualité bolide », in **Le temps fou,** février 1981, pp. 35-40.

Vandelac, Louise, « Viens mon amour... c'est pas dangereux. Les revers de la contraception », in **Le temps fou,** avril 1981, pp. 30-35.

Autres titres

Audette, Gisèle, Desmarais, Louise, Isabel, Claudette, Matteau, Andrée, Ménard, Fernande, Pinsonneault, Sylvie, « À pénis éduqué... vagin musclé! De la complémentarité érotique », in **Revue Québécoise de sexologie,** 1980, vol. 1, n° 4, pp. 229-236.

Bell, Suzan, Garbarino, Paula, Hubbich, Jeanne, Ingrum, Adrienne, Koehline, Lyn, Wolhandler, "Reclaiming reproductive control. A feminist approach to fertility consciousness, in **Science for the people,** janvier-février 1980, pp. 6-35.

Birth control, Resource Guide 5, Washington, National Women's Health Network, 1980, 108 pages.

Cherniak, Donna, **Le contrôle des naissances,** Montréal, Les Presses de la Santé, 1980, 48 pages.

Crépault, Claude, Gemme, Robert, **La sexualité pré-maritale,** Montréal, Presses de l'Université du Québec, 1975, 204 pages.

de Lesseps, Emmanuelle, « Hétérosexualité et féminisme », in **Questions féministes,** février 1980, n° 7, pp. 55-69.

Desjardins, Jean-Yves, « À pénis disparu... vagin cousu » (réponse à Grégoire et Audette et al.), in **Revue Québécoise de sexologie,** 1980, vol. 1, n° 4, pp. 242-243.

Grégoire, Luc, « L'érotisme au masculin. Le mâle en mal d'érotisme », in **Revue Québécoise de sexologie,** 1980, vol. 1, n° 4, pp. 237-241.

Guillaumin, Colette, « Pratique du pouvoir et idée de nature[1]. L'appropriation des femmes », in **Questions féministes,** février 1978, n° 2, pp. 5-30.

Hanmer, Jalna, Allen, Pat, « La science de la reproduction - solution finale? » in **Questions féministes,** février 1979, n° 5, pp. 29-48.

Horer, Suzanne, **La sexualité des femmes,** Paris, Grasset, 1980, 274 pages.

Kaiser, Barbara, Kaiser, Irwin, "The challenge of the women's movement to American gynecology", in **American Journal of Obstetrics and Gynecology,** novembre 1974, vol. 120, no. 5, pp. 652-665.

Matria, C., Mullen, Patricia, "Reclaiming menstruation : a study of alienation and repossession", in **Women and Health,** mai-juin 1978, vol. 3, no 3, pp. 23-30.

Morgan, Susanne, "Sexuality after hysterectomy and castration", in **Women and Health,** janvier-février 1978, vol. 3, no 1, pp. 5-10.

Norsigian, Judy, "Redirecting contraceptive research", in **Science for the people,** janvier-février 1979, pp. 27-29.

Weaver, Jerry, "Government response to contraceptive and cosmetic health risks", in **Women and Health,** mars-avril 1976, vol. 1, no 2, pp. 5-11.

Weideger, Paula, **Menstruation and menopause,** New York, Delta, 1977, 271 pages.

7828